Meine **Heilkräuter** Mandalas

Mit großem Dank und besten
Wünschen

P. Johannes Pausch OSB

28.12.15

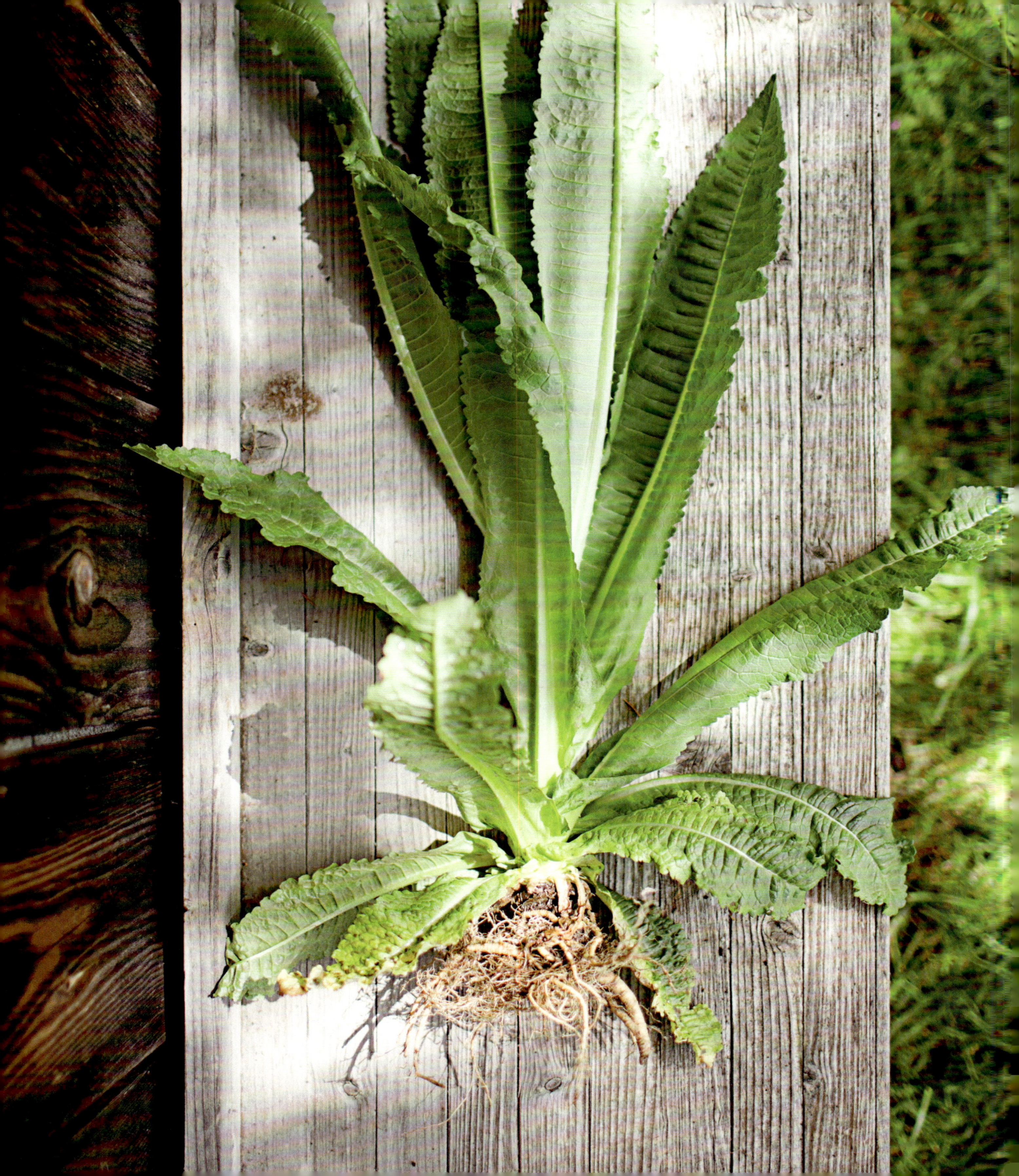

Pater Johannes Pausch

Mit Fotografien von Markus Bassler

Meine **Heilkräuter** Mandalas

Heimische Heilpflanzen und ihre ganzheitliche Wirkung

Servus

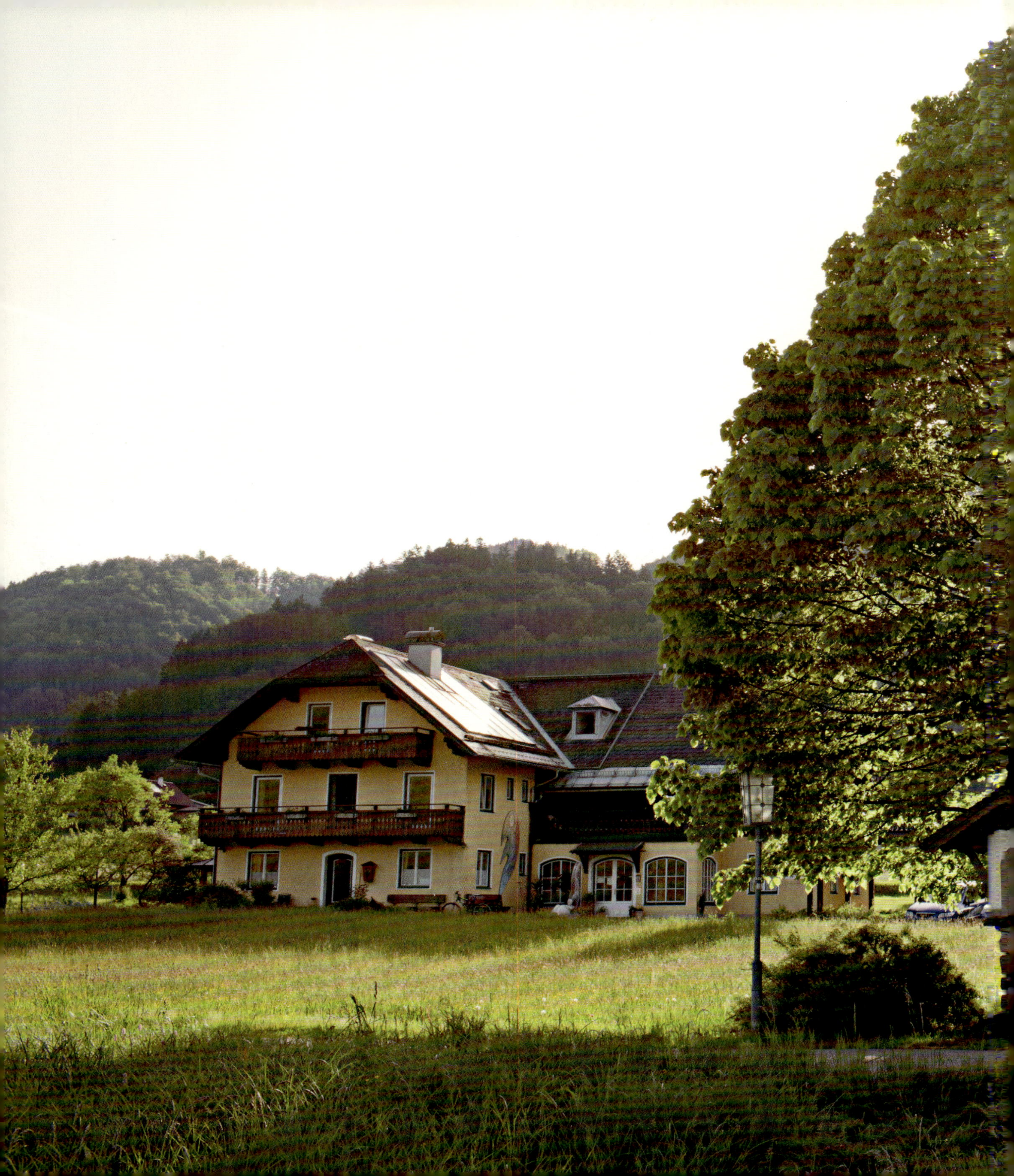

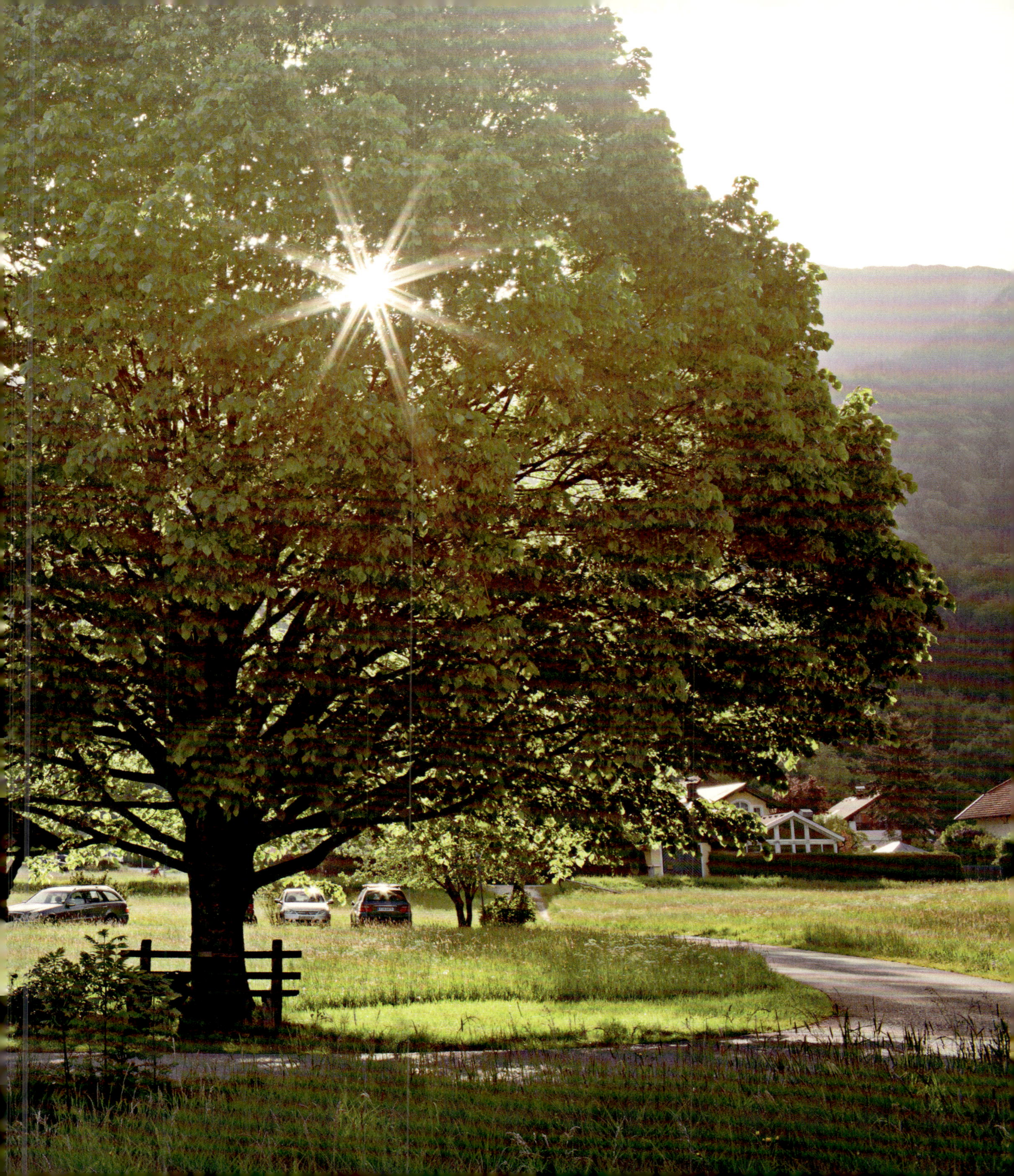

Inhaltsverzeichnis

Vorherige Seite: Beim Hildegardzentrum Kloster Gut Aich wächst eine imposante Sommerlinde.

Frontispiz: Kardenwurzel und -kraut.

Zum Geleit

Heilkunde, das Wissen um die heilsame Wirkung von Pflanzen, ist ein Schatz, der über Jahrhunderte in Benediktiner- und Zisterzienserklöstern gewachsen ist. Die Mönche und Nonnen kannten noch keine eigene Klosterheilkunde, es war Heilkunde schlechthin; denn es gab noch keine andere Medizin. In den Gärten der Klöster blühten viele Arten von Pflanzen, oft genau angeordnet, wie wir aus dem Klosterplan von St. Gallen aus dem 9. Jahrhundert ersehen. In den Kräuterbeeten sind sogar die Pflanzen eingezeichnet.

Mit dem Aufkommen der Chemie und der auf ihr aufbauenden Schulmedizin schien die Kräutermedizin überholt zu sein. Gezielt können chemische Wirkstoffe aufgrund genauer wissenschaftlicher Untersuchungen eingesetzt werden, wenngleich nicht selten negative Nebenwirkungen wieder aufgefangen werden müssen.

Diese Art von Medizin hat bei all ihren Vorteilen ein Handicap: Sie betrachtet den Menschen nur unter dem Blickwinkel der organischen Chemie. Das gilt selbst für die Psychopharmaka. Der Mensch aber besteht aus Leib, Geist und Seele. Er ist ein mehrdimensionales und doch einheitliches Wesen, eingebettet in die Natur, in die Gemeinschaft anderer Menschen, geborgen in Gott. Das macht die Gesamtheit, das Ganze eines Menschen aus. Gesundheit und Krankheit sind verwoben in diesen Beziehungen.

Wir sehen die Dinge oft nur eindimensional, als getrennte, in sich stehende Objekte. Unter dem Blickwinkel der Welt als Schöpfung Gottes erfahren wir Menschen, Tiere, Pflanzen und sogar die Steine als Geschenke Gottes. Wir werden wach für die Wunder dieser Welt. Wir erkennen ihre Schönheit und erfahren, dass Gott diese Welt für uns geschaffen hat, zu unserem Heil und zu unserer Freude. Die Antwort ist Dankbarkeit, Hören, Schauen, Suchen, Offenheit für neues Erleben und Sich-ansprechen-Lassen. Erst so erfahren wir die gesamte Wirklichkeit des Menschen und können ihr gemäß handeln. Krankheit ist nicht nur eine Störung der Physis des Menschen, in ihr äußern sich auch seelische und zwischenmenschliche Spannungen, Spannungen im Sinnverständnis unserer Zeit und des einzelnen Kranken. Die unterschiedlichen Kräuter in unseren heutigen Klostergärten wollen wieder dem ganzen Menschen dienen, der Heilung an Leib und Seele, der Heilung seiner Beziehungen.

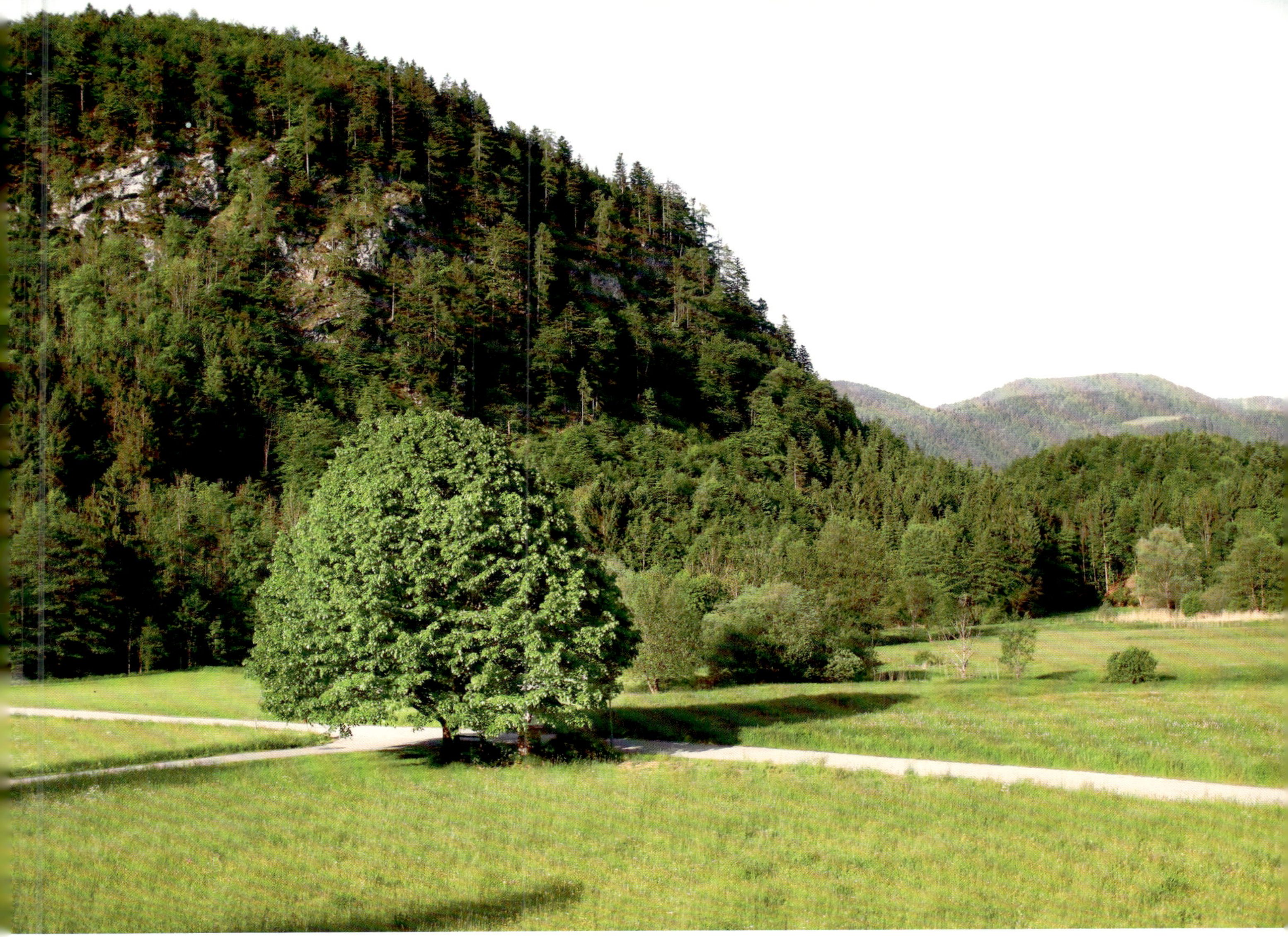

P. Johannes Pausch hat sich viel mit dieser ganzheitlichen Sicht von Heil-Sein und Heilung befasst. Dieses Buch ist ein Zeugnis seiner reichen Erfahrung, einer Erfahrung, die er glücklicherweise nicht für sich selbst behält, sondern andern mitteilt. Mögen viele Leserinnen und Leser dadurch ebenfalls die größere Dimension ihres Lebens erfahren.

Notker Wolf OSB,
Abtprimas des Benediktinerordens

Von Alant bis Zistrose

Die Heilkräuter aus dem Klostergarten Gut Aich haben mich dazu inspiriert, Mandalas zu zeichnen. Sie bringen das Aussehen und die Heilkraft der Pflanzen zum Ausdruck und wirken positiv auf Körper, Geist und Seele.

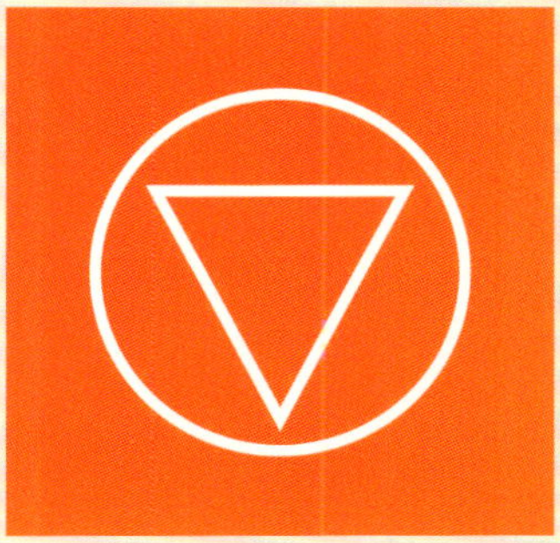
Kapuzinerkresse 116
Sprühendes Lebensfeuer

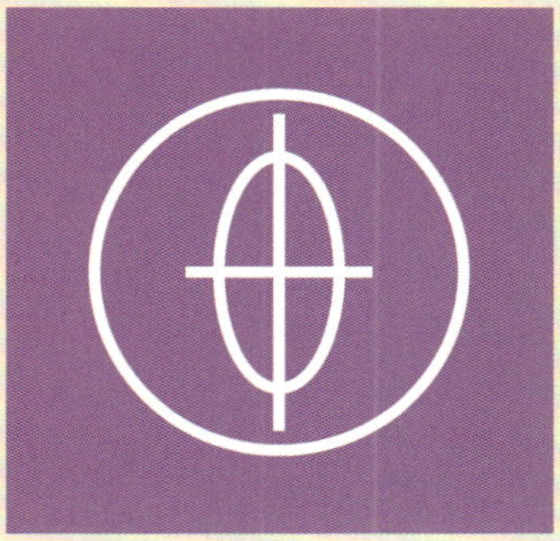
Kardenwurzel 118
Kraftvolle Befreiung

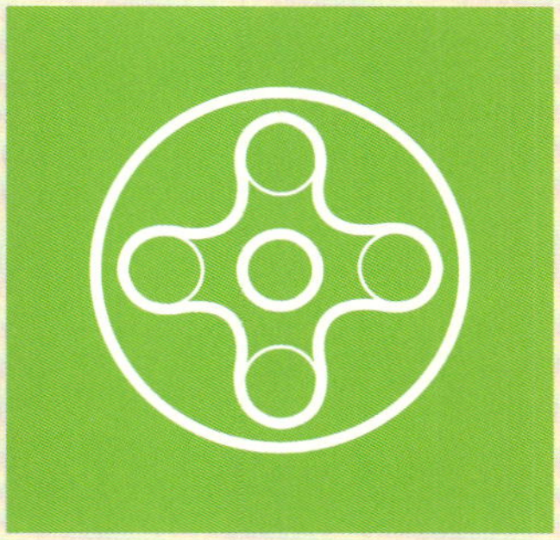
Lindenblüte 120
Solidarität

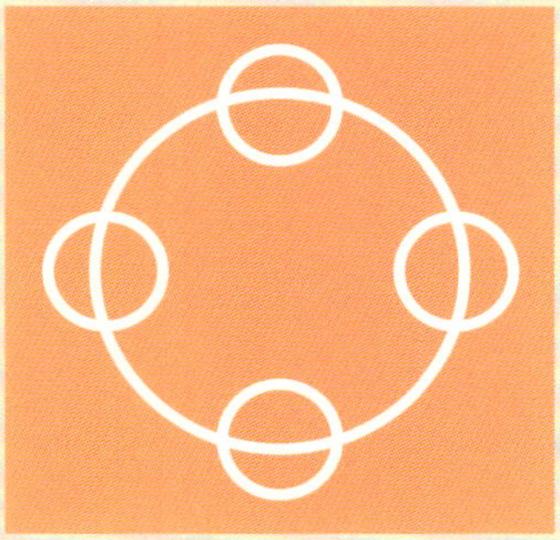
Meisterwurz 122
Innerer Meister

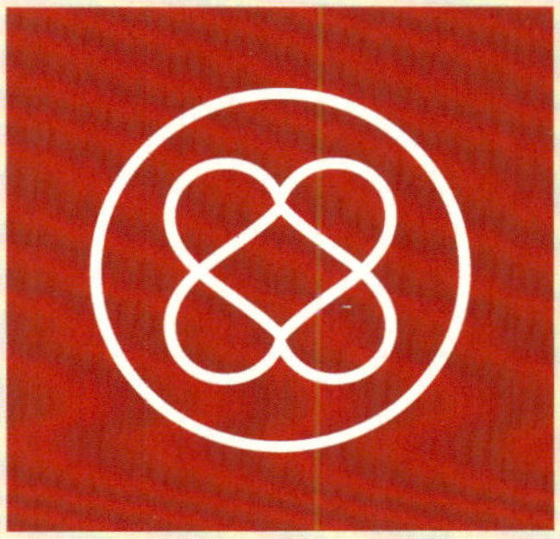
Melisse 124
Herzenswärme

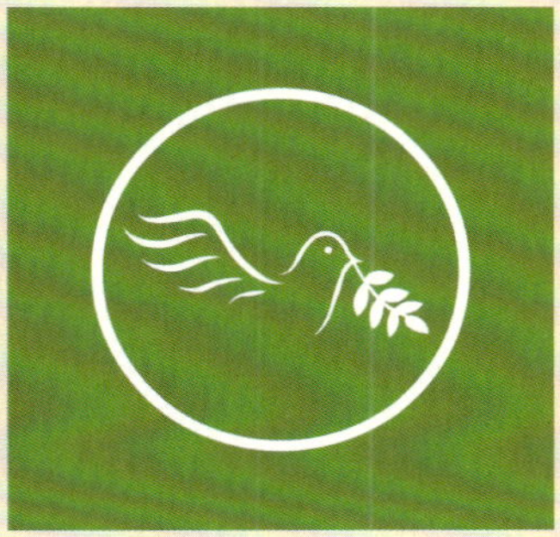
Olivenblatt 126
Fokussierung

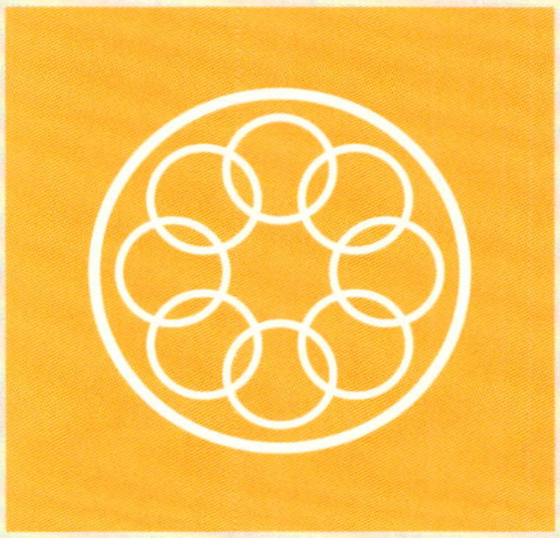
Ringelblume 128
Verbindende Kraft

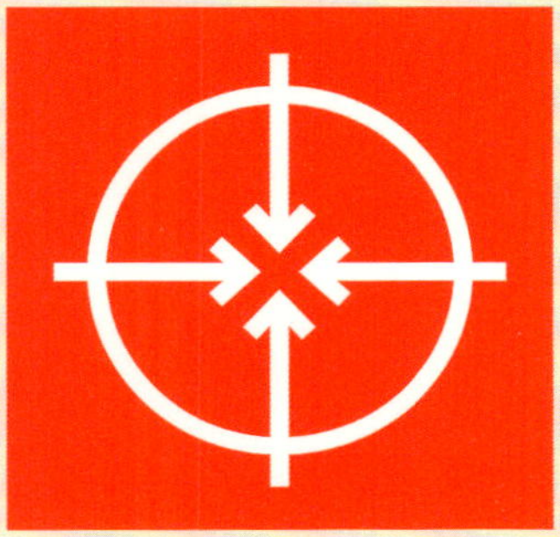
Rosmarin 130
Klarheit und Kraft

Salbei 132
Reinigende Kraft

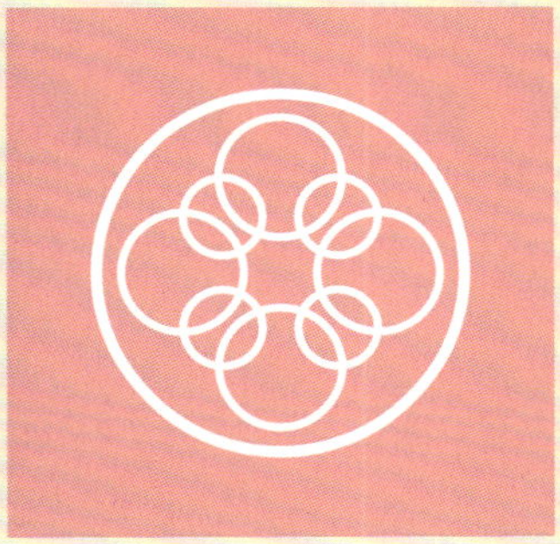
Schafgarbe 134
Maß und Balance

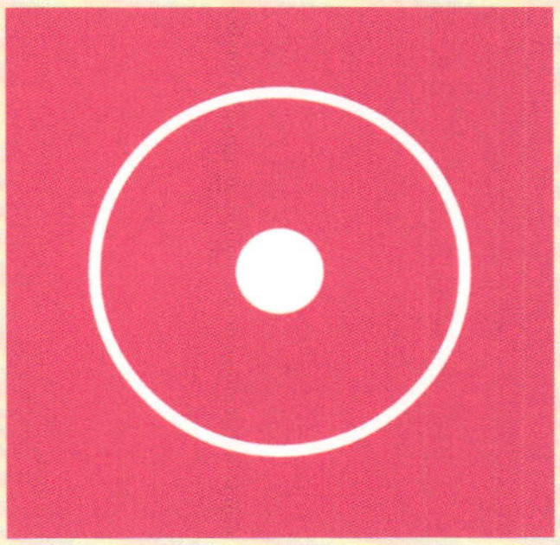
Sonnenhut 136
Behütend

Storchschnabel 138
Integrität

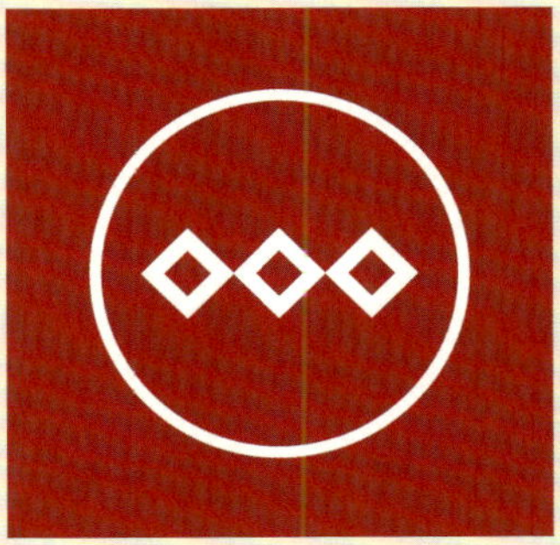
Thymian 140
Lebensglut

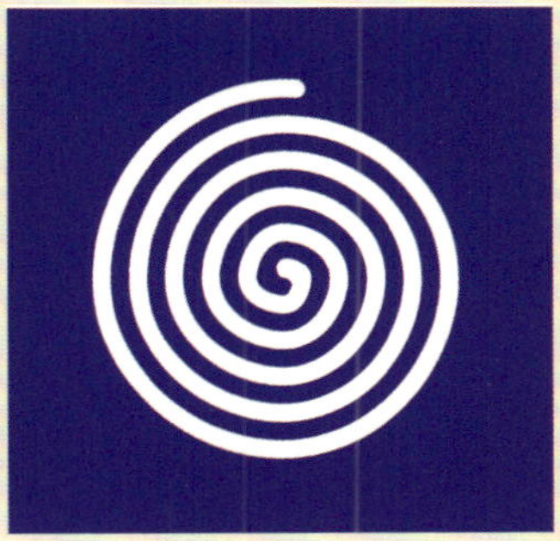
Ysop 142
Dynamische Regeneration

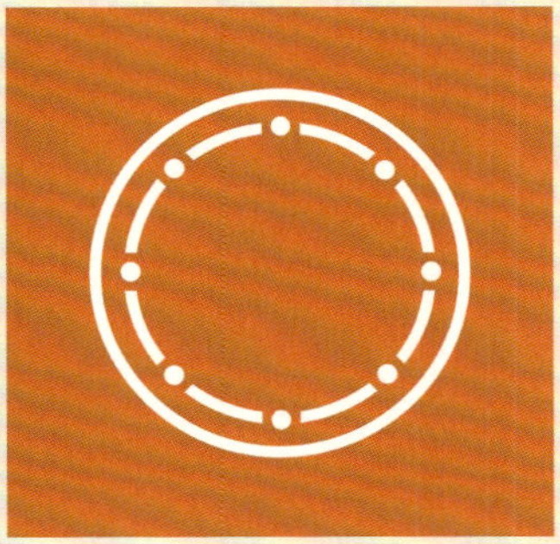
Zinnkraut 144
Elastische Struktur

Zistrose 146
Balsam für Leib und Seele

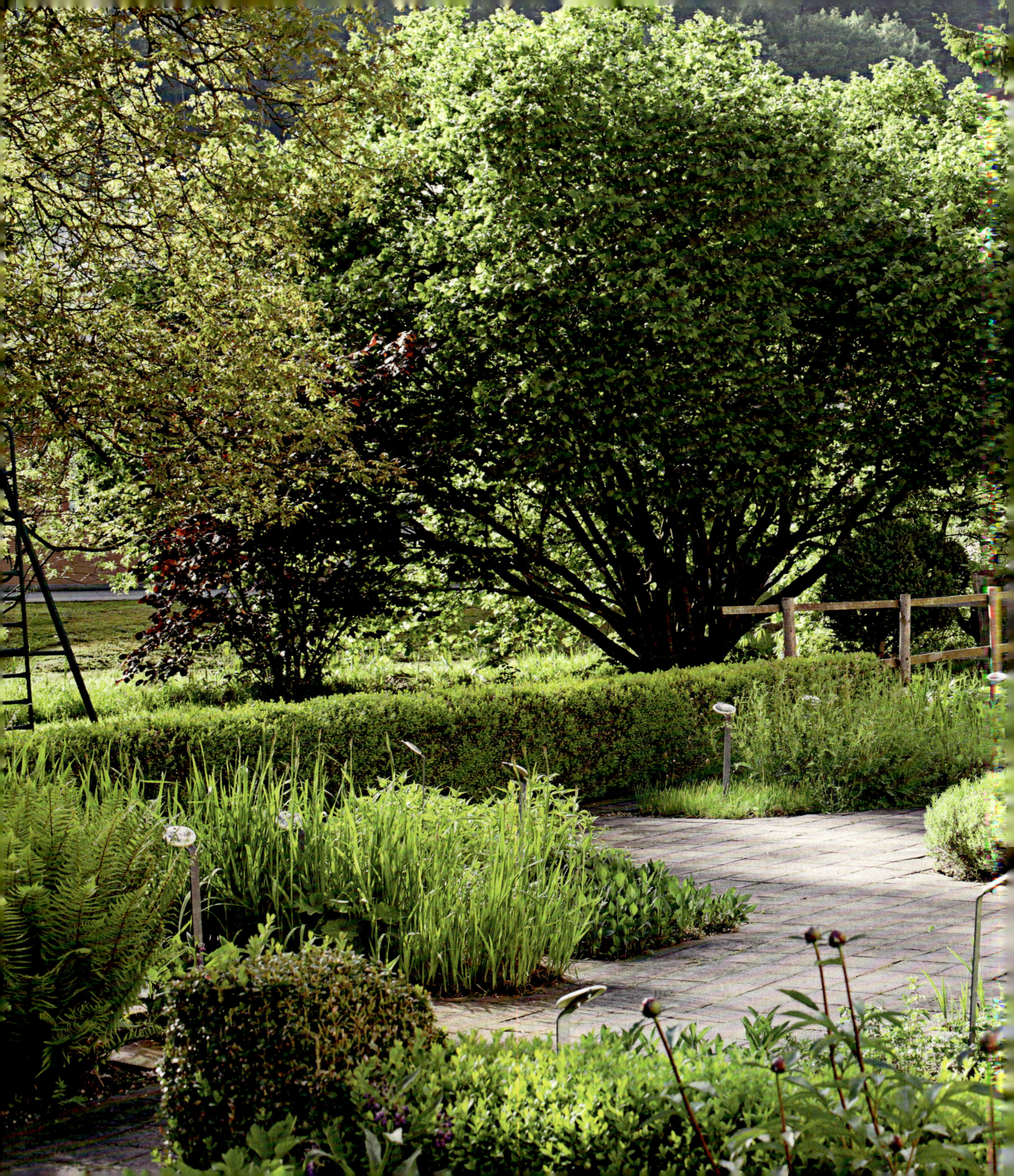

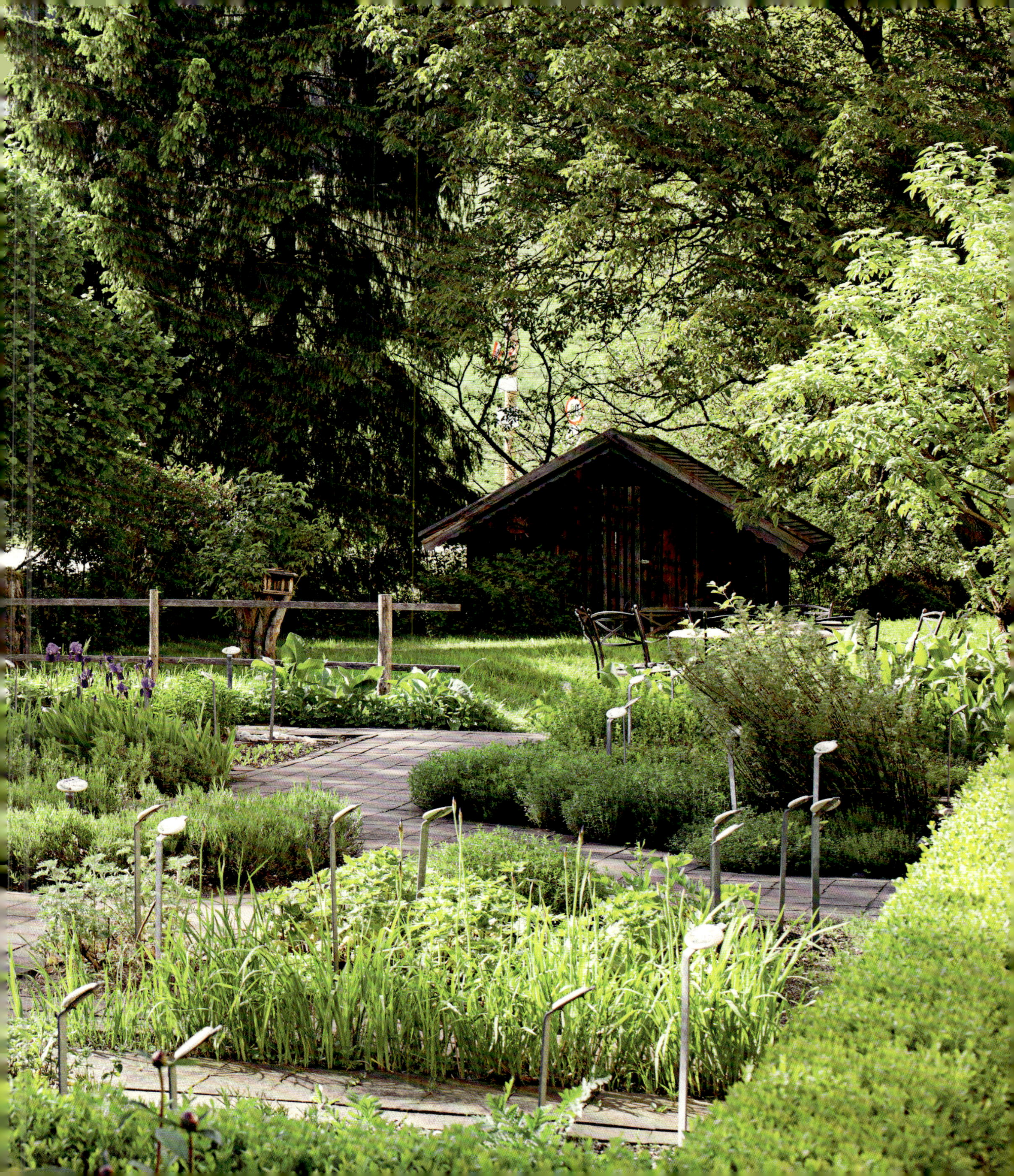

1 Einführung

Es gibt im Grunde nur Gebete,
so sind die Hände uns geweiht,
dass sie nichts schufen, was nicht flehte;
ob einer malte oder mähte,
selbst aus dem Ringen der Geräte
entfaltete sich Frömmigkeit.

Rainer Maria Rilke (1875–1926)

Vorherige Seite: Kräutergarten an der Westseite des Europaklosters Gut Aich.

Rechts: Bei der Frauenmantel-Ernte.

Ich bin ein Mönch seit 45 Jahren. Deshalb bitte ich die Leserinnen und Leser um Verständnis, weil dieses Buch vor dem Hintergrund und aus den spirituellen Wurzeln des Benediktinerordens entstanden ist. Ich trage den Schatz und die Last einer 1500-jährigen Geschichte und Tradition mit mir und alles, was ich bin, was ich denke und tue, was ich plane und schreibe, ist davon geprägt. Ich kann nicht anders. Es liegt mir fern, Ihnen meine religiösen oder spirituellen Überzeugungen überzustülpen, aber ich kann die Inhalte dieses Buches nicht ohne ein Bekenntnis zu meiner spirituellen Überzeugung, meinen Lebensquellen und meinem geistlichen Leben nahebringen. Die Heilkräuter und die Mandalas gehören dazu.

Mandalas sind für mich Gebete

Meine Meditation der Pflanzen, das Nachsinnen über ihre Wirkungsweisen und die Gestaltung der Mandalas sind für mich Gebete, Ausdruck meiner Natur-, Menschen- und Gottesbeziehung. Sie sind für mich Geschenke der Erde **und** des Himmels, weil ich der Überzeugung bin, dass sie nicht nur biologische, physische Dimensionen haben, sondern auch eine seelische, transzendente Dimension. Sie wirken sich deshalb auch auf die Psyche und das spirituelle Leben aus. Ich glaube, dass jeder Mensch sie erfahren und spüren kann. Wenn jemand das bezweifelt, braucht er nur einmal die strahlenden Augen eines Kindes zu sehen, welches das erste Gänseblümchen entdeckt hat. Die Heilpflanzen sehe ich auch als eine Brücke zu Gott. Falls Sie mit dem Begriff GOTT Schwierigkeiten haben, bin ich solidarisch mit Ihnen, weil ich auch mit diesem Gott ringe und weil ich selbst weiß, wie sehr die Begriffe unserer Sprache und die damit

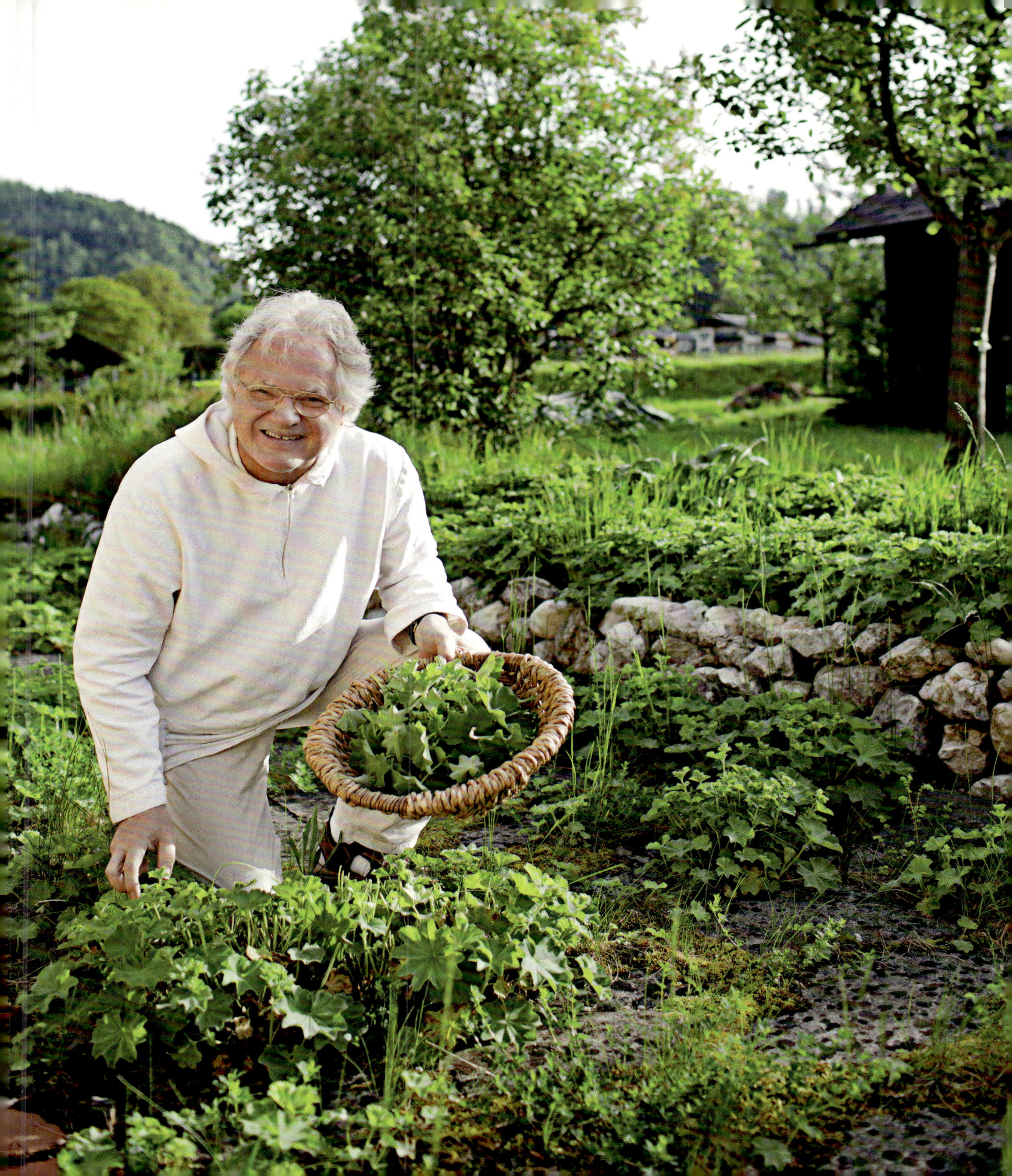

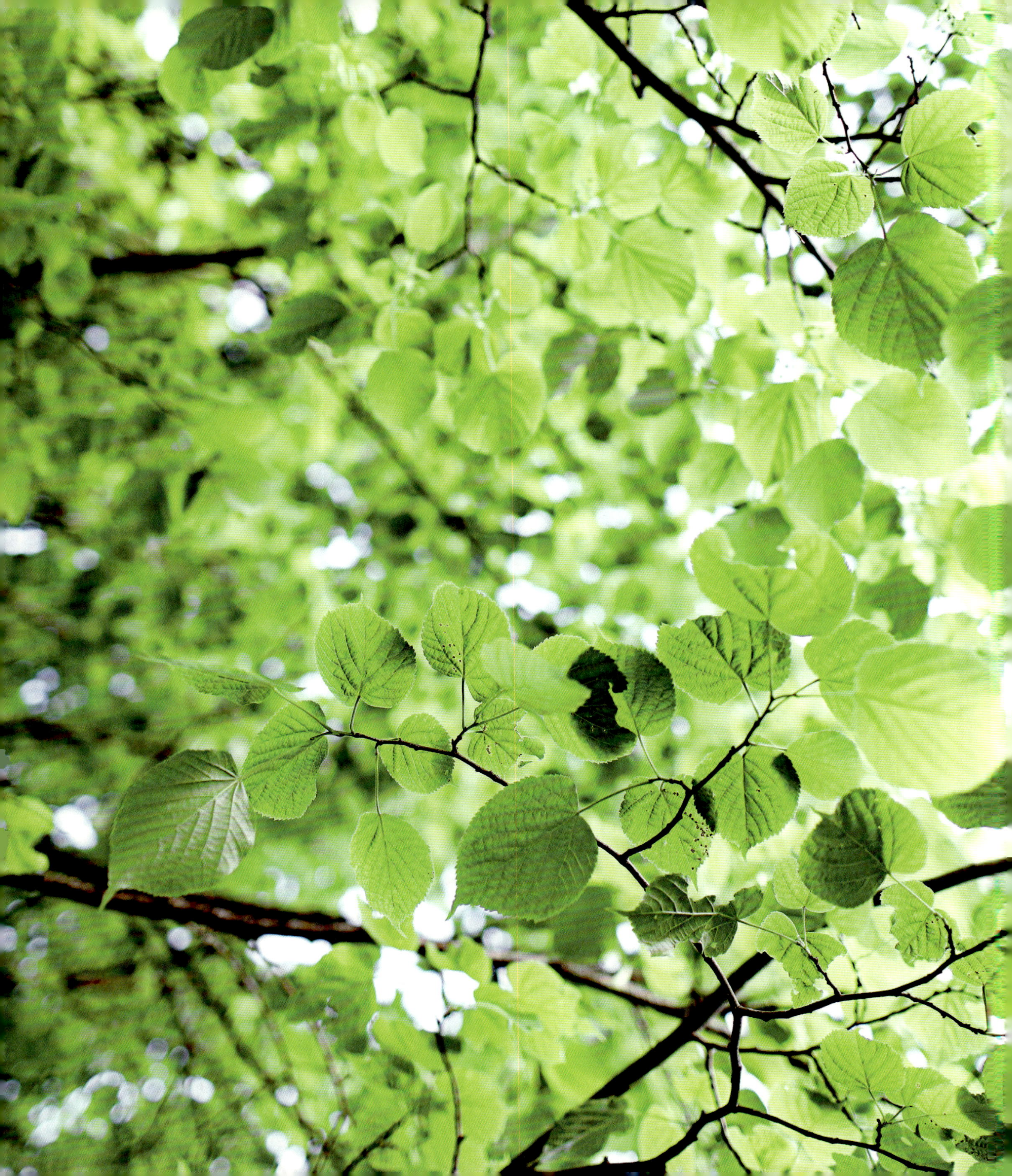

verbundenen Erfahrungen Menschen nicht nur positiv, sondern auch negativ prägen können. Wenn es Ihnen hilft, verwenden Sie für diesen Begriff einfach LEBEN. Und wenn Sie mit Jesus Christus Schwierigkeiten haben, versuchen Sie so wie ich zu glauben, dass er Ihnen in jedem Menschen als Bruder und Schwester, als Kranker und Gesunder, als Vertrauter und Fremder begegnen kann. Diese Einsicht und Erfahrung hat mich die Regel des heiligen Benedikt gelehrt.

Heilende Worte und Bilder

Ich erlebe es jeden Tag, dass Worte und Bilder heilsam sein können. „Ein gutes Wort geht über die beste Gabe", schreibt Benedikt in seiner Regel. Das gilt in besonderer Weise auch für Bilder. Deshalb ist dieses Buch hauptsächlich den guten, heilsamen Bildern und Worten gewidmet. Es geht also bei den Mandalas für die Heilkräuter und Kräuterelixiere nicht nur um die physische Wirksamkeit, sondern vor allem um die geistige, im Letzten um die spirituelle Kraft. Dabei sollen aber alle Seiten ausgewogen berücksichtigt werden.

Zeichen der Liebe

Für mich war es leicht, dieses Buch so zu schreiben, weil für mich im Umgang, in der Erfahrung mit den Heilkräutern sowie in der Gestaltung und Beschreibung der Pflanzen und ihrer Mandalas so viel Liebe lebendig erfahrbar geworden ist. Und: GOTT IST DIE LIEBE. Jede Heilpflanze, jedes Mandalabild ist für mich ein Ausdruck der Liebe geworden. Manchmal sage ich, wenn ich über eine Heilpflanze spreche oder sie anschaue: „Das ist eine meiner liebsten Heilpflanzen. Aber es gibt gar keine Heilpflanze, die ich nicht liebe. Es gibt nur Pflanzen, die ich mehr oder weniger verstehe." Mir begegnet in diesen kleinen, winzigen, einfachen Bildern die Liebe, oder die große Vielfalt und Harmonie, und ich möchte sie auch so weitergeben. Ich erkenne in ihnen die Zusammenhänge zwischen Mensch und Natur, zwischen Immanenz und Transzendenz.

Blick durch die Sommerlinde beim Hildegardzentrum.

O, dass der Mensch die innere Musik der Natur verstände
und einen Sinn für äußere Harmonie hätte.
Aber er weiß es ja kaum, dass wir zusammengehören
und keines ohne das andere bestehen kann.

Novalis (1772–1801)

Fülle und bruchstückhafte Informationen

Wenn Sie die ganze Fülle dieses Buches ausschöpfen wollen, nehmen Sie bitte zuerst die allgemeinen Informationen über das Wesen der Mandalas, über Formen, Zahlen und Farben sehr bewusst auf. Nur mit diesen, wenn auch bruchstückhaften Informationen können Sie gut mit den einzelnen Pflanzenmandalas arbeiten und sie verstehen. Im langsamen Begreifen und Ergreifen der Bilder kann uns „ein Licht aufgehen", können wir eine Inspiration finden, wie bei einem Sonnenaufgang.

Wie in mir ein Mandala entsteht

Mein Lebensmandala, das ich 2010 in Kroatien gezeichnet habe.

Um zu zeigen, wie ein Mandala entsteht, möchte ich diesen Prozess anhand eines Mandalas darstellen, das ich am Fronleichnamstag 2010 während einer dreimonatigen Sabbatzeit in einem kleinen Kloster auf einer Insel in Kroatien gemalt habe. Mandalas entstehen nicht im luftleeren Raum oder aus Langeweile, sondern sind das Ergebnis eines oft langen, meditativen Prozesses und einer geistigen Auseinandersetzung. Während dieser Sabbatzeit durchlief ich einen sehr schmerzhaften, seelischen Reinigungsprozess. Ich musste und wollte mein Leben neu ordnen. Ich suchte nach neuen Perspektiven und nach spiritueller Führung. Täglich betete und meditierte ich zwei Stunden lang in einer kleinen Kapelle des Klosters. An diesem Tag war ich bedrückt, da meine Sabbatzeit bald zu Ende ging und ich noch keine Orientierung gefunden hatte. Ich legte meine Brille auf den Boden. Ohne sie sehe ich nur sehr wenig und unklar und blickte auf die grob gemauerte Steinwand der Kapelle, vor der der schlichte Tabernakel stand. Ich weiß nicht warum, aber ich fing an zu weinen. Bilder meines Lebens tauchten in mir auf. Schmerz und Trauer, Glück und Hoffnung empfand ich zugleich. Die Tränen liefen mir über die Wangen. Da entdeckte ich durch meine Tränen hindurch an der Wand der Kapelle ein kreisrundes, flammendes Licht, das nicht nur den Raum, sondern auch mich erleuchtete. Ich schloss die Augen und öffnete sie wieder. Das Licht blieb. Es war eine wunderschöne kreisrunde Zeichnung, die nicht wegging. Ich schaltete meinen Verstand ein und erkannte, dass das Licht von einem Sonnenstrahl kam, der durch die Blätter des Nussbaums fiel, der vor der Kapelle stand und diese kreisrunde Licht-Zeichnung machte. Durch mein schlechtes Sehen und die Tränen bekam das Licht aber eine ungemein große Lebendigkeit und Farbe, wie die Farben des Regenbogens. Ich hatte die Empfindung, dass der Lichtkreis nicht nur die Mauer erleuchtete, sondern durchbrach und eine neue Perspektive erschloss. Und der Lichtkreis blieb lange an der Wand, obwohl die Sonne natürlich weitergewandert war bzw. die Erde sich weitergedreht hatte. Lange Zeit nahm ich dieses Bild in mich auf und empfand großen Trost.

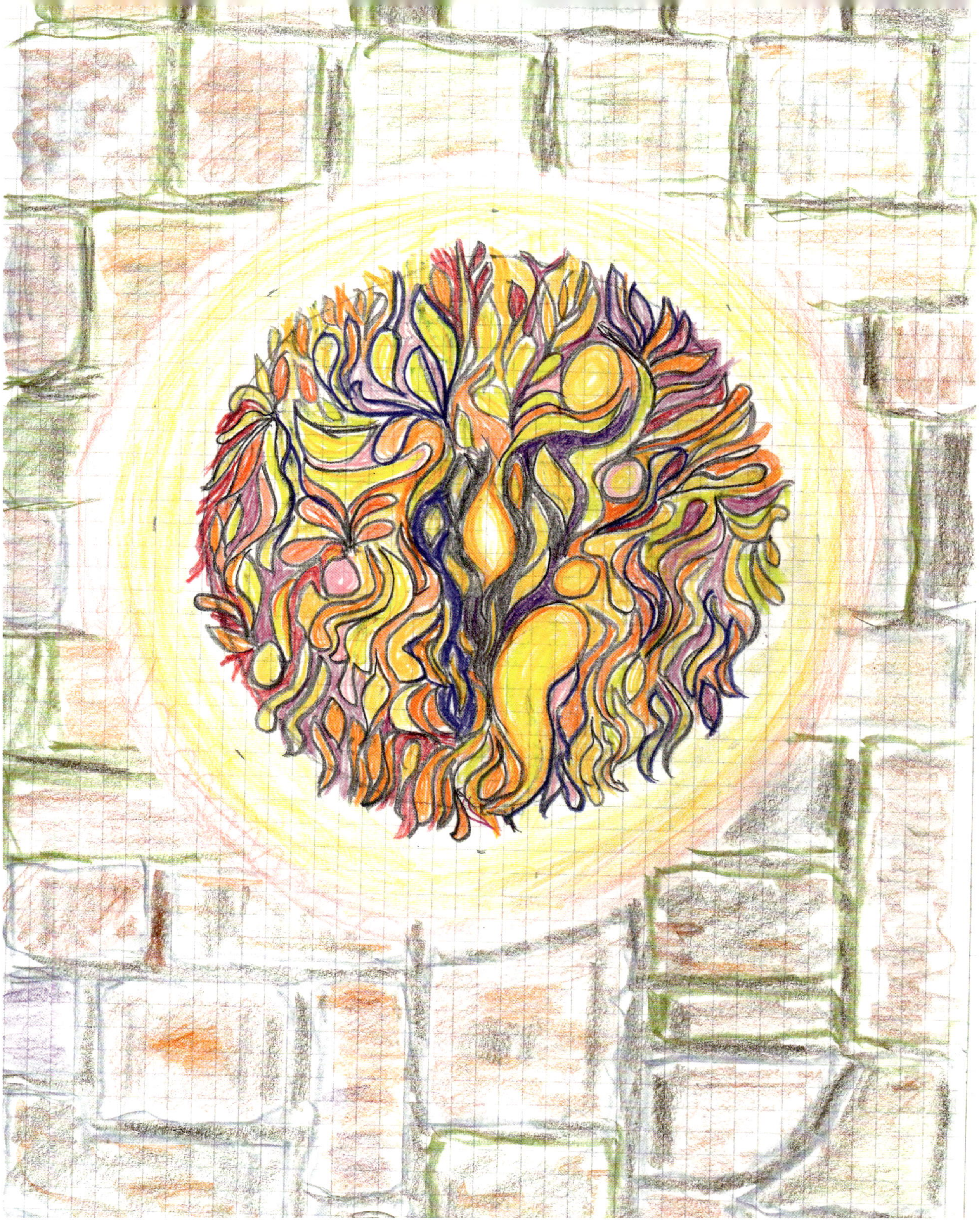

Obwohl ich orientierungslos war und tatsächlich schlecht sehe, wurde mir gerade durch die Schwäche und Behinderung ein wunderbares Licht geschenkt. Ich kann und darf sehen, gehen, denken und handeln trotz und mit meiner Beeinträchtigung, ja ich sehe in dem wunderbaren Lichtkreis noch viel mehr, eine Zusage und eine Verheißung für mein Leben. Die harten Steine der Mauer meines Lebens lösten sich nicht auf. Sie bleiben und bringen mich zurück zu meiner Lebensrealität, aber ich kann das Geschenk des tröstenden Lichtes sehen und spüren. Noch konnte ich nicht erkennen, wohin mich dieses Licht führen wird, aber ich ahnte, dass ich einen Weg finden würde.

Ich ging in meine Zelle und malte dieses Bild. Auf diese Weise entstand für mich ein Mandala des Trostes und der Lebendigkeit, das mich seither begleitet. Wenn ich dieses Mandala betrachte, öffnen sich für mich die Fenster zum Leben. Die alltäglichen Lasten und Belastungen werden nicht weniger, meine Schwächen des Alters werden immer mehr. Ich stoße an Grenzen und sehe Möglichkeiten und werde durch diese Erkenntnisse gestärkt.

So geht es mir mit jedem Mandala, auch wenn es noch so einfach ist. Zuerst einmal stehen viele Fragen, Zweifel, Suchen im Raum. Bei intensiver Betrachtung der Situation oder der Pflanze „geht mir ein Licht auf“ und das versuche ich, mit einfachsten Mitteln zu zeichnen.

Ich schreibe diese sehr persönliche Erfahrung, um Sie zu ermutigen, sich selbst an das Zeichnen von Mandalas zu wagen. Es kommt nicht auf die Perfektion an, sondern auf den Versuch, innere empfundene Wahrheit auszudrücken.

Spirituelle Erfahrungen

Mönche beschäftigten sich mit Heilpflanzen nicht nur wegen der Notwendigkeit, Heilmittel für die Kranken zu haben. Vielmehr waren der Garten und die Heilpflanzen, ihre Verarbeitung und Anwendung ein Raum, um geistliche Erfahrungen zu machen. Die große Kunst der benediktinischen Spiritualität besteht darin, Beziehungen zwischen Mensch und Natur, zwischen Heilpflanze und Kranken, zwischen Himmel und Erde herzustellen. Ganzheitliche Heilung in der Tradition der Benediktiner berücksichtigte stets die Zusammenhänge von Leib und Seele. Krankheit wurde immer auch als Beziehungsstörung im Leib und in der Seele oder zwischen den Menschen gesehen. Der Beziehungsaufbau zu einer Heilpflanze und das Erkennen ihrer Heilkraft war selbst ein Beziehungsgeschehen. Auch der frühe Versuch, Heilpflanzen zu beschreiben und zu malen, kann als Beziehungsaufbau und als spirituelle Handlung gesehen werden. Diese Darstellungen erinnern sehr stark an Mandalas, da sich fast jede Blüte als Mandala sehen lässt.

Zu diesen Darstellungen fügen die Mönche aber immer auch geistliche Gedanken und Erfahrungen, um ihre ganzheitliche Sicht der Natur, des Menschen und der Welt zu beschreiben. Deshalb habe ich hier auch solche spirituellen Gedanken und Erfahrungen eingefügt.

Unfertige, aber wachsende Erkenntnisse

In diesem Buch können nicht alle Erkenntnisse über Mandalas, Farben und Formen in allen Details erläutert und aufgeschrieben sein. Ich habe nur einige Aspekte, die mir wichtig sind, zusammengefasst. Nehmen Sie diese Gedanken als Anregungen für Ihren eigenen Weg, Wesen und Heilweisen der Heilpflanzen zu verstehen und sie anzuwenden. Ich verstehe dieses Buch als geistliches und praktisches Arbeitsbuch, um Beziehung zu den Heilpflanzen zu finden und die eigenen Selbstheilungskräfte zu entdecken und zu entfalten. Es ist entstanden aus dem Wunsch vieler Anwender der Kräuter, mehr über die Mandalas zu erfahren.

Anwendungsmöglichkeiten

Manche Praktiker und Anwender der Heilpflanzen bzw. der Mandalas haben die Erfahrung gemacht, dass Menschen sich *das* Mandala der Pflanze spontan aussuchen, das ihnen hilft. Es gibt damit erstaunliche Erfahrungen. Sie sollten sich aber neben diesen Spontanreaktionen immer auch auf Ihr Wissen und an den überlieferten Anwendungsgebieten der Heilpflanzen orientieren. Denn Intuition und Wissen zeigen gemeinsam einen richtigen Weg.

Ein Segen

Die längste Zeit meines Lebens bin ich ein Mönch. Benediktiner sein heißt, Segen geben und Segen sein (benedicere = segnen, etwas Gutes sagen). Ich hoffe, dass mit den Mandalas, mit den Heilpflanzen, mit dem Buch Segen kommt für Sie und für alle, mit denen Sie Ihr Wissen und Ihr Können und das Leben teilen.

P. Dr. Johannes Pausch OSB
Europakloster Gut Aich
Am Kräuterweihetag, am Fest Mariä Himmelfahrt 2014

2 Vom Garten Eden zum Kräutergarten

Die Sehnsucht des Menschen nach dem „Heil-Sein“ ist so alt wie die Menschheit. Immer wieder suchten Menschen nicht nur die Bilder, sondern auch die Erfahrung des Einsseins mit sich und der Schöpfung, mit der Welt, die sie umgaben. Ein Ausdruck dafür ist das „Paradies“, dessen Bilder in den spirituellen Schriften vieler Religionen zu finden sind, oder der „Garten Eden“, der in der Bibel (Gen. 2,4b ff.) beschrieben wird.

„Am Tag, da Jahwe Gott Erde und Himmel machte, gab es auf der Erde noch kein Gesträuch des Feldes und wuchs noch keinerlei Kraut des Feldes. Denn Gott hatte noch nicht auf die Erde regnen lassen und der Mensch war noch nicht da, um den Erdboden zu bebauen. Da stieg eine Flut von der Erde auf und tränkte die ganze Fläche des Erdbodens. Dann bildete Gott den Menschen aus Staub von dem Erdboden und blies in seine Nase einen Lebenshauch. So wurde der Mensch ein lebendes Wesen. Gott pflanzte einen Garten in Eden, im Osten und setzte da hinein den Menschen, den er gebildet hatte. Und Gott ließ aus dem Erdboden allerlei Bäume hervorwachsen, lieblich anzusehen und gut zu essen, den Baum des Lebens mitten im Garten und den Baum der Erkenntnis, des Guten und Bösen. Ein Strom ging von Eden aus, um den Garten zu bewässern und von dort teilte er sich in vier Arme ...“

Der Kräutergarten mit Glashaus beim Hildegardzentrum des Klosters Gut Aich ist in der Morgensonne besonders schön anzusehen.

Der Garten Eden wurde zum Urbild des Paradieses. Der Begriff des Gartens Eden kommt wahrscheinlich aus dem Sumerischen (goan Eden), was so viel wie „Rand der himmlischen Steppe“ heißt. Es handelte sich dabei um einen spirituellen Ort, deshalb erübrigen sich auch alle Spekulationen über seine geografische Lage. Im Judentum weigerte man sich, den Ort des Paradieses, den Ort des Berges der Offenbarung, den Berg Sinai und ähnliche Orte geografisch zu fixieren, um nicht den Ort der Gotteserfahrung an einem Punkt festzulegen.

Auch in der europäischen Kultur, Kunst, Literatur und Spiritualität ist die Erzählung vom Paradies, vor allem die Vertreibung des Menschen aus dem Paradies allgegenwärtig. Es wird immer wieder der Versuch gemacht, diesen Bruch oder Entwicklungsschritt der Menschheit zu verstehen oder aufzulösen.

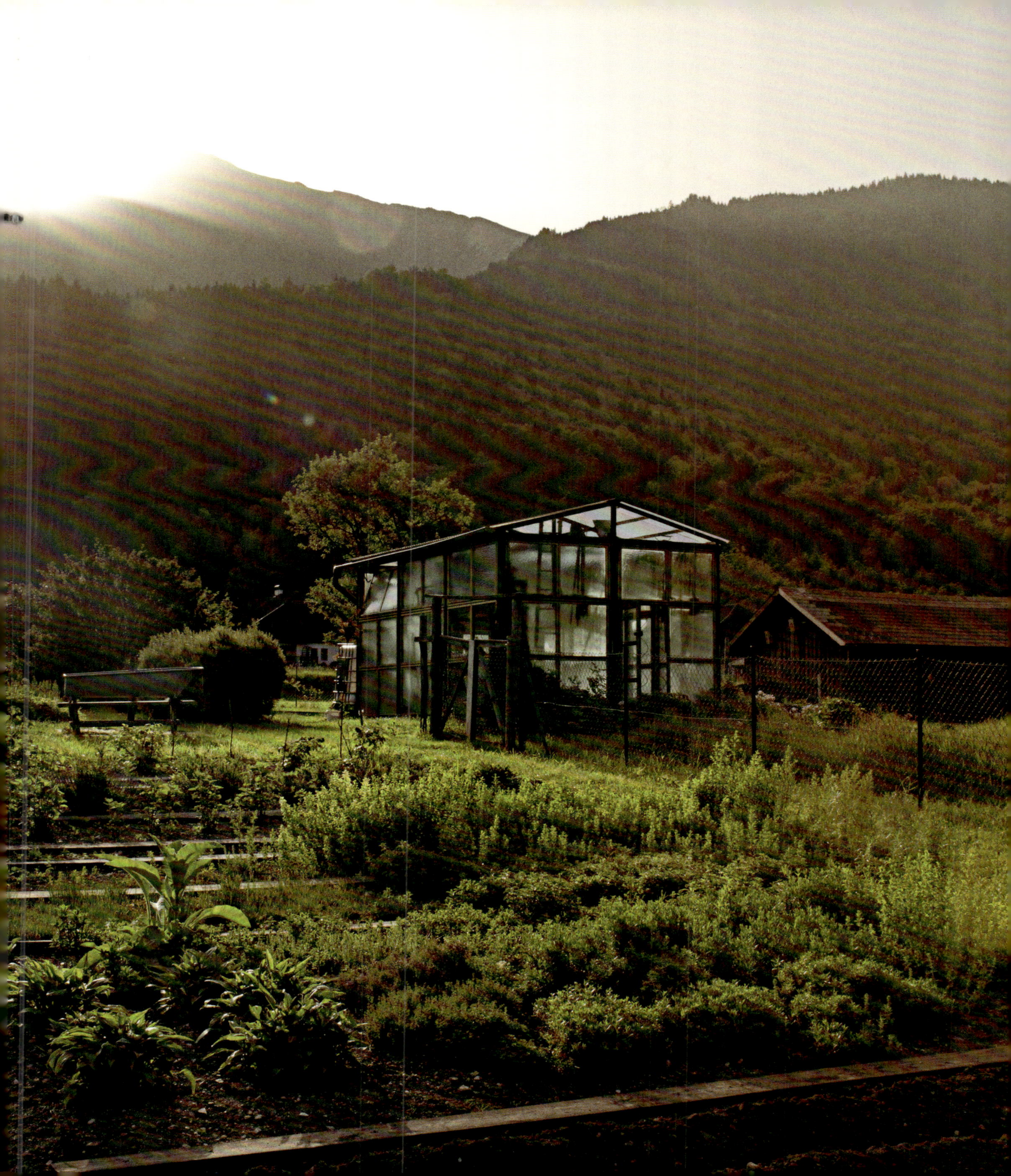

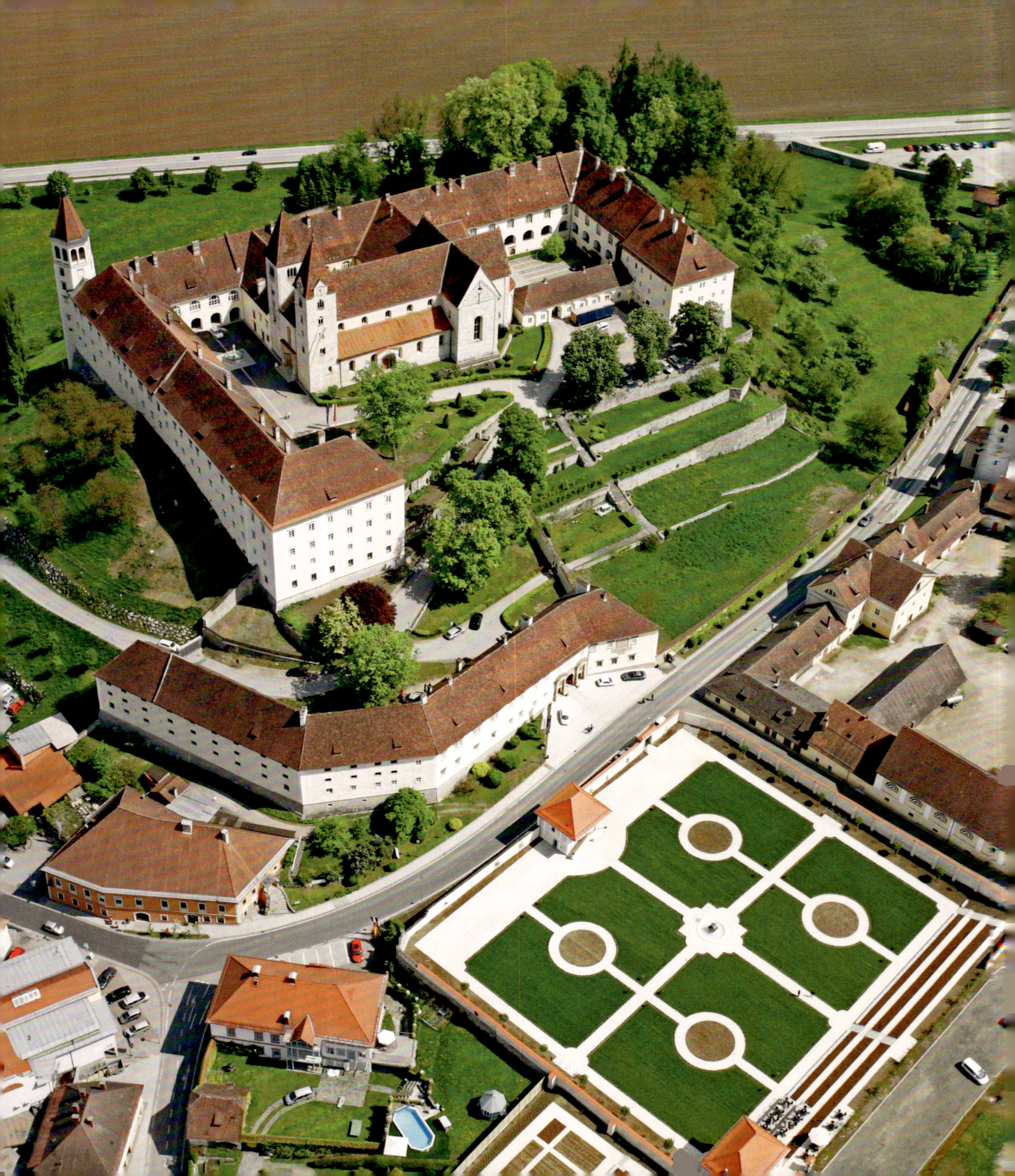

Ein Versuch, dies zu tun, ist in der christlichen Ikonografie das Kreuz als Lebensbaum und als eine neue „Paradieses-Quelle“, der wie die vier Urflüsse des Paradieses die vier Kreuzenden, später die vier Evangelien entspringen. Der Versuch, die Einheit nach und in der Gebrochenheit wiederzuerlangen, wird auch in der Schaffung von blühenden Paradiesgärten versucht.

Die zahlenmystische Deutung, die sich in den Bildern des Paradieses wiederfindet, weist uns auf den Versuch einer Lebens- und Sinndeutung, die nicht naturwissenschaftlich oder rational, sondern mystisch ist.

In unserer christlich-abendländischen Deutungsgeschichte finden wir verschiedene Begriffe, wie das Paradies, das Himmelreich, das Himmlische Jerusalem, die Auferstehung des Fleisches usw.

Der Islam etwa kennt sehr anschauliche Beschreibungen von einem Paradies voller Wonne, mit Früchten und kühlen Bächen, Paradiesjungfrauen mit Kissen und weichen Teppichen usw. Einen einheitlichen Begriff gibt es dort nicht. Meistens wird dieser Ort als Garten bezeichnet. Vorstellungen vom Paradies als Garten und der Fülle des Lebens sind sehr vielfältig. Die Kelten hatten ihren Avalon, den Apfelgarten. Die Germanen hatten Walhall, die Wohnung der Gefallenen. Die Griechen suchten den Garten der Hesperiden mit seinen goldenen Äpfeln. Im Christentum entwickelte sich parallel zur Paradiesesvorstellung auch das Bild des Himmlischen Jerusalems (Offenbarung 21), das später auch Grundbauplan für jeden heiligen Ort oder Tempel wurde.

Der Versuch, in Klostergärten dieses Bild des Paradieses und des Himmlischen Jerusalems zusammenzuführen, zeigt sich in der geometrischen Anordnung und im Anbau der Pflanzen. Diese Vorstellung lebte von dem Wunsch der Menschen, das Leben in der ursprünglichen Einheit und Harmonie wiederzuerlangen. Dies bezog die leibseelische Gesundheit ebenso mit ein wie das Zusammenleben der Menschen.

Die geometrische Ausrichtung der Klostergärten zeigt sich auch in der Klosteranlage des Stiftes St. Paul im Kärntner Lavanttal.

Die Sehnsucht nach diesem „Paradies“ war nicht nur eine Sehnsucht nach Ruhe, nach Beschaulichkeit, nach Heilwerden an Leib und Seele, sondern auch eine Sehnsucht, Kreativität und Wachstum zu entfalten und so solidarisch zu werden mit dem „Göttlichen Gärtner“, der den Menschen „Adam“ als „Mitverantwortlichen“ für das Paradies eingeführt hat. Der „Paradiesesgarten“ wird so zu einer Verbindung zwischen Himmel und Erde oder zum Versuch, die Sehnsucht nach der Transzendenz mit der irdischen Wirklichkeit in Beziehung zu bringen.

Erstaunlich ist, dass sich hier nicht nur eine gemeinsame Sprache, sondern auch gemeinsame Gestaltungselemente von Kulturen und Religionen erhalten haben. Die Auseinandersetzung mit den Gärten der Religionen und Kulturen zeigt uns mehr Gemeinsamkeiten der Menschen als die theologischen Schriften. Erstaunlich ist deshalb nicht, dass in diesen Werken oft dieselben Pflanzen und deren Wirkungsweise beschrieben sind. Immer wurden die Pflanzen spirituell gedeutet, in der christlichen Tradition bestimmten Heiligen, vor allem Maria (zum Beispiel die Mariendistel) zugeordnet.

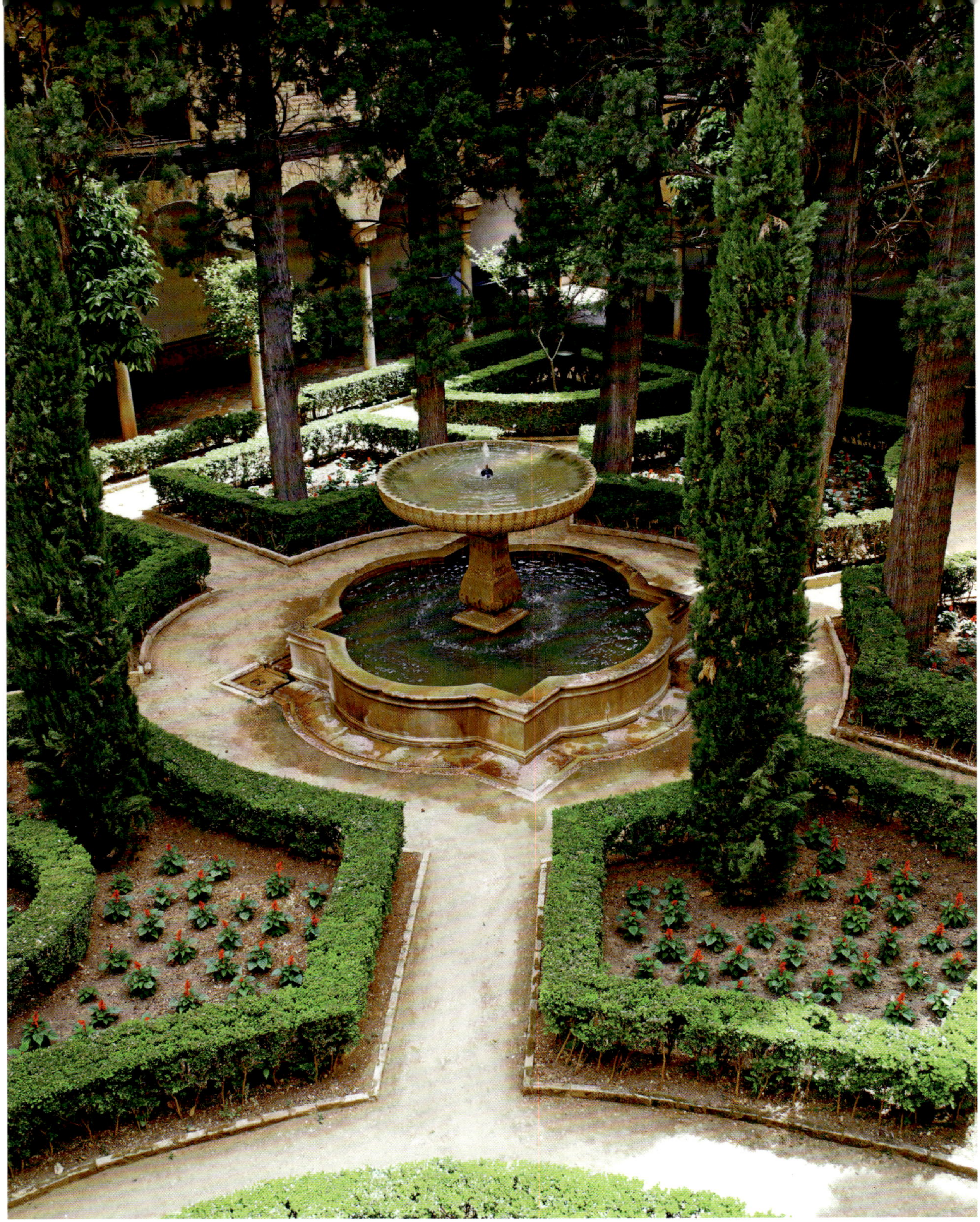

Orientalische Gärten

Mit seinen Bewässerungsanlagen ist der Garten der Alhambra in Granada ein Paradebeispiel für einen orientalischen Garten.

Die Gärten bilden in der orientalischen Kultur ein Forum der Darstellung des Lebens. Die Gartengestaltung war ein Grundbestandteil der Lebensgestaltung. Ihre Verwandtschaft mit unseren Paradiesesgärten wird offenkundig, wenn man etwa den arabischen Gartenhof in der Schlossanlage der Alhambra in Granada mit den Kreuzganggärten eines Benediktinerklosters vergleicht.

Die Grundeinteilung ist meist sehr regelmäßig und wird durch zwei gekreuzte Wasserkanäle (die vier Paradiesströme!) geprägt. Hier ist wieder die Anlehnung an die Bibel und an den Koran zu finden, in dem steht: „Von Eden geht aus ein Strom in alle Himmelsrichtungen". Neben dem praktischen Zweck der Bewässerung hatten die vier Kanäle natürlich auch eine symbolische Bedeutung als Quelle des Lebens. Interessanterweise finden wir dort auch Buchsbaumhecken, die nicht nur in den Klostergärten, sondern auch in vielen Kräutergärten und dann später als Zierelement in den barocken Gärten zu finden sind. Der Höhepunkt islamischer Gartenkunst ist in den Mogulgärten Nordindiens zu finden, beispielsweise in den wunderbaren Gärten beim Taj Mahal in Agra, oder der Rosengarten beim Grabmal von Mevlana Rumi in Konya in der Türkei. In diesen Gärten finden sich aber auch uns bekannte Heilpflanzen wie die Minze oder die Rose.

Chinesische und japanische Gartenkunst

Die chinesischen und japanischen Gärten scheinen zunächst einmal mit unserer Vorstellung vom Garten Eden und dem Paradiesesgarten wenig zu tun zu haben, da dem Taoismus die Vorstellung des Paradieses fremd ist. Sie haben aber, wenn man sie genauer betrachtet, eine tiefe geistliche Bedeutung, ähnlich den Klostergärten. Auch in ihnen versuchen Menschen eine Ordnung zu schaffen, die dem Idealbild einer großen Harmonie entspricht.

Will man chinesische oder japanische Gärten, die nachweislich etwa 2000 Jahre Tradition haben, wirklich verstehen, muss man die Philosophie und die Spiritualität des Taoismus verstehen. Diese Gärten sind auf Privatgrundstücken angelegt, sie finden sich ebenso bei den Tempeln und Heiligtümern. Die gestalteten Elemente sind nicht nur eine Gestaltung der Natur, sondern sie symbolisieren auch menschliche und geistliche Erfahrungen. Der Betrachter des Gartens soll angeregt werden, das, was er sieht oder das, was er bearbeitet, in die Meditation hineinzunehmen und zu deuten. Pflanzen und Blumen werden genauso gedeutet wie Bäume, Wasser und Steine. Ziel der Zen-Gärten ist es, nicht nur grüne Oasen, sondern Orte der Ruhe und ein Forum der Meditation zu schaffen. Der Zen-Garten wird zum Raum des spirituellen Wachstums und dem menschlichen Geist als permanent sich wandelnder Idealzustand vorgestellt.

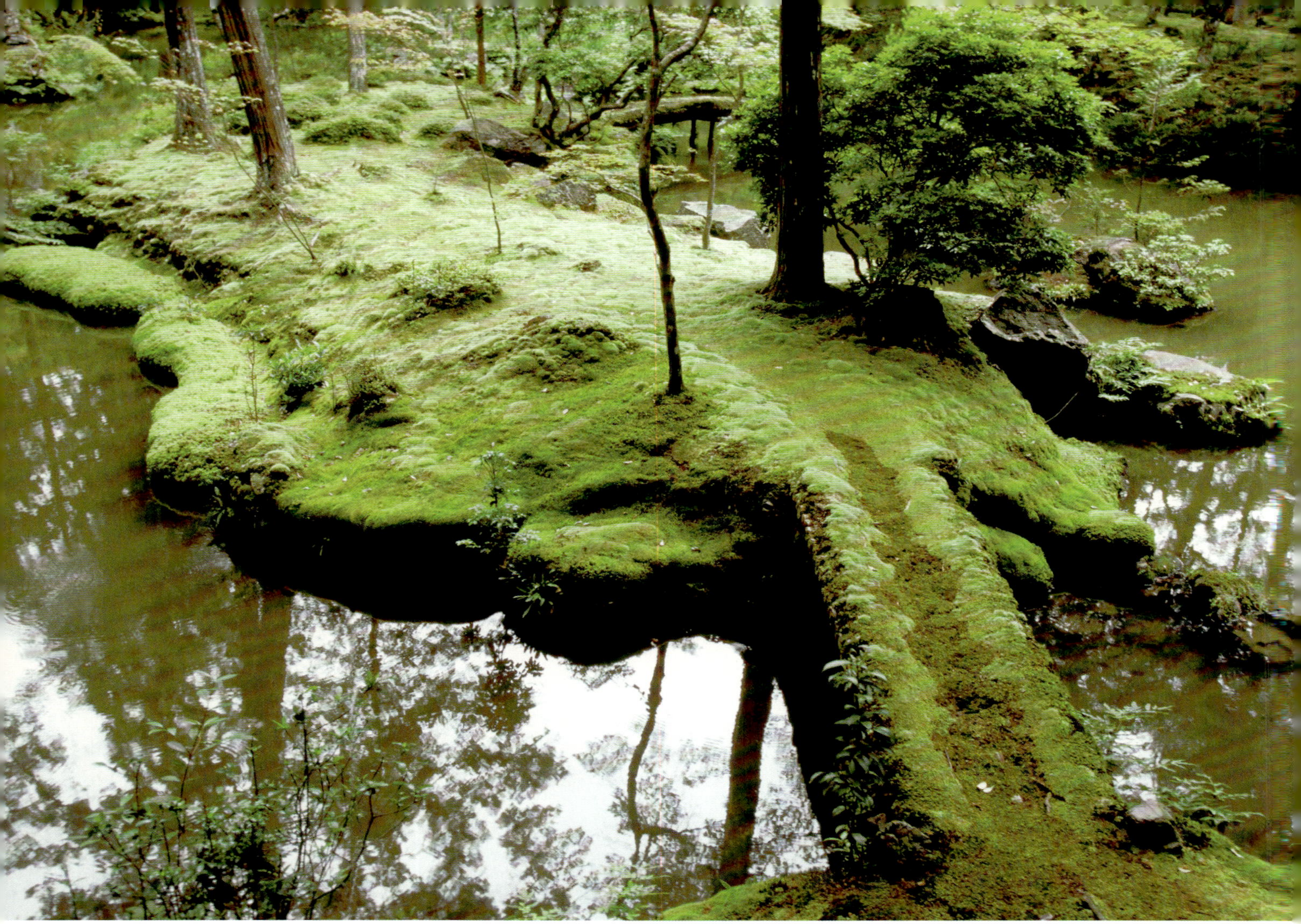

In Zen-Gärten spielt die Harmonie der Elemente eine wesentliche Rolle.

In dieser Bewegung wird ein Zustand der Ruhe, der Ordnung, der Einfachheit und der Disziplin angestrebt. Alle diese Eigenschaften spielen im Leben eine wesentliche Rolle, denn sie verleihen dem Menschen Stabilität und innere Freiheit. Auch die Anlage und Pflege eines Gartens wird zur Meditation. Hier wird auch der Versuch unternommen, die Einheit und die Vielfalt in eine Synthese zu bringen. Diese Gärten ermöglichen eine intensive Erfahrung des Zusammenspiels von Natur und Mensch, von Werden und Vergehen sowie die Erfahrung einer kosmischen, d. h. transzendenten Beziehung. Es geht darum, in diesen Gärten das harmonische Miteinander zu erfahren und daraus Kraft zu schöpfen.

Sie sind weniger Nutzgärten im Sinne der Kräuterheilkunde, sondern dienen eher dazu, den Menschen heil werden zu lassen, durch eine meditative oder spirituelle Erfahrung.

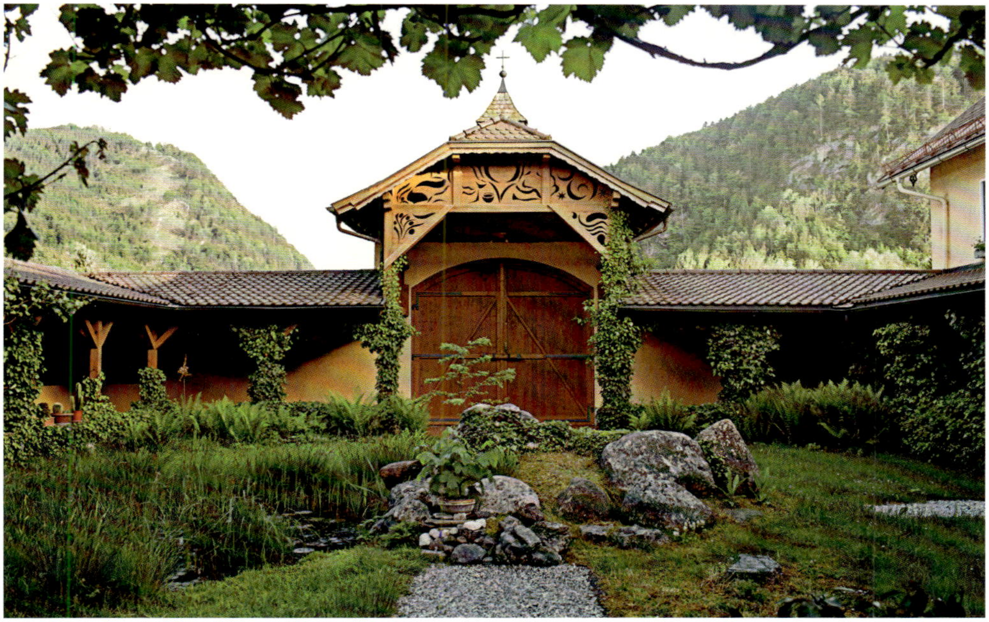

Der innere Kreuzgang des Klosters Gut Aich, der Garten der Stille.

Der Klostergarten

Nachweislich gehört der Klostergarten zumindest in Benediktinerklöstern und in den Klöstern verwandter Orden wie den Zisterziensern zu einem wichtigen Teil der gesamten Klosteranlage. Benedikt von Nursia schreibt im 66. Kapitel seiner Regel (RB): „Das Kloster soll wenn möglich so angelegt werden, dass sich alles Notwendige, nämlich Wasser, Mühle und Garten, innerhalb des Klosters befindet und die verschiedenen Arten des Handwerks dort ausgeübt werden können."

Seit den Anfängen des Benediktinerordens ist der Garten ein wesentlicher Bestandteil des Klosters und des Klosterlebens.

Das Benediktinerkloster wurde oft mit einem Heilkräutergarten verglichen, in dem die unterschiedlichsten Pflanzen wie die Mönche, ihrer Eigenart, ihren Begabungen, ihren Schwächen und Stärken und ihren Bedürfnissen entsprechend, in enger Beziehung den Wachstumsregeln der Schöpfung gemäß leben, nicht als Selbstzweck, sondern zum Heil und zur Heilung der Menschen. Das kleine Modell des Heilkräutergartens wird so zum Vorbild der Gemeinschaft eines Klosters und zum Modell für menschliches Zusammenleben.

Ursprünglich war der Klostergarten ein Nutzgarten, in dem sowohl Gemüse, Heil- und Würzpflanzen als auch Bäume und Sträucher angebaut wurden, die der Versorgung der Klostergemeinschaft dienten und dem Kloster eine Autarkie verschafften. Die Betreuung und Anlage der Klostergärten sowie der Anbau von Pflanzen für den alltäglichen

Gebrauch und die Heilkunde haben nicht nur einen maßgeblichen Einfluss auf die Verbreitung von Pflanzen gespielt, sondern überdies auch die Natur- und Kulturlandschaft geprägt. Viele der in den Klostergärten angebauten Pflanzen haben ausgesamt, sind „ausgewildert" und gehören seit Hunderten von Jahren zu unserer Pflanzenwelt.

Einer der ersten historisch nachweisbaren Gartenpläne in einem Kloster ist jener aus St. Gallen, der aus dem 9. Jahrhundert stammt. Der Garten war meistens in der Nähe der Krankenstation bzw. des Sanatoriumsgebäudes angesiedelt, denn dort wurden die Heilpflanzen zuerst gebraucht.

Als Vorbilder für diese Gärten kann man die römischen Gärten der Landvillen ansehen. Hier wie dort dienten die Gärten dem Gemüseanbau und der Selbstversorgung mit Gemüse und Kräutern, waren aber auch Elemente der Baukultur.

Einen wesentlichen Einfluss auf die Gestaltung der Klostergärten nahm Karl der Große durch eine Verordnung aus dem Jahr 812, dem „Capitulare de villis vel curtis imperii", in dem er durch eine umfangreiche Liste von 73 Blumen, Kräutern, Gemüse- und Obstpflanzen eine Vorgabe für seine Landgüter machte, die sicher den Kloster- bzw. Gartenplan von St. Gallen mit beeinflusst hat.

Der Sankt Galler Klosterplan (um 840) bildet die ideale Klosteranlage ab. Hier finden sich die verschiedenen Gärten grün eingezeichnet.

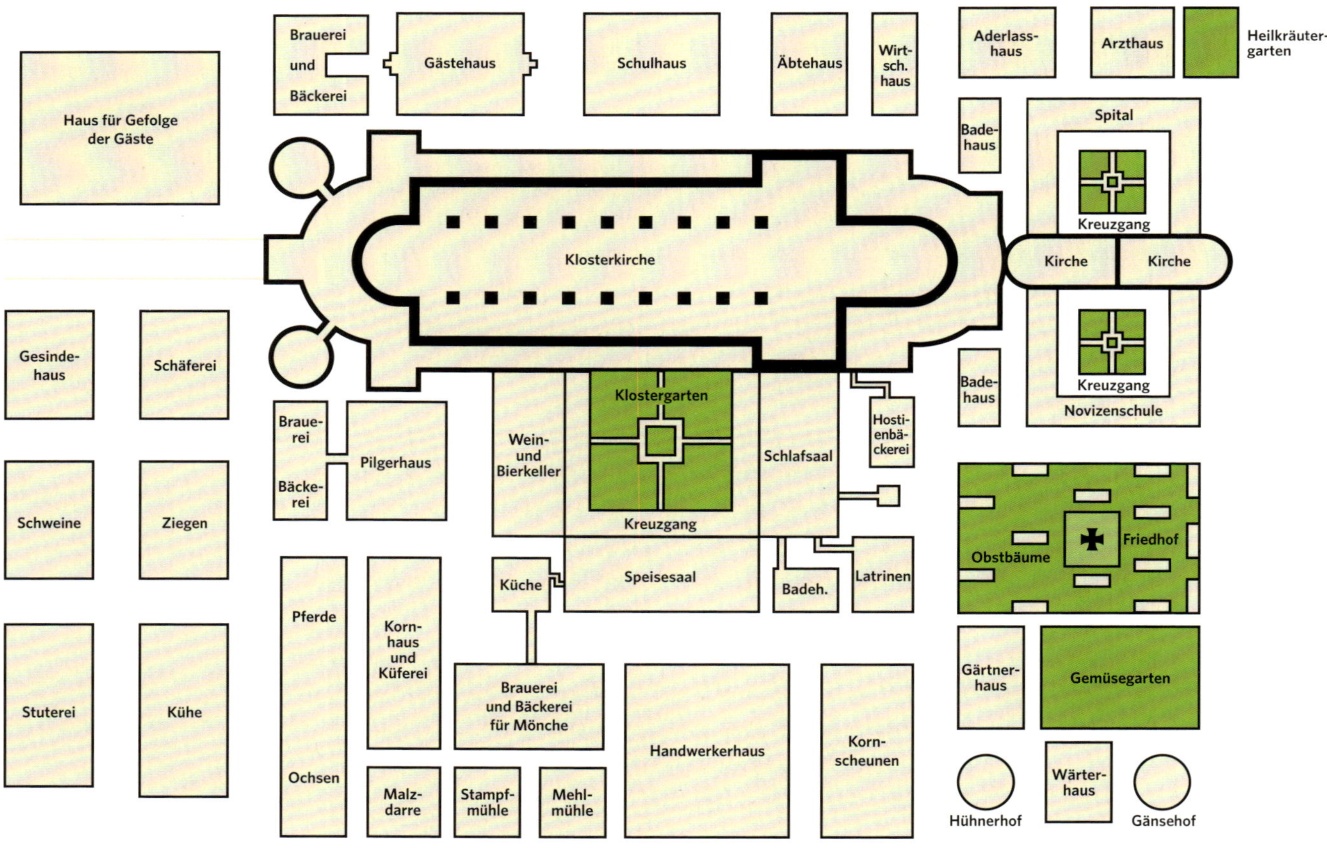

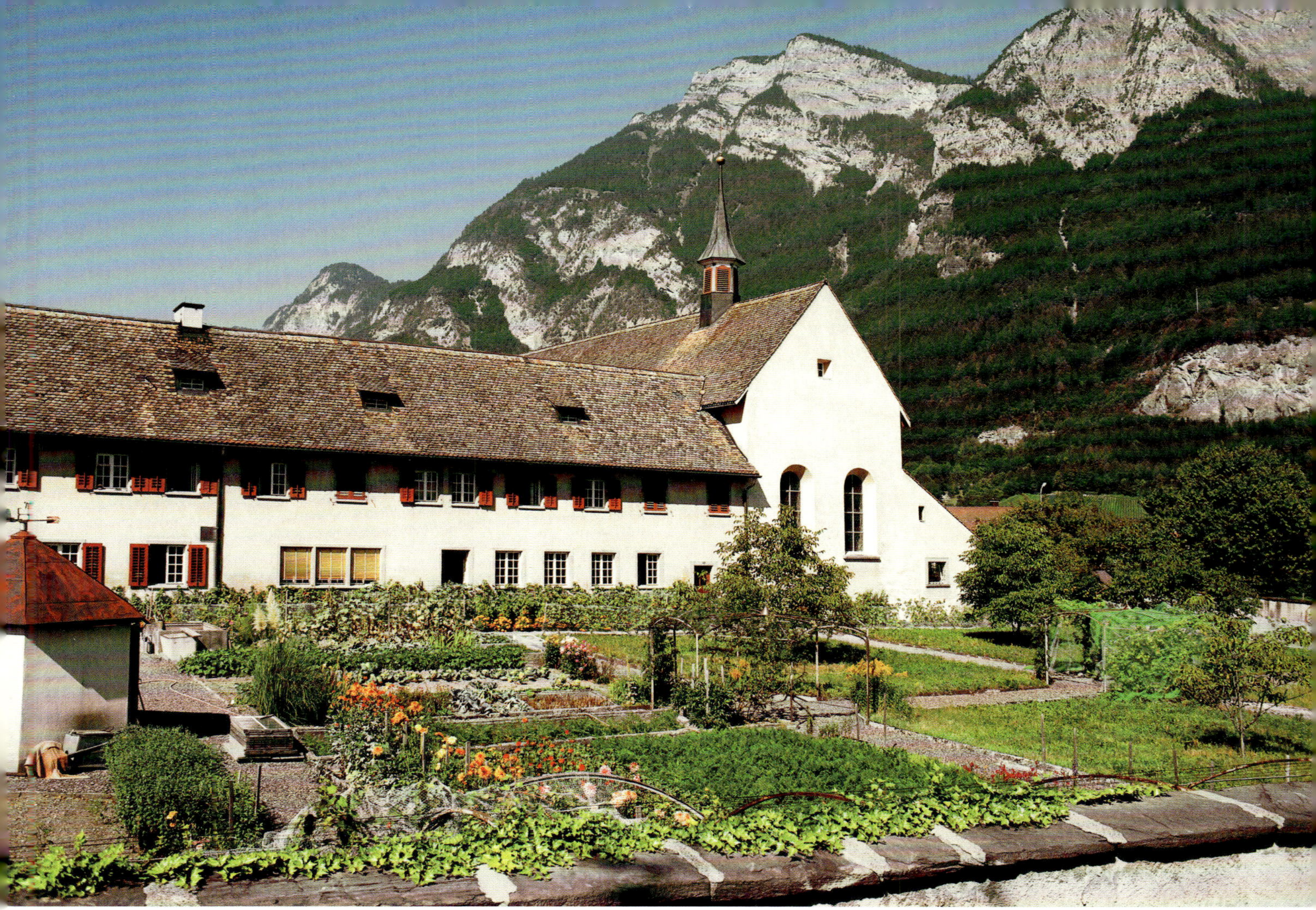

So sieht der St. Galler Klostergarten heute aus.

Ein weiteres Werk, das die Gartengestaltung des Mittelalters in den Klöstern beeinflusst hat, ist das Buch „Die Kulturen der Gärten" (liber de cultura hortorum) des Reichenauer Mönchs und Abtes Walahfrid Strabo, das um das Jahr 840 entstanden ist. Strabo bezieht sich in diesem Buch nicht namentlich, aber inhaltlich auf die Anweisungen Karls des Großen. In diesem Werk, das auch „Hortulus" genannt wird und das wegen seiner bleibenden Bedeutung 1510 zum ersten Mal als Druck herausgegeben wurde, finden sich 24 Kräuter, von denen wir die meisten auch sehr gut kennen und die in den Klostergärten der Gegenwart ebenfalls zu finden sind. Die 24 Kräuter, die genannt werden, sind: Salbei, Weinraute, Eberraute, Flaschenkürbis, Melone, Wermut, Andorn, Fenchel, Schwertlilie, Liebstöckel, Kerbel, Lilie, Schlafmohn, Muskatellersalbei, Frauenminze, Minze, Polaiminze, Sellerie, Heilziest, Odermennig, Rainfarn, Katzenminze, Meerrettich und Rose. Das Werk gilt als eines der bedeutendsten botanischen Werke des Mittelalters. Interessant ist, dass es in Versform, also als lyrisches Werk verfasst wurde.

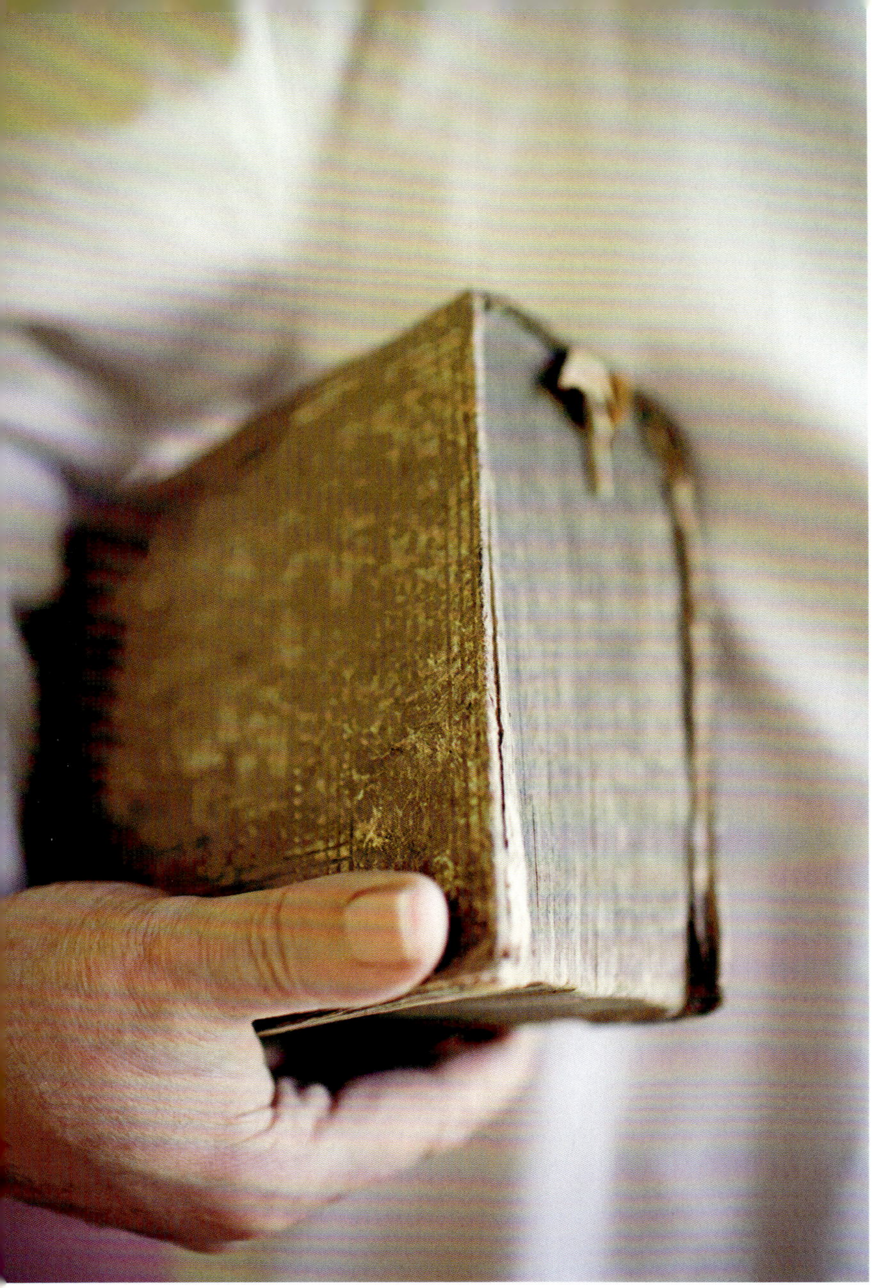

Dieses alte Heilkräuter- und Kochbuch aus dem Jahr 1778 steht in unserer Klosterbibliothek Gut Aich.

Unter den vielen Mönchen und Nonnen, die auch Werke über Gärten und Pflanzen geschrieben haben, sticht natürlich Hildegard von Bingen (1098–1179) besonders hervor. Sie ist als eine „Naturwissenschaftlerin der ersten Stunde" zu bezeichnen, auch wenn ihr Werk wohl mehr mystischen Charakter hat. Sie hat sicherlich die in verschiedensten Büchern beschriebenen Erkenntnisse über Pflanzen und Heilpflanzen nicht alle selbst erfunden, sondern aus der Geschichte und dem Austausch unter den Klöstern viele Anregungen erhalten. Das Gewicht ihres Werkes überragt die meisten anderen und findet heute wieder einen großen Leser- und Anwenderkreis.

Albertus Magnus (um 1200–1280), ein anderer hervorragender Kenner von Heilpflanzen und Gärten, beschreibt in seinem Buch „De vegetabilibus (Lib. VII., I., 14 De plantatione viridariorum)" die Anlage eines Klostergartens. In diesem Garten werden neben den Zier- auch Heilpflanzen angebaut. Heute noch gelten einige seiner naturwissenschaftlichen Arbeiten als bahnbrechend, etwa die Darstellung der mitteleuropäischen Fauna und Flora. Als ein Universalgelehrter wollte er das naturphilosophische Denken des Aristoteles mit dem christlichen Glauben vereinbaren.

Der Klosterkräutergarten spielte aber nicht nur eine Rolle für die Versorgung des Klosters mit Lebensmitteln oder Heilpflanzen, sondern wurde immer auch als ein geistlicher, spiritueller Ort gesehen. Er diente sowohl der Kontemplation als auch der praktischen Arbeit. Die Mönche haben versucht, sowohl durch den Anbau, die Pflege und die Anwendung der Pflanzen als auch in der Anlage des Gartens das Paradies darzustellen. Immer wieder werden die Kräutergärten daher auch Paradiesesgärten genannt.

Durch die intensive Beschäftigung mit Pflanzen und Heilkunde sammelte sich in den Klöstern ein großer Schatz von Wissen an. Die Mönche verfassten eigene Abhandlungen, die sie auch an andere Klöster weitergaben, sodass zwischen den Klöstern ein reger Austausch von Büchern, Pflanzen, Samen, Präparaten und Produkten stattfand. Nachgewiesen ist der Austausch von moslemischem und christlichem Wissen bzw. Gedankengut in Spanien. Man kann annehmen, dass die Gartenkultur in den Klöstern ein verbindendes Element unter den Klöstern über Landesgrenzen und Herrschaftsgebiete hinaus war.

Die Entwicklung der botanischen Gärten in späterer Zeit und die Herausgabe von Kräuterbüchern gehen sicher zum Teil auf die Tradition der Paradiesesgärten, der Kräutergärten und der Sammlung dieser Erkenntnisse in jenen Klöstern zurück.

Interessant ist, dass die Mönche dieses Wissen nicht nur mit Worten und in Versen beschrieben, sondern dass sie die Pflanzen auch gemalt haben. Zum Teil sind es stilisierte, zum Teil aber naturgetreue Darstellungen der Pflanzen.

In weiterer Entwicklung entstanden im Mittelalter eigene Orden, die sich auf die Krankenpflege und die Heilkunde spezialisiert haben. Vor allem die Antoniter und der Lazarusorden haben die Heilkräutergärten als Apotheken Gottes sehr geschätzt und gepflegt.

Eine Form der Anwendung von Heilkräutern kommt aus dieser Tradition. In den Hospizen und Krankenanstalten wurde die Luft „ausgeräuchert". Die frischen Schnittblumen sowie der Anbau von duftenden Kräutern, denen man eine belebende und heilende Wirkung zuschrieb, wurden forciert. Den starken Duft der Rose oder der Lilie schätzte man besonders.

Das Wissen um die Heilkräuter in den Klöstern wurde durch mündliche Überlieferung der Volksmedizin ergänzt. So entstand eine wichtige Grundlage über den Umgang mit den Heilpflanzen.

Ein dunkles Kapitel unserer Geschichte, die Hexenverfolgung, darf hier nicht unerwähnt bleiben. Das Heilwissen der Volksmedizin wurde meist mündlich von Frauen weitergegeben. Sie waren die Heilerinnen und die weisen Frauen. Wenn sie unerklärliche Erfolge hatten, kamen sie oft mit weltlichen und kirchlichen Institutionen in Konflikt, wurden angeklagt, oft grausam gequält und ermordet. Durch solche Verbrechen ist nicht nur viel Unmenschlichkeit geschehen, sondern es ging auch sehr viel Wissen verloren.

Die spirituelle Bedeutung der Kräutergärten

In den Klöstern wurden immer Heilkräuter angebaut, die jedoch nicht nur zur Behandlung von Kranken verwendet, sondern auch als Lebensmittel für Leib und für Seele gesehen wurden. Lebensmittel waren grundsätzlich Heilmittel.

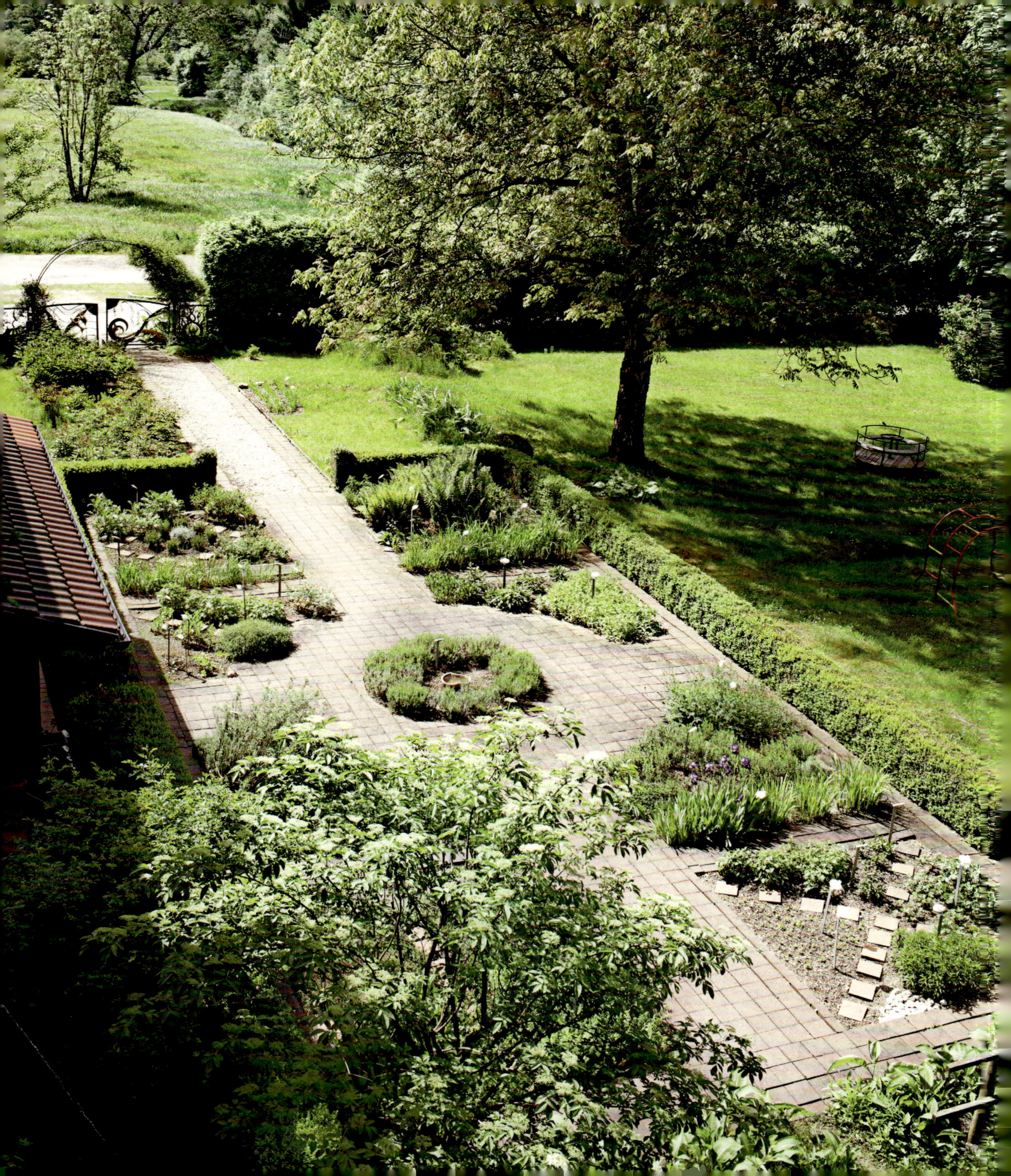

Der Gedanke der Prävention und Gesundheitsvorsorge galt aber nicht nur für die kranken Brüder und Schwestern im Kloster, sondern auch für die Menschen außerhalb der Klostermauern. Mönche und Nonnen empfanden es als einen Heilsauftrag, sich um die Kranken zu kümmern. Benedikt von Nursia mahnt dies in seiner Regel ein. Er wusste, dass „die Sorge für die Kranken, die über allem stehen sollte" selbst ein Heilmittel war.

Doch die Behandlung der Kranken allein mit Kräutern ging noch nicht an die letzten Ursachen des Leidens heran. In der Regel konnten Heilkräuter zwar den Schmerz lindern, aber die heilenden Veränderungen im Leben des Kranken waren damit noch nicht erreicht. Wenn eine körperliche und seelische Störung eintrat und den Menschen krank machte, war dies im umfassenden Sinn eher ein Fall für die ganzheitliche Klosterheilkunde, die weit über die Kräuterbehandlung hinausging. Nicht das Medikament, auch nicht ein Heilkraut macht den Menschen gesund, sondern die Rückkehr zu einem ausgewogenen Lebensrhythmus, zum Leben selbst. Dazu gehört die Erkenntnis, dass man im Leben etwas ändern musste. Eine ausgebrochene Krankheit war ein Signal, das eine Störung anzeigte.

Die Kräutergärten und die darin wachsenden Heilpflanzen sollten Hilfen sein, um gesund zu bleiben, wieder in Balance zu kommen oder ein Leiden zu lindern und zu heilen.

Der Kräutergarten selbst wurde als ein verdichteter Kosmos angesehen. Die kunstvolle Anlage war nicht willkürlich, sondern das Ergebnis von langen Beobachtungen. Man wusste, dass sich Kräuter gegenseitig beeinflussen. Sie fördern oder behindern ihr Wachstum. In den Klostergärten wurde also versucht, die Kräuter so anzubauen, dass eine natürliche Harmonie entstand, die sich nach Meinung der Mönche immer auch auf die Heilkraft der Kräuter übertragen hat. Dabei war wichtig, dass die Mönche voneinander gelernt haben.

1994, bei der Gründung des Klosters Gut Aich, haben wir den Kräutergarten angelegt.

Der Gestaltung und dem Anbau der Kräutergärten lag immer eine Ordnung zugrunde. Es gab geometrisch angelegte Gärten mit quadratischen oder kreisförmigen Strukturen, manchmal auch Spiralen. Immer hat man auch die geografischen Gegebenheiten des Gartens miteinbezogen. So wurden etwa die vorhandenen Erd- und Wasserstrahlen berücksichtigt.

Viele Klostergärten wurden mit Buchshecken eingerahmt. Es galt als gesichert, dass die Umgrenzung der Beete mit einer Buchsbaumhecke den ganzen Garten und die Pflanzen schützt.

Der Klostergarten selbst wurde als Heilmittel angesehen. Die Ordnungsprinzipien der Schöpfung sollten berücksichtigt werden. Die Mönche waren der Überzeugung, wer Kräuter anbaut, sie pflegt, erntet, trocknet und weiterverarbeitet zu Tees, zu Salben und Tinkturen, verrichtet zunächst einmal eine sehr sinnvolle Arbeit. Zugleich ist aber diese Tätigkeit auch ein spiritueller Vorgang, selbst wenn der Mensch sich im Alltag dieser geistig-seelischen Dimensionen nicht bewusst ist. Die Pflanzen, ihre innewohnende

Heilkraft, die Erde, in der sie wachsen, der Regen und die Sonne, die ihr Wachstum fördern – im beständigen Umgang mit Kräutern und im Heilkräutergarten empfindet der Mensch dies alles als ein Geschenk, auch als ein Glück. Mönche glaubten, dass dies ein Geschenk Gottes ist. Der Kräutergarten war und wird so für die Mönche zu einem Abbild des Paradieses, in dem der Mensch ursprünglich heil war und ist. In dieser Überzeugung wurzelt für die Mönche die Heilwirkung, die spirituelle Bedeutung der klösterlichen Kräutergärten. Sie sind sich ständig verändernde und wachsende Kraftquellen, die sich aus der Schöpfung regenerieren und als sinnvolle Helfer den Menschen an Leib und Seele gesund machen sollen.

Man könnte mit einem aufgeklärten naturwissenschaftlichen Denken meinen, dass mit der Anwendung der Heilkräuter nur ein „Placeboeffekt" erzielt wird. In der neueren Forschung und Auseinandersetzung wird ein solcher Effekt nicht mehr nur belächelt oder als Scharlatanerie und Betrug abgetan. Mittlerweile weiß man, dass es zu einem wesentlichen Teil der ärztlichen Kunst gehört, dem Kranken in seiner Situation Zuversicht, Vertrauen, Stärke und Angenommensein zu vermitteln. Die Kräutergärten selber waren also Orte der Motivation, der Stabilisierung, der Meditation, des Beziehung-Findens des Menschen zu sich selbst und zur Schöpfung. Das scheint ein wichtiger Teil von Heilung zu sein. Deshalb sahen die Mönche nicht nur in der Anwendung von Kräutern ein Heilmittel, sondern auch in der sinnvollen Gestaltung des Kräutergartens ein heilsames Tun. So entstanden die Paradiesgärten.

Eine neue Blüte der Kräutergärten

Ein Fenster zum Paradies: unser Klosterkräutergarten in Gut Aich.

1993 bei der Gründung des Klosters Gut Aich haben wir wieder einen Kräutergarten angelegt.

Er war einer der ersten klassischen Klosterkräutergärten in Österreich. In der Zwischenzeit gibt es fast kein Benediktinerkloster in Österreich mehr, das nicht einen eigenen Kräutergarten hat. Wir konnten damals, nachdem wir unseren Kräutergarten angelegt hatten, auch den Kräutergarten im Hofgarten des Stiftes Seitenstetten anlegen. Gegenwärtig existieren wunderbare Gärten in den Klöstern, z.B. das Paradiesgärtlein von Stift Melk und der Garten der Religionen im Stift Altenburg.

Ein alter Klosterspruch lautet: „Die Gebäude, die du baust, werden immer älter und verfallen einmal, der Garten, den du anlegst, wird immer kraftvoller und schöner."

Hier werden die Entwicklung und die Sorgfalt beschrieben, die notwendig ist, um wirklich einen guten Kräutergarten anzulegen.

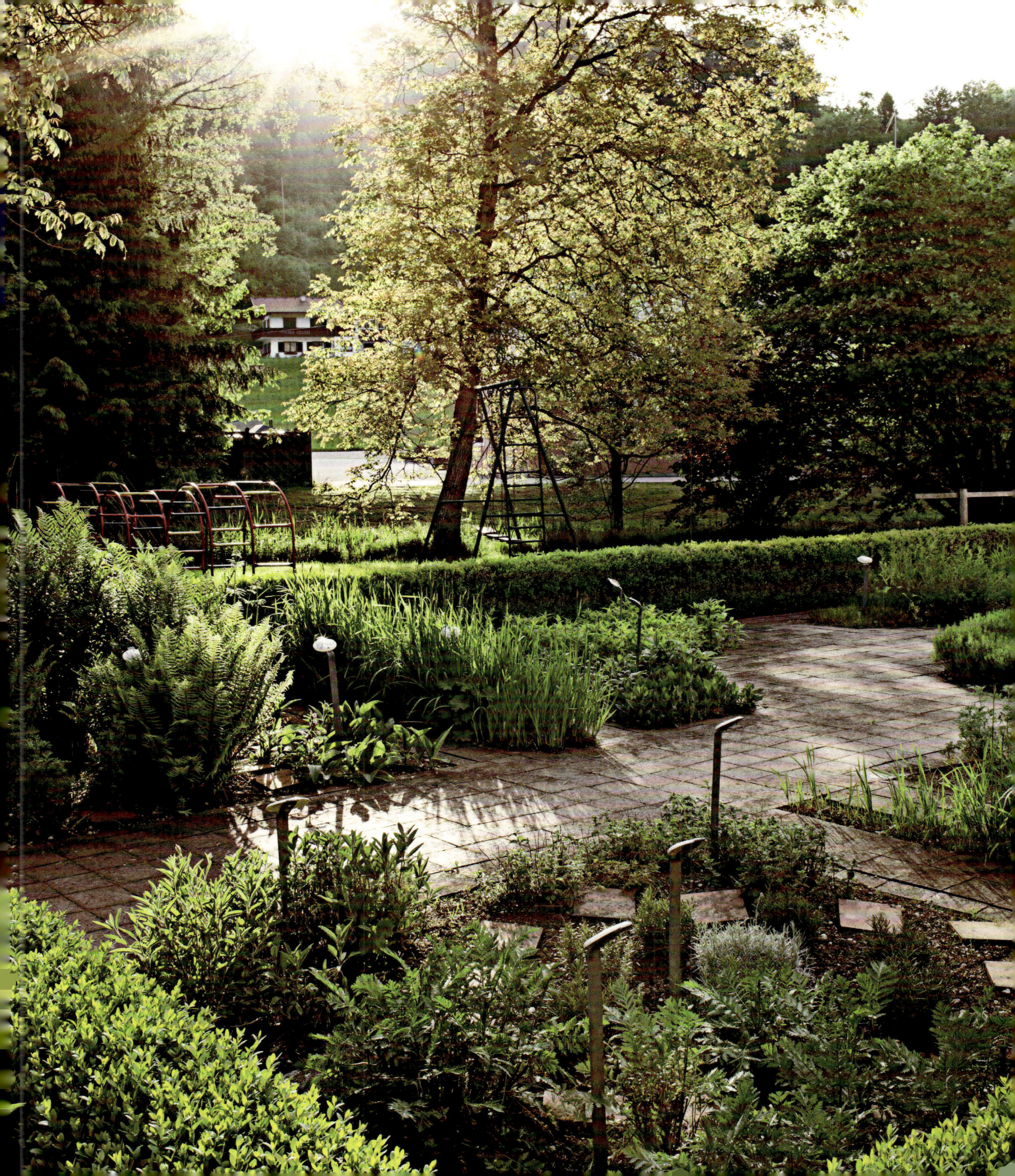

3

Das Paradies – der Garten – und die Fenster

Die Mönche spürten, dass das Wachsen, Blühen, Gedeihen, das Ernten und der Gebrauch der Heilpflanzen, der ganze Garten nicht nur ein Abbild, sondern eine Wirklichkeit sind, die über die reine biologische Bedeutung weit hinausgeht. Der Gang durch den Garten und die Arbeit dort waren heilsam in einem ganzheitlichen Sinn nicht nur für den Gärtner und den Apotheker und die Patienten, sondern für alle Besucher, die Gesunden und die Kranken. Und wenn ein Mensch, eine Beziehung, auch nur ein winzige Kleinigkeit heilt, dann hat das Auswirkung nicht nur auf **einen** Menschen, **eine** Sache, sondern wirkt weiter auf andere und die ganze Schöpfung.

Im Garten zeigt sich nicht nur eine irdische, sondern auch eine himmlische, eine transzendente Wirklichkeit. Der Zugang zum Garten, zu den Pflanzen war wie ein Zugang zum Himmel. Jeder, der selbst einen Garten hat, ihn liebevoll betreut und sich über alle Jahreszeiten hindurch in ihm bewegt, weiß das. Jede Frucht, jedes Kraut, jede Blume, ihre Farbe, ihr Geschmack, ihr Duft wird zu einem Fenster oder zu einer Tür zum Himmel. Wir erleben dann Glück und Freude, Heil und Heilung, auch wenn wir nicht alle Krankheiten heilen können.

Beim Eingangstor des Kräutergartens in Gut Aich blüht die Deutsche Schwertlilie (Iris germanica).

Die Mönche des Klosters Maulbronn haben das Gewölbe des Ganges, der zum Garten führt, mit den Heilpflanzen ausgemalt, als ob sie für alle Zeiten zeigen wollten, dass diese Pflanzen Himmels- und Erdengeschenke gleichzeitig sind. Der Garten war für sie wie eine Bibliothek der Natur, die sie genauso schätzten wie ihre Bücher. Sie versuchten die einzelnen Pflanzen so zu „lesen“ und zu verstehen wie die Inhalte eines Buches, das sie meditierend in sich aufnahmen und verarbeiteten.

Im Garten und in der Begegnung mit den Heilpflanzen wurde für die Mönche das Ziel ihres Lebens sichtbar: auf einem Weg und an einem Ort des Lernens, des Staunens, des Heilens und der Dankbarkeit zu sein. Die Herrlichkeit der Schöpfung mit ihrer Heilkraft, die sie in ihrem täglichen Lobpreis des Gottesdienstes besangen, wurde im Garten

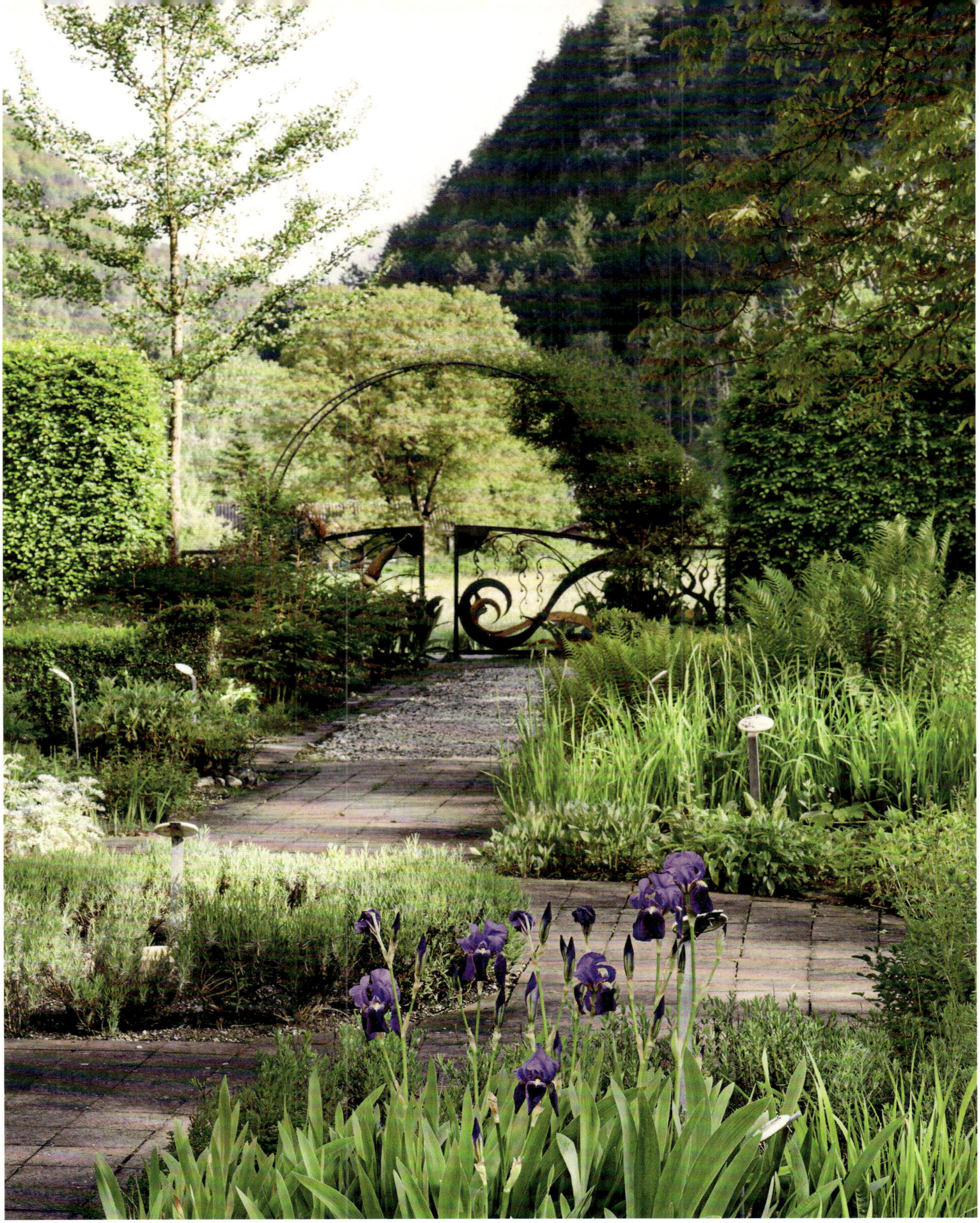

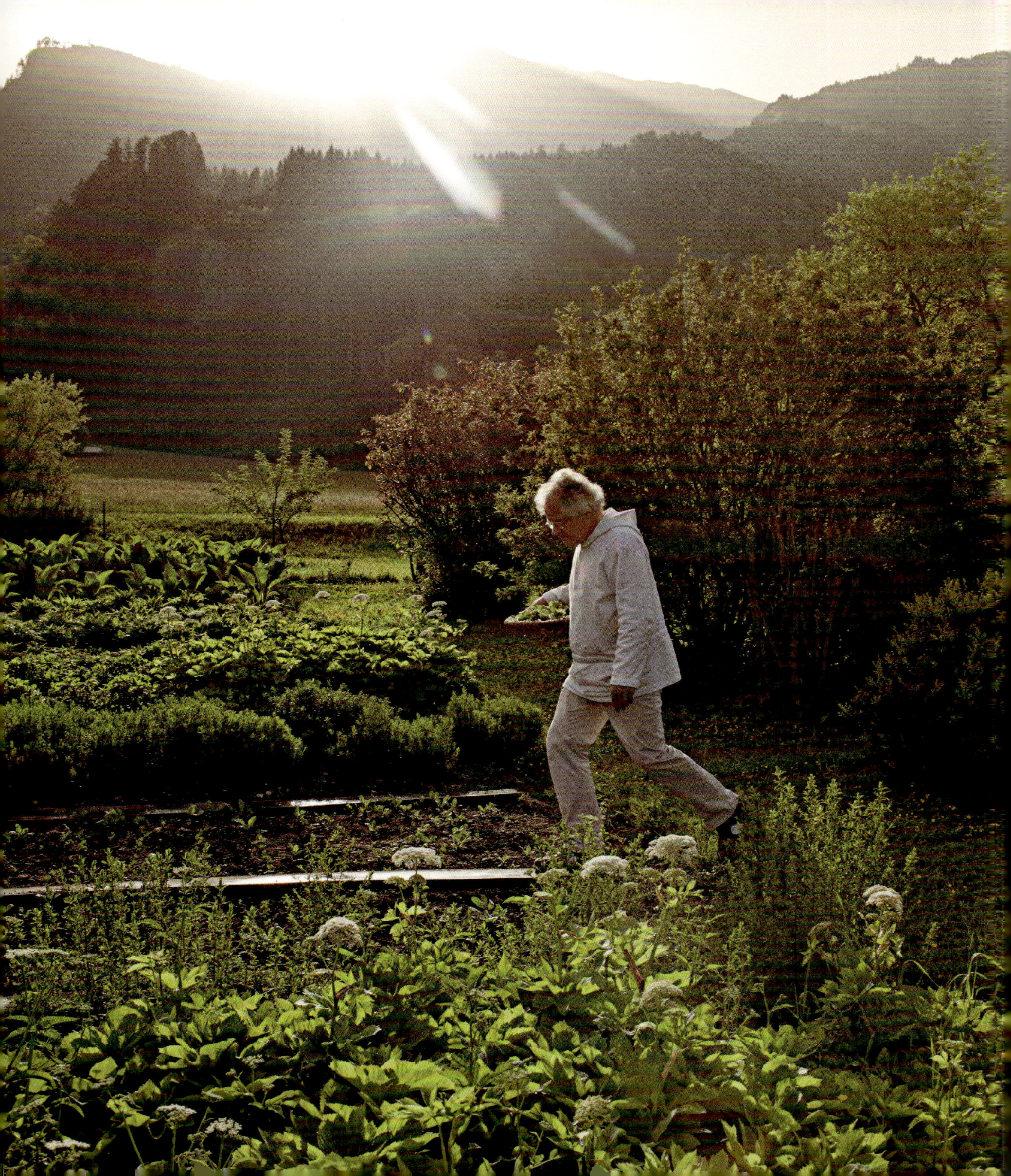

mit seinen wunderbaren Gaben sichtbar und spürbar, genauso wie bei ihrem Chorgesang in der Kirche. Der Garten wurde für sie ein Ort der Gotteserfahrung, weil er ganz praktisch die Möglichkeit bot, als Mensch zu lernen, Kranke zu heilen, das Fremde zu achten und zu pflegen, Leben zu teilen, achtsamer und glücklicher zu sein.

Immer wieder pflegten und verarbeiteten sie die Pflanzen, versuchten sie mehr und mehr zu erkennen, zu verstehen und zu lieben. Sie schrieben Anbaumethoden und Wirkungsweisen auf und malten kunstvolle Bilder der Pflanzen. Damit schufen sie Zugänge, Fenster und Türen zu den Pflanzen.

Der vorliegende Versuch, mit den Pflanzen Mandalas zu gestalten, ist eine Möglichkeit, ein Fenster, eine Türe zu den Heilpflanzen und ihren vielfältigen Wirkungen zu öffnen. Sie sind als Fenster und Türen „zum Paradies", zum Heil- und Ganzwerden gedacht.

Die Mandalas sollten anleiten, die Pflanzen und mit ihnen die Schöpfung, die Natur, aber auch sich selbst besser zu verstehen und zu begreifen, und nicht nur eine mechanische Anwendung zu empfehlen. Sie sind für mich wie Buchdeckel oder Titelblätter für die einzelnen Pflanzen, um sich von ihnen ansprechen zu lassen, eine Beziehung zu ihnen aufzubauen und sie mit Respekt und Ehrfurcht zu gebrauchen.

Manchmal glaube ich, dass die Mandalas meine „Kinder" sind, die ich als Geschenke bekommen habe und als Geschenke weitergeben möchte. Sie sind nicht mein Besitz, den ich festhalten darf, sondern Zeichen des Lebens, die wachsen und sich entfalten wollen.

Deshalb sind auch die spirituellen Gedanken in diesem Buch so wichtig, weil sie den Hintergrund für die Entwicklung der Mandalas bilden.

Im Garten geht die Arbeit nie aus: Pater Johannes am Morgen im Kräutergarten beim Hildegardzentrum.

4

„Essen und Trinken halten Leib und Seele zusammen!“

Die Sehnsucht nach dem himmlischen Gastmahl

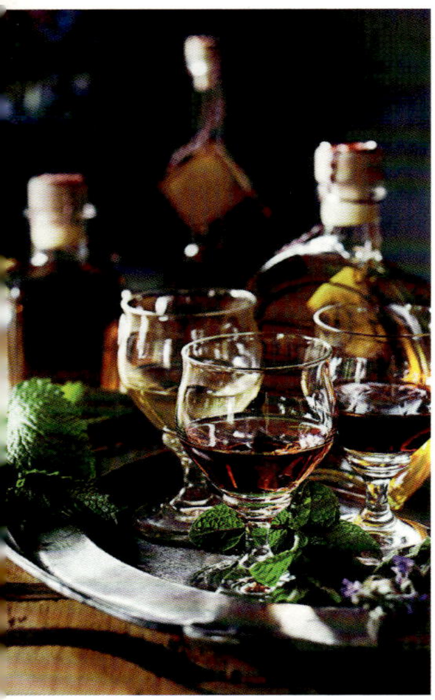

Kräuterliköre, die wir im Kloster Gut Aich herstellen.

Ein wichtiger Aspekt der Paradiesvorstellungen war immer auch die Vision des himmlischen Hochzeitsmahles, zu dem wir alle geladen sind. Gutes Essen und Trinken sind ja mehr als Fastfood und Kalorienaufnahme. Dahinter steckt die Sehnsucht des Menschen nach leibseelischem Wohlbefinden und Gesundheit, nach Glück und Freude, nach Gemeinschaft, nach Austausch und fröhlichem Zusammensein.

Deshalb legt Benedikt in seiner Regel auch großen Wert auf das Kochen, die Zubereitung und das Maß der Speisen, das Ritual des gemeinsamen Essens, die sorgfältige Versorgung der Kranken mit gesunder, nahrhafter Kost und die Gastfreundschaft. Auch das ganz normale Essen sollte an das himmlische Gastmahl erinnern. Kochen und Essen gehören zur „Liturgie“ des Tages genauso wie das gemeinsame Gebet und die Feier der Eucharistie, des Abendmahls.

Der Klostergarten wurde auch deshalb zum Paradiesgarten, weil dort alle köstlichen Pflanzen wuchsen, die ein solches Festmahl überhaupt erst ermöglichten. Dazu zählten nicht nur die Früchte der Erde, der Bäume und Sträucher, sondern auch die Heil- und Würzpflanzen, die die Speisen wohlschmeckend und bekömmlich machten. Zudem lehrten die Heil- und Würzpflanzen auch das „rechte Maß“, die „Discretio“, die von Benedikt die Mutter aller Tugenden genannt wird. Wir wissen, wie sehr man eine Speise verderben kann, wenn wir sie zu viel oder zu wenig würzen. Die Sorgfalt, mit der der Paradiesgarten gepflegt wurde, war Voraussetzung für das Gelingen des Mahles.

Deshalb waren die Pflanzen und Früchte Lebens- und Heilmittel zugleich, nicht nur für den Leib, sondern auch für die Seele. Das himmlische Mahl, das man schon auf Erden

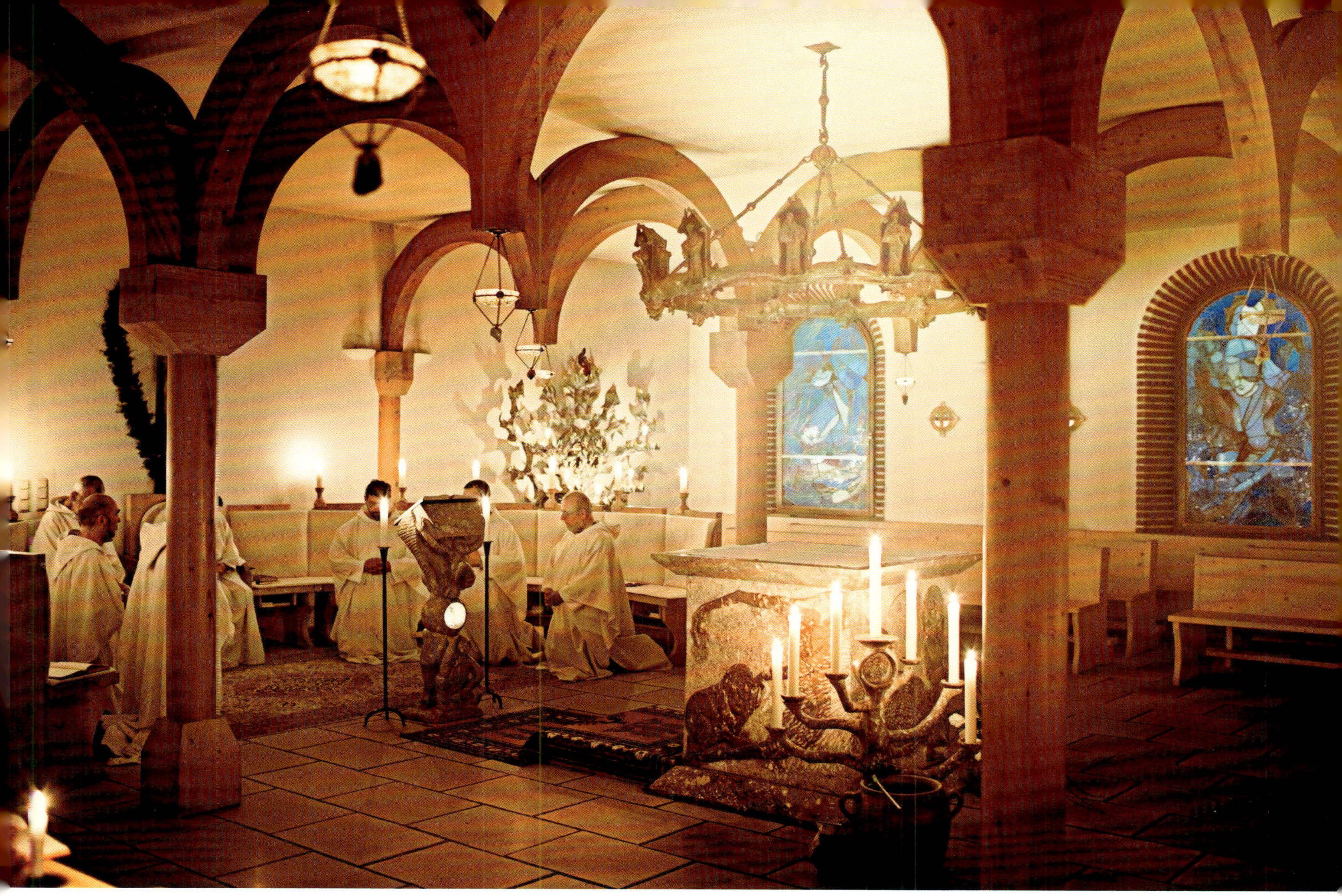

nachvollziehen oder vorauskosten wollte, war Teil der Paradieserfahrung, des Glückes und des Friedens, aber auch ein Teil der Gesundheitsvorsorge, der Prävention, der Gesunderhaltung und wenn notwendig auch der Heilung. Zu dieser Gesundheitsvorsorge gehörte nicht nur der Genuss der Speisen, sondern auch die Kenntnis und die Mühe des Anbaus, der Pflege und der Ernte der Pflanzen und Früchte. Es ist wahr (nicht nur eine Einbildung): Selbst gekochtes Essen mit Früchten und Kräutern, die man selbst angebaut oder gesammelt hat, schmeckt anders, besser oder ist hilfreicher als anderes.

Nachtgebet der Mönche in der Klosterkirche Gut Aich.

Ich höre in unserem Klosterladen oft die Frage: „Macht ihr das selbst? Kommt das aus eurem Garten? Können wir euren Garten sehen?“ Diese Menschen wollen einen Blick ins Paradies werfen.

Wenn man diese Sehnsucht ernst nimmt, dann braucht es die „paradiesische Grundhaltung“ der Solidarität, des Willens, das Leben miteinander zu teilen. Das Mahl und der Garten leben vom Miteinander-Teilen des Wissens, der Erfahrungen, der Früchte und der Kräuter. So wie im Garten die Pflanzen Himmel und Erde, Wasser und

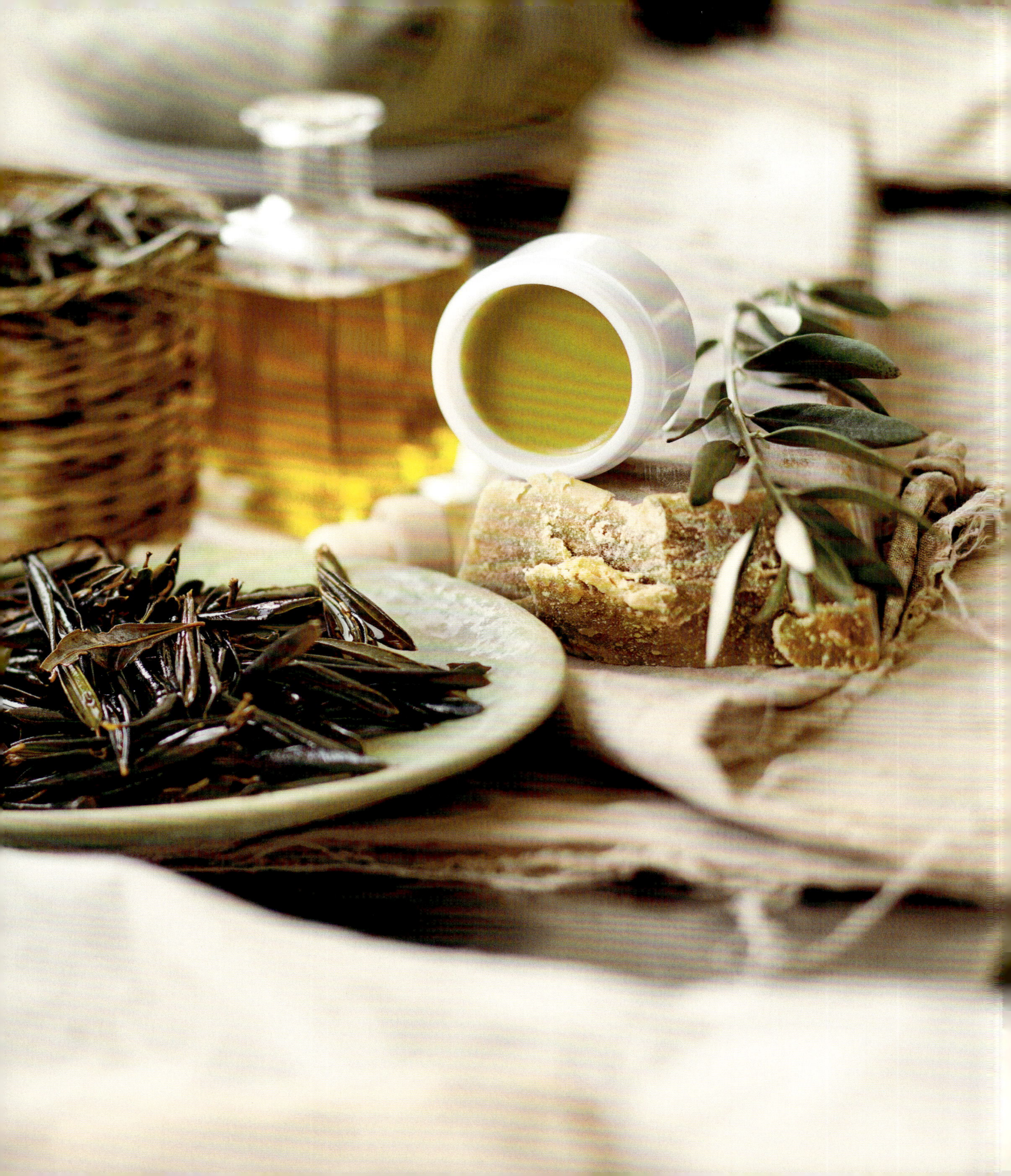

Sonne, Licht und Luft miteinander teilen und am besten gedeihen, so ist es auch unter den Menschen. Natürlich haben wir alle unsere Eigenarten, unsere Stärken und Schwächen. Nicht jeder verträgt sich gleich gut mit jedem. Es ist die Kunst des Gärtners, „der Eigenart der vielen zu dienen“ (RB 2,31), damit alle in Frieden leben und arbeiten können. Dann gelingt auch das „himmlische Mahl“ auf dieser Erde.

Wenn ich in einem Kräuterseminar mit den Teilnehmern auf unsere Alm (auch ein Paradiesgarten, den kein Gärtner schöner anlegen könnte) fahre und wir den Vormittag über mühsam Gänseblümchen, Storchschnabel und Johanniskraut gesammelt haben und dann zu Mittag vor der Almhütte unter dem blauen Himmel gemeinsam Mahl halten, dann habe ich jedes Mal das Gefühl: Schöner kann das himmlische Mahl fast auch nicht sein. Und nicht nur ich, sondern wir alle sind sehr dankbar.

Aus Olivenöl, Olivenblättern und Bienenwachs wird der Olivenblatthautbalsam hergestellt.

5

Spirituelle Erfahrungen

Anfang und Ende & Ende und Anfang

Der Kräutergarten und die Heilkräuter lehren mich, mein Leben zu reflektieren. Der beständige Wandlungs- und Wachstumsprozess im Garten jeden Tag, jedes Jahr zeigt mir immer wieder Anfang und Ende. Er konfrontiert mich mit meinen Lebensfragen.

Was geht zu Ende, wenn wir etwas Neues anfangen? Ein Anfang ist immer das letzte und das erste Mal. Das ist kein Pessimismus, sondern Realismus. Es ist JETZT.

Irgendetwas geht zu Ende, wenn etwas Neues beginnt. Auch ich selbst, bei der Geburt, beim Tod, bei einer Entscheidung, ganz gleich, ob sie groß oder klein ist? Meine Hoffnungen und Pläne, meine Wünsche und Ängste – alles hat einen Anfang und ein Ende in dieser Welt? Erstaunlich ist, wie nahe bei diesen Erfahrungen Schmerzen und Freude, Trauer und Hoffnung, Zweifel und Zuversicht, Frieden und Krieg, Höhen und Tiefen beisammen liegen. Es gibt keinen Anfang und kein Ende nur mit einer Seite.

Jedes Mal, wenn ich in den Kräutergarten gehe oder anfange, ein Mandala zu denken, zu skizzieren und zu zeichnen, ist es so wie das erste Mal. Es könnte auch mein letztes sein.

Eine Birnbaumallee führt zum Hildegardzentrum.

Vielleicht ist es das letzte Mal, dass ich anfangen kann, ein Buch zu schreiben oder es zu Ende zu führen oder ganz einfach nur zu lesen. Ich weiß nicht, was der kommende Tag, die kommenden Wochen, das kommende Jahr, die nächste Seite bringen. Das Leben wird mich herausfordern, bedrängen, hoffen und zweifeln lassen, oder vergehen, verglühen, erkalten, oder neu aufbrechen. Nur ganz wenig werde ich selbst entscheiden können – nicht einmal die Elemente eines Mandalas entscheide ich selbst. Sie sind schon entschieden, obwohl ich mir dieses Recht überhaupt nicht nehmen lassen will, weil ich doch so selbstbewusst und entschieden oder unentschieden bin. In jedem Anfang liegen ein Zauber und eine Chance, aber auch eine Unsicherheit und das Ende. Das

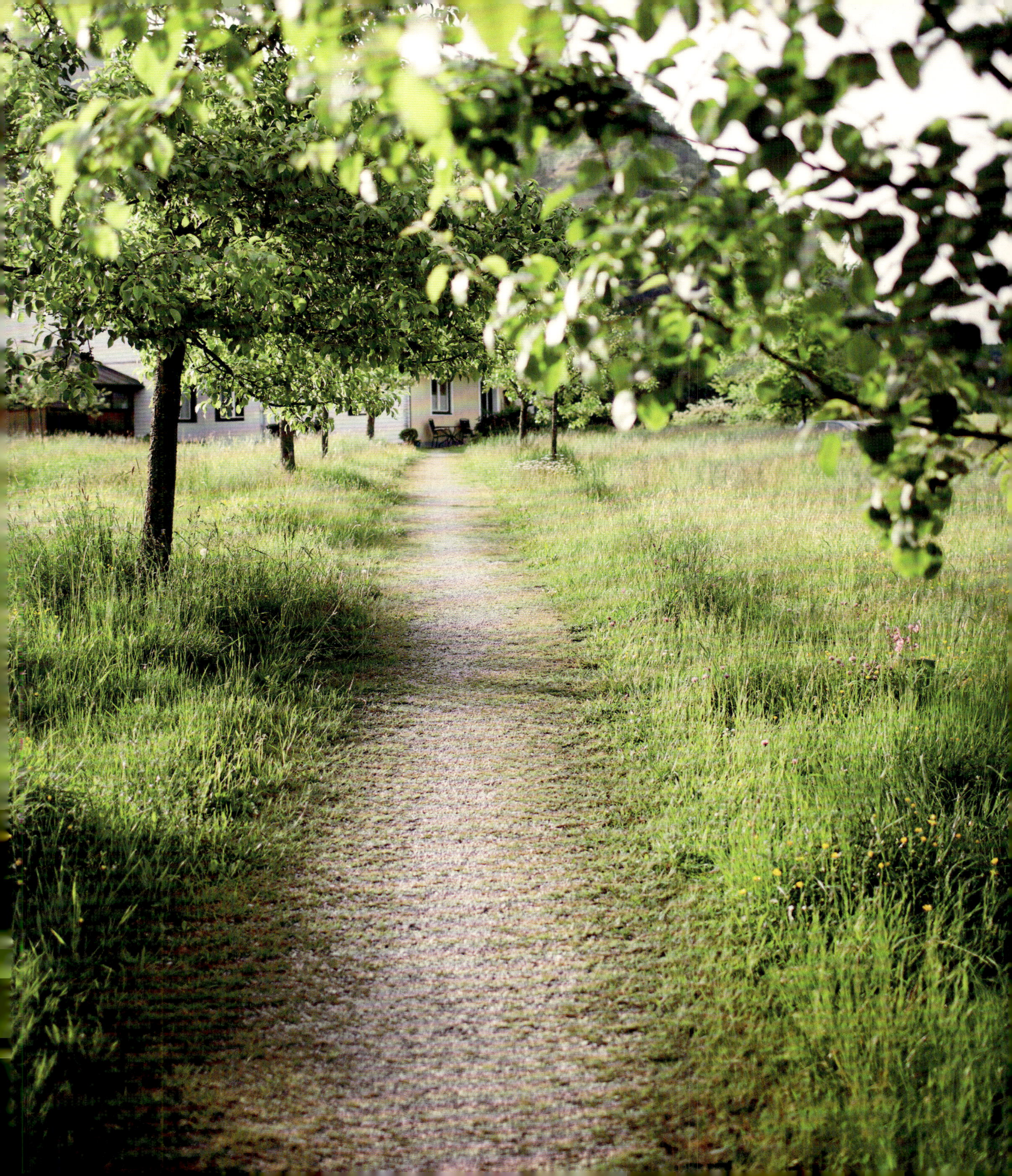

Ende ist immer so ungewiss wie ein Anfang. Es gibt keine endgültigen Sicherheiten in dieser Welt, auch wenn wir uns das noch so sehr wünschen. Es gibt auch kein endgültiges Wissen über Heilpflanzen, ihre Wirkung, ihre Signaturen – ihre Mandalas, auch wenn ich mich noch so sehr darum bemühe.

Echte Anfänge oder nur die Wiederholung des Alten (Musters)?

Anfänge verführen uns oft dazu, die eigenen, alten bekannten und unerkannten Muster – vielleicht in einer neuen Variation – zu wiederholen. Diese Wege erkenne ich fast nicht, weil sie in anderer Gestalt, in anderen Kleidern, mit scheinbar neuen Konzepten daherkommen. Wir wiegen uns dann trotz des scheinbar Neuen in unseren alten Sicherheiten, mit denen wir bisher „Erfolge" hatten und dabei doch Schiffbruch erlitten. Wir reden uns ein, dass wir so kreativ, schöpferisch sind, und verraten uns sogar durch die immer gleichen Floskeln. Wenn der neue Anfang nur eine Flucht ist vor der Auseinandersetzung mit meiner Lebenswahrheit oder mit meiner Lebenslüge, werde ich nach einiger Zeit erneut vor der gleichen Situation stehen und mich in eine neue, illusionäre Flucht stürzen. Das sind meistens keine Anfänge, sondern Achterbahnen, die in die Ödnis der ewigen Wiederholung führen.

Wiederholungstäter wagen keine Neuanfänge, denn diese setzen die Bereitschaft zur inneren Veränderung, zur Wandlung, zur wirklichen Erneuerung voraus. Sie wiegen sich in der Illusion, dass allein kosmetische Änderungen oder Ortswechsel ausreichen. Gregor der Große sagt über Benedikt von Nursia, als er von Subiaco nach Monte Cassino floh: „Er wechselte zwar den Ort, aber nicht den Feind." Die Klärung der Wahrheit unserer Lebensfragen bleibt immer eine einzulösende Forderung, ganz gleich, an welchem Ort oder mit welchen Personen wir gerade zu tun haben.

Deshalb sind unsere Kräutermandalas auch nichts ganz Neues, sondern nur ein neuer oder alter Aspekt eines Wissens, manchmal mehr eines Ahnens, das im Menschen schon immer verborgen liegt. Auch wenn es manchem als ganz neu erscheint, ist es doch nichts anderes als ein neuer Blickwinkel auf Erfahrungen, die schon immer gemacht wurden.

Ängste, Unsicherheiten, Scham, Manipulationen, Fantasien, Befürchtungen, Hoffnungen

Oft verbergen sich hinter unserem Beenden oder Anfangen tiefere Beweggründe, die wir nicht durchschauen oder nicht wahrhaben und verbergen wollen, die aber früher oder später ans Tageslicht kommen. Der schlechteste Lehrer ist die Angst vor dem Leben und dafür Verantwortung übernehmen zu müssen. Ich suche mir Auswege und Umwege. Ich weise mir selbst oder anderen die Schuld zu, dass ich jetzt in dieser misslichen Lage bin, und suche mein Heil in der Flucht nach vorne oder zurück. Ich erlebe Unsicherheiten, weil mir meine körperlichen und seelischen Schwächen bewusst werden (Krankheit, Schmerzen, Verlust der Kraft, Einschränkung in der Bewegungsfreiheit, Erkenntnis des Versagens und Nicht-mehr-Könnens). In solchen Situationen schämt man sich, will sich verbergen oder flunkert, dass es doch gar nicht so sei und dass man das leicht durchstehen könnte. Man versucht sich und andere zu manipulieren, flüchtet sich in Glücks- oder Unglücksfantasien, von denen man im Innersten weiß, dass sie nichts sind als Ausreden oder Lügen. Am besten sucht man sich dann Berater, von denen man weiß, dass sie uns nicht kennen oder auf keinen Fall widersprechen und die Wahrheit sagen. Gleichzeitig ist man aber auch voll Hoffnung, dem ganzen Schmerz und der Auseinandersetzung entrinnen zu können. Wir glauben dann allzu leicht den Glücksverheißungen, die wir uns selbst und durch andere einreden lassen. Anfänge unter solchen Voraussetzungen sind bestenfalls Hilfen zur Selbsterkenntnis, wenn sie uns bewusst machen, dass ein wirklicher Neuanfang und Wandlungsweg notwendig sind. Dann kann sogar ein Schmerz zum Zeichen der Hoffnung werden, weil er einen Weg aufzeigt. Wir müssen der Sache, dem Leben, der Frage auf den Grund gehen, sonst gehen wir zugrunde.

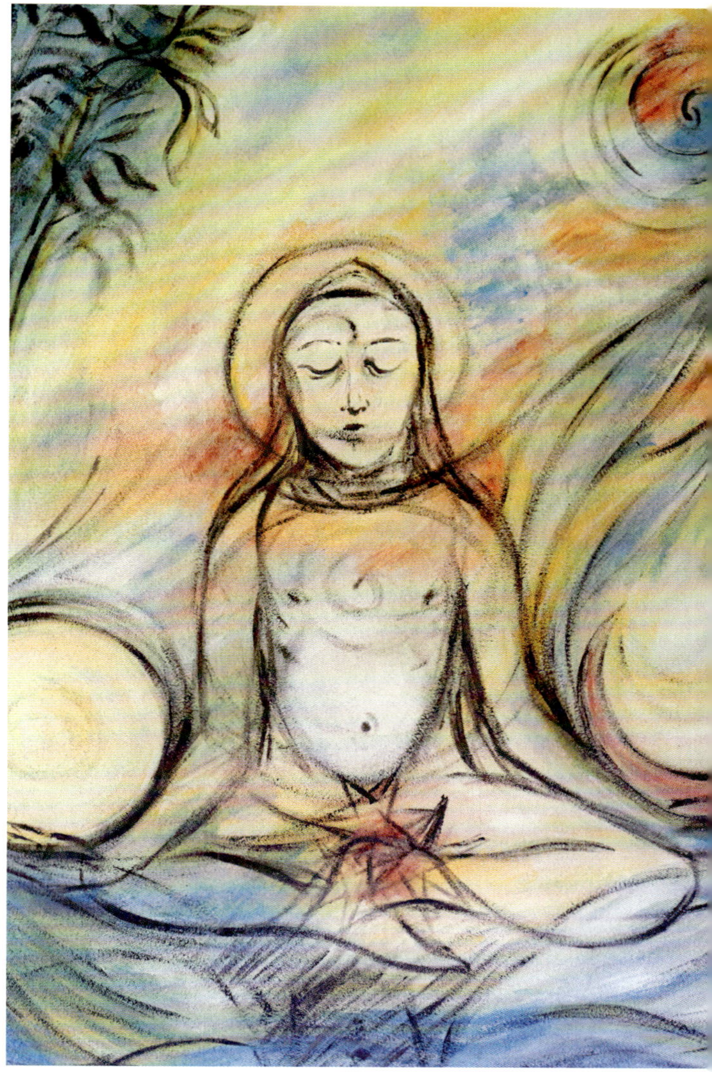

Das Fresko mit dem meditierenden Benedikt hat Bruder Thomas Hessler 1994 gemalt. Es befindet sich im äußeren Kreuzgang des Klosters Gut Aich.

Bis wir auf den Grund kommen, braucht es viele Wege des Suchens, des Fragens. Es gibt eine Menge Ablenkungen, aber irgendwann einmal, irgendwie, wenn wir uns (so sagen fromme Menschen) in die Hände Gottes und der Ewigkeit fallen lassen, gelangen wir ans Ziel, weil Er und das Leben auch auf krummen Wegen gerade schreiben können.

Die Bilder, die Mandalas und Geschichten dieses Buches sind Wege, um sich selbst auf den Grund zu gehen. Es sind Suchbewegungen. Und es ist möglich, dass ich mich täusche und täuschen lasse. Aber selbst diese Enttäuschung kann zu einem neuen Weg und zu einer tieferen Erkenntnis führen. Deshalb sind die kleinen Mandalas auch so ein-

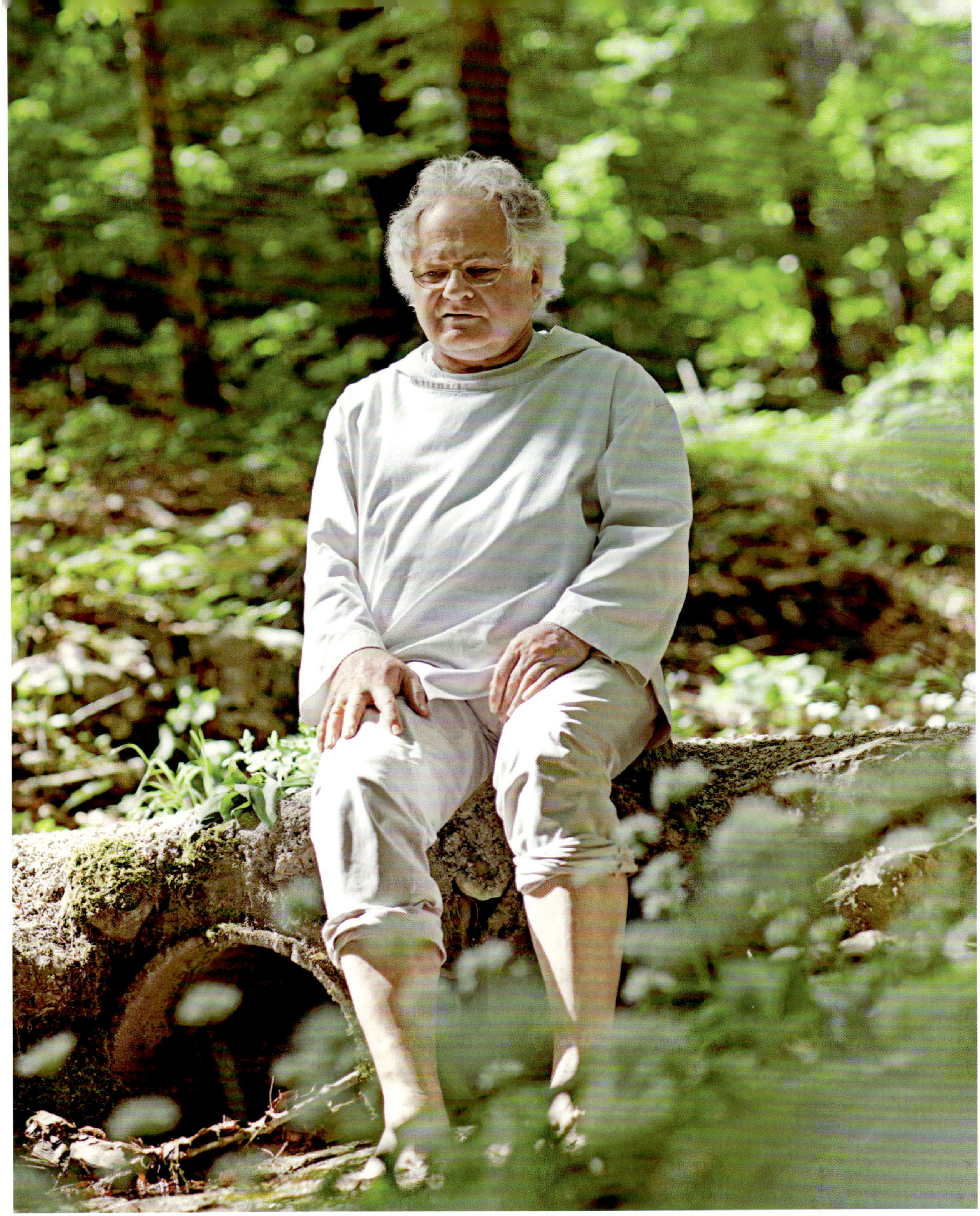

fach und reduziert gestaltet, um dem Wesen der Pflanzen auf den Grund zu gehen. Der Umgang mit den Heilpflanzen und deren gründliche Erkenntnis lehren uns, dass die Reduktion Voraussetzung für Gewinn ist.

Reduktion ist die Voraussetzung für Gewinn – ein Weg der Umkehr

Reduktion ist ein Weg der Wandlung und Umkehr – mit und ohne Essen, mit und ohne Geld. Hier gilt: Weniger ist nicht nur mehr, sondern macht auch lebendiger, freier, unbelasteter. D. h. weniger essen, weniger reden, weniger fantasieren, weniger in allen Bereichen. Ich bringe mich und die Dinge meines Lebens wieder auf den Punkt, zum Ursprung, zum Anfang. Das ist ein schwieriger Weg, weil die Verlustängste sehr groß sind. Vielleicht werde ich verhungern oder etwas verlieren, was ich meine zu besitzen und unbedingt zum Leben brauche. Dabei sagt mir die Angst vor dem Verlust, dass ich es schon längst verloren habe, nicht äußerlich, aber innerlich. Wir wissen es, dass die meisten leibseelischen Erkrankungen vom Zuviel kommen. Die Reduktion (der Gewinn) beginnt also nicht mit dem Essen oder Fasten, sondern mit dem Kopf und mit dem Herzen sowie der Bereitschaft, mich auf einen Wandlungsweg mit unbekanntem Ziel einzulassen. Als Hilfen können uns spirituelle Entscheidungskriterien dienen. Beim Betrachten der Pflanzen und der Gestaltung der Mandalas habe ich immer wieder entdeckt, dass die einfachste Form am aussagekräftigsten ist.

Entscheidungskriterien für einen Neuanfang im Denken und Handeln, auch in der Gestaltung der Mandalas

Die **Unterscheidung der Geister** ist dabei grundlegend. Sie geschieht nur in Freiheit, niemals in Abhängigkeit, weder von Gefühlen noch von Menschen, noch von Dingen, schon gar nicht von Fantasien und Wunschträumen. Wenn ich mir das bewusst mache, läuft es mir eiskalt über den Rücken, weil ich meine, so viel zu brauchen oder haben zu müssen. Und dabei vergesse ich, mich, dich, euch, uns, das Leben, die Welt, die Heilpflanzen und Wirkungsweisen wahrzunehmen.

„Man muss mit sich und anderen ehrlich zurate gehen. Die Wahrheit sagt man sich nicht selbst. Sie wird uns gesagt." (Karl Rahner) Wer Beratung, Austausch, Gespräch und Erkenntnis, eigenes und gemeinsames Lernen verweigert oder überheblich ablehnt, will keine Umkehr und keinen echten Neuanfang.

Dann erst kann ein Abwägen mit Vertrauen und Vernunft möglich werden. Überdies müssen in einem solchen Prozess die Konsequenzen der Entscheidungen mitbedacht werden. Wir werden nicht von Gott oder vom Leben bestraft wegen einer rich-

Der Bach im Bärlauchwald ist an warmen Sommertagen ein idealer Kneippplatz.

tigen oder falschen Entscheidung. (Das entspricht dem Gottesbild eines eifersüchtigen Rachegottes.) Das Leben selbst fordert uns heraus und konfrontiert uns, zwingt uns, die Konsequenzen zu tragen. Die Wunden, die dabei geschlagen werden, sind ja meine und unsere Wunden. Dafür muss jeder für sich und alle Beteiligten Verantwortung übernehmen. Auch beim Gestalten der Mandalas war mir bewusst, dass ich manche Aspekte nicht genug beachtet habe. Es waren immer nur Teilaspekte, auch wenn ich mich bemüht habe, das Ganze zu sehen.

Die Befreiung aus dem Gefängnis, das Wirken der Gnade

Der Seerosenteich im inneren Kreuzgang des Klosters.

Die Gestaltung der Mandalas war für mich ein Weg der Befreiung und ein Weg des Vertrauens auf das Wirken der Gnade. Ich musste mich in einen Wandlungsweg hineinwagen, der nicht vordergründig beruhigt, sondern der Klarheit und Frieden bringt. Lernen, Erkennen und Wandlung sind ein Geschenk. Es kann nicht gemacht oder erzwungen werden. Es ist wie die Befreiung aus einem Gefängnis, aus der Unkenntnis, in die ich mich selbst hineingebracht habe oder in die ich hineingestoßen wurde. Das Leben wird leichter durch ein neues Erkennen und Lernen und das Zeigen des Erkannten. Die vielen Belastungen, die durch Zweifel und Zwiespältigkeiten entstanden sind, hören auf, weil ich selbst ein Hörender werde. Dass dieser Wandlungsprozess auch Schmerzen und Herausforderungen mit sich bringt, wissen diejenigen, die schon öfter diesen Weg gegangen sind. Er ist immer neu. Das Ziel ist das **Neuwerden**. „Siehe, ich mache alles neu" (Offenbarung des Johannes). Die tiefere Erkenntnis der Heilpflanzen und ihrer Mandalas kann eine solche Befreiung sein, die mich im Inneren berührt, bewegt und heilt.

Ob wir uns so vom Leben überraschen lassen, ob wir so viel Vertrauen haben, Gottes Gnade in uns wirken zu lassen, nicht mehr selbst zu machen oder zu planen und ER der inspirierende Handelnde wird, weil ER gütig und liebevoll ist und uns stützt und leitet? In den Heilkräutern und den Mandalas, die ich versucht habe zu gestalten, sehe ich trotz aller Unvollkommenheiten das Leben, Gott selbst wirken und verwandeln. Das ist befreiend, denn wir glauben, dass ER unser Heil und unsere Heilung will. Diese Erkenntnisse und die Wandlung können wir nicht durch unser geistiges und körperliches Abrackern verdienen oder machen. Beides wird uns geschenkt, wenn wir alles lassen, was uns belastet.

Diese Gedanken sind geprägt von den Erfahrungen eines Mönchs. Ich bin aber der Überzeugung, dass jeder Mensch solche Erfahrungen machen kann, der versucht, bewusst zu leben.

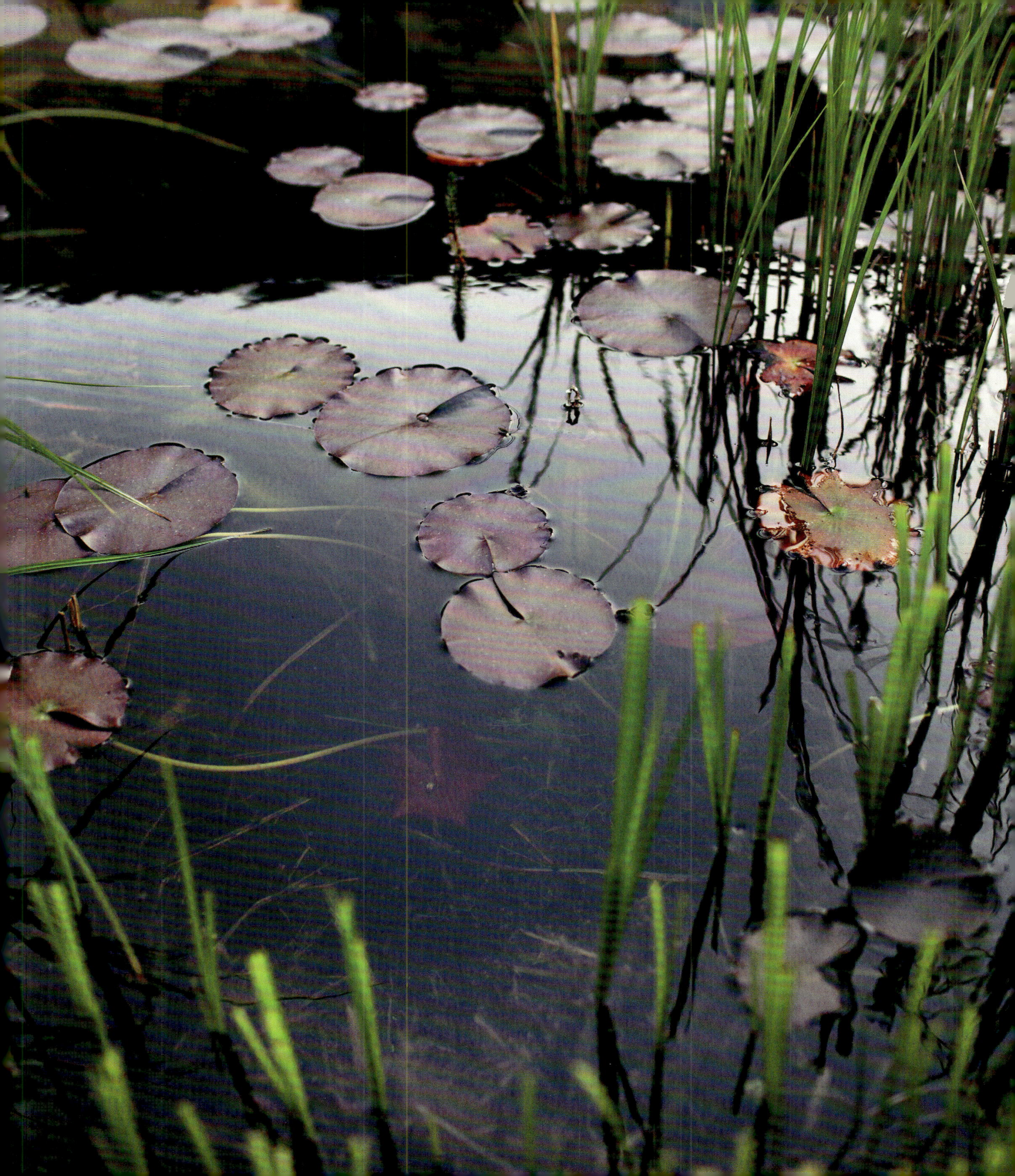

6

Heilpflanzen als spirituelle Archetypen und ihre Wirkungsweisen

Eine große Vielfalt an Pflanzen und ein breites Wirkungsspektrum

Wer sich mit Heilpflanzen mehr beschäftigt, entdeckt nicht nur eine Fülle von verschiedenen Pflanzen, sondern ist zuerst einmal auch verwundert, wie viele unterschiedliche Wirkungsweisen ein und derselben Pflanze in der Tradition und in der Gegenwart zugeschrieben werden. Wenn man sich nicht intensiv mit den Pflanzen, ihrer Geschichte und ihren Anwendungen beschäftigt, resigniert man leicht oder hält vieles – vielleicht sogar alles, was da über Heilpflanzen gesagt und geschrieben wird – für leeres Gerede oder unsachliche Fantasterei.

In unserer rationalen, naturwissenschaftlich geprägten Welt, die lediglich biologischen, chemischen und physikalischen Erkenntnissen Wert beimisst, werden Heilpflanzen dann nur noch zu einem Reservoir von einzelnen Wirkstoffen für Arzneimittel, die nach naturwissenschaftlich gesicherten Erkenntnissen angewendet werden sollen. Diese Sichtweise ist aber bloß *eine* denkbare Sichtweise, die natürlich auch nur eine mögliche Anwendungsweise von Heilpflanzen möglich macht oder als gesichert annimmt. Diese Methode, mit Heilpflanzen und ihren Wirkstoffen umzugehen, darf auf keinen Fall verachtet oder gering geschätzt werden, da gerade die naturwissenschaftlichen Methoden uns große Kenntnisse über die Pflanzen, ihre Wirkstoffe, ihren Nutzen, ihre Anwendungsmöglichkeiten, aber auch wichtige Hinweise über den Schaden oder die Gefahren bei ihrer Anwendung geben, die unbedingt beachtet werden müssen.

Nun sind aber die Pflanzen mehr als das Reservoir für einen oder mehrere Wirkstoffe. Wir wissen zudem, dass ein Wirkstoff stets mehrere Wirkungsweisen hat und bestimmte Kombinationen wieder andere Wirkungen erzielen. Zudem können wir annehmen, dass jede physische Wirkung auch psychische Auswirkungen hat. Das gilt

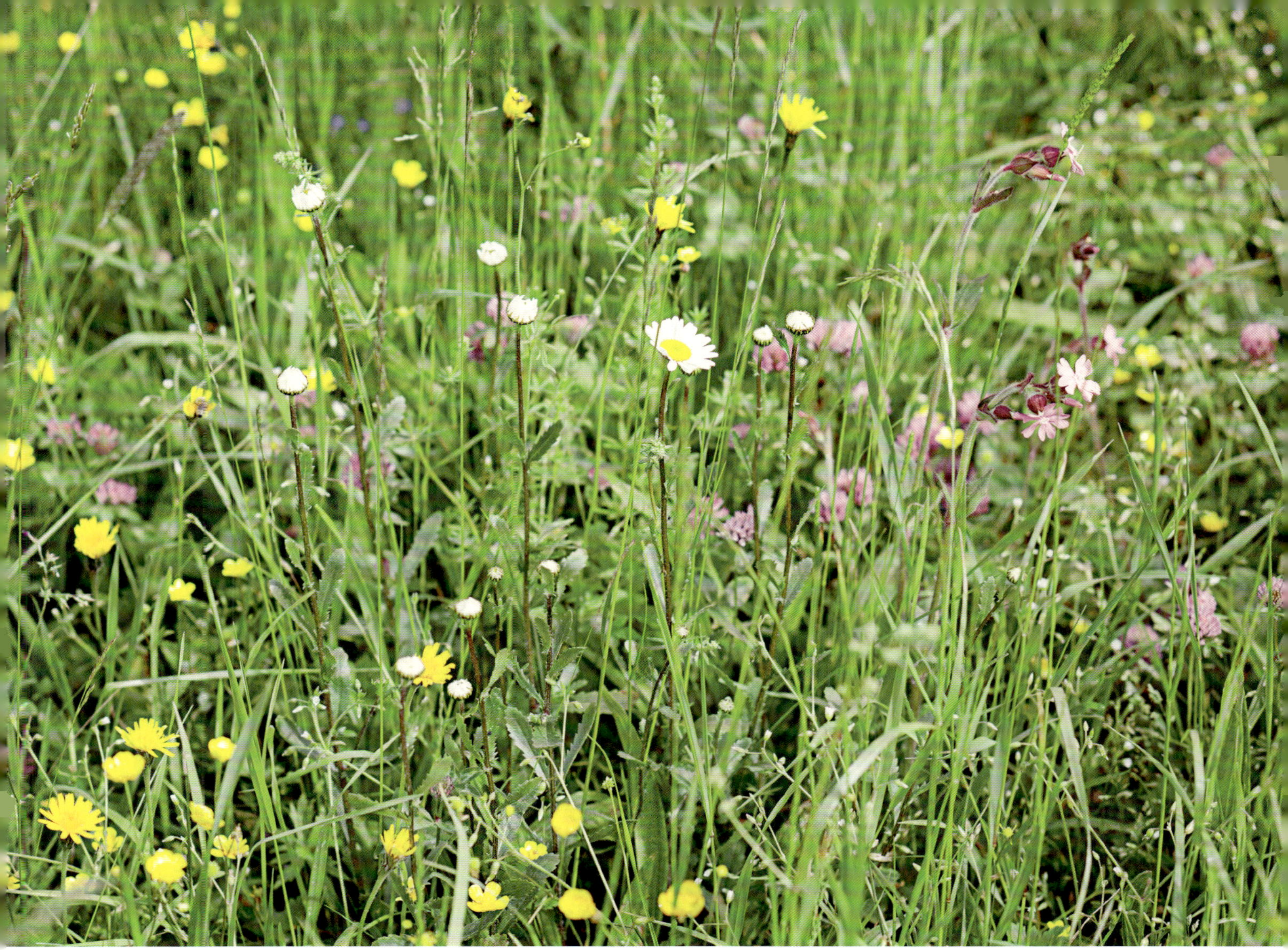

in umgekehrter Weise genauso. Leib, Seele und Geist stehen also in einem engen, unmittelbaren Zusammenhang und Beziehung. Und das ist bei einer Heilpflanze genauso wie bei einem Menschen. Was daher den Menschen zum Menschen macht, ist nicht die Summe einzelner Teile, sondern sind die vielfältigen physischen, psychischen, geistigen und nicht zuletzt sozialen Beziehungen, in denen er lebt und sich entfaltet. Ähnliches gilt meiner Meinung nach auch für jede Heilpflanze.

Gelingt es nun, den prägenden Archetyp des Menschen zu erkennen und ihm den Archetyp einer Heilpflanze zuzuordnen, also eine Beziehung zwischen Mensch und Pflanze herzustellen, dann ist die Wahrscheinlichkeit groß, dass in und durch diese Beziehung das Leben, der Mensch gefördert wird und im besten Fall auch Heilung erfährt.

Blühende Sommerwiese beim Klosterhof.

Der Archetypus

Den Begriff des Archetypus habe ich aus dem Konzept der analytischen Psychologie, die vom Schweizer Psychiater und Psychologen Carl Gustav Jung entwickelt wurde, übernommen und modifiziert. Jung sieht im Archetypus Urbilder menschlicher Vorstellungs- und Erfahrungsmuster. Sie sind unbewusste Wirkfaktoren, die das Bewusstsein beeinflussen bzw. strukturieren. Nach C.G. Jung sollen viele der Archetypen auf Urerfahrungen der Menschheit beruhen.

Da der Archetypus unbewusst ist, ist er zunächst einmal „unanschaulich". Er ist aber in symbolischen Bildern, z. B. in Träumen oder Visionen, in künstlerischen Erzeugnissen, in Märchen und Mythen, erfahrbar. Ich glaube auch, dass Heilpflanzen zu den Ausprägungen der Archetypen zählen. Die Pflanzen lösen wie ein archetypisches Symbol Assoziationen aus, die durchaus sehr mehrdeutig sein können. Erstaunlich ist, dass sie sich in vielen Kulturkreisen sehr ähnlich sind.

C.G. Jung sagt, dass immer dann, wenn archetypisches Verhalten unterdrückt wird, sich das einseitig in einem „Schatten" ausdrückt. Für mich gilt dies auch für Erkrankungen. Ich halte Erkrankungen oder Störungen der leibseelischen Gesundheit für Hinweise auf den Schatten des Lebens, der den eigenen oder fremden Archetypus nicht erkennen kann oder verleugnet. Je mehr nun der Archetyp einer Pflanze erkannt wird, d. h. je mehr eine Beziehung dazu aufgebaut werden kann, desto mehr wird eine Heilpflanze wirksam, das Bild des Schattens integriert.

Weitere Erkenntnisse über den Archetypus überlasse ich dem Studium des Lesers.

Jede Form von Beziehungsaufbau, Förderung oder Beziehungserkenntnis ist für mich als Benediktinermönch ein spiritueller Vorgang und bringt eine spirituelle Erfahrung, denn benediktinische Spiritualität ist Beziehung. Auch die Heilkräutermandalas sind ein Versuch, Beziehungen zwischen Mensch und Heilpflanze herzustellen.

Archetypen der Heilpflanzen, Kräfte (Virtutes), Devas, Pflanzengeister oder das Erkennen der Zusammenhänge

Die Erkenntnisse und Erfahrungen in der Psychotherapie und die Auseinandersetzung mit den Archetypen der Pflanzen zeigen, dass die Pflanzen als Archetypen ihre Bedeutung und Wirkung haben.

Im Umgang und Gebrauch der Heilkräuter beachten wir ja meistens ihre biochemische Zusammensetzung und Wirkung und vergessen dabei, dass die Kraft und die Bedeutung der Pflanzen weit darüber hinausgehen. Wir spüren zwar intuitiv, dass uns Pflanzen ansprechen, berühren, Botschaften geben, Freude und Glück, Trauer und Zweifel auslösen können, aber wir schreiben solche Erfahrungen meist mehr nur unserer eigenen psychischen Befindlichkeit zu. Wir erkennen nur schwer, dass uns die Heilpflanzen über ihre rein materielle Wirkung und ihre Schönheit, also ihre ästhetische Wirkung hinaus, Botschaften des Lebens und der Heilung geben.

Nicht nur in Märchen und Mythen, auch in den heiligen Schriften der Religionen sprechen Pflanzen und Bäume zu den Menschen. Meist werden solche Erzählungen von unserem „aufgeklärten" Denken als bloße Fantasiebilder, Mythen oder Märchen angesehen und als bedeutungslos abgetan. Es scheint aber ein jahrtausendealtes Wissen zu existieren, das oft nur mündlich weitergegeben wurde, das Wirkung und Wirklichkeit von Pflanzen vieldimensionaler sieht und versteht. Es gibt Menschen, die glaubwürdig bezeugen, dass sie mit Pflanzen sprechen oder von ihnen angesprochen werden. Sie entdecken in Heilpflanzen Bilder und Botschaften, die ihnen nicht nur wegen ihrer medizinischen und pharmakologischen Wirkung helfen, sondern auch, das eigene Wesen mehr zu verstehen oder zu heilen.

Nicht nur in den Mythen und Märchen begegnen uns diese Phänomene. Immer mehr Menschen begeben sich auf die Suche nach dem „Geist der Pflanze". Manche, wie zum Beispiel Wolf-Dieter Storl („Pflanzendevas. Die geistig-seelischen Dimensionen der Pflanzen"), sprechen mit Überzeugung von den Pflanzengeistern oder -devas, deren Wirkung weit über die Biochemie hinausgeht.

Ich selbst kann aus eigener Erfahrung berichten, dass sich die Weberkarde um unser Kloster angesiedelt hat, als ich noch gar nicht ahnte, wie sehr ich und viele andere Menschen diese Pflanze zur Heilung benötigen. Eine Erklärung dafür ist für mich, dass die Pflanze „wusste", dass wir sie brauchen, noch ehe es uns bewusst war. Man mag solche Erfahrungen als Zufall oder leichtgläubige Fantasie abtun. Aber wenn man solche Erfahrungen mehrfach macht, beginnt man zu staunen und sucht nach anderen Erklärungsmodellen und Einsichten.

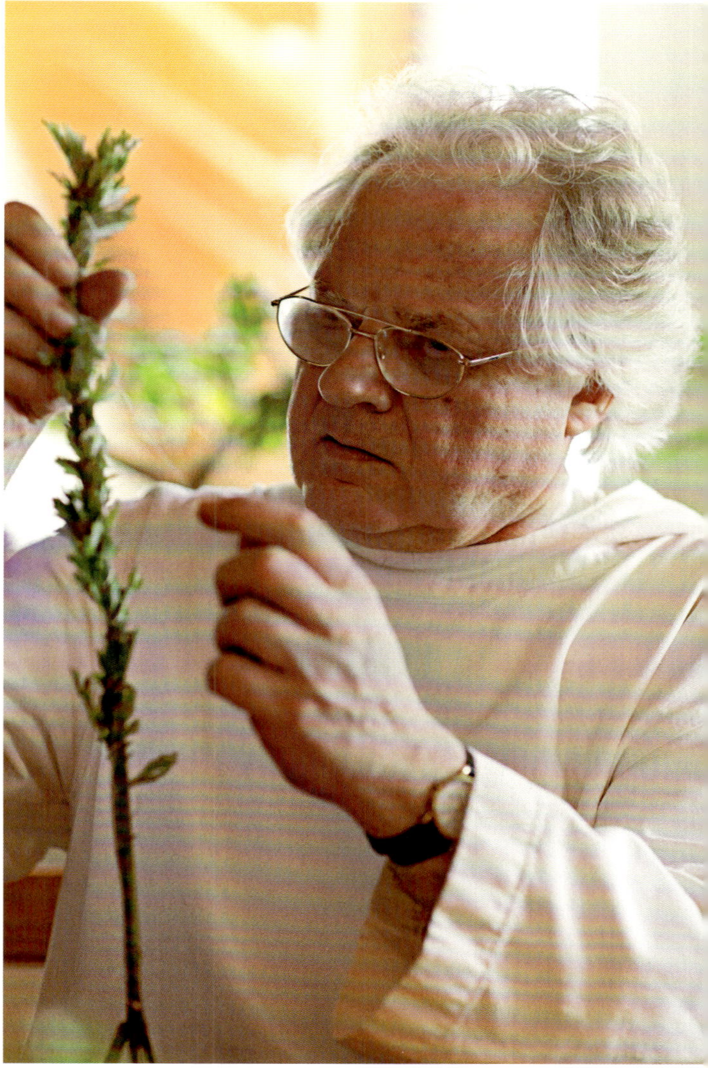

Beifußstängel werden für das Räuchern gebunden.

Beim tieferen Hinhören auf diese Phänomene wurde mir klar, dass uns die Pflanzen Botschaften und Hilfen für unser Leben anbieten, wenn wir ihr Wesen mehr und mehr erkennen und erahnen. Sie sind Archetypen, Urtypen des Lebens, die uns spie-

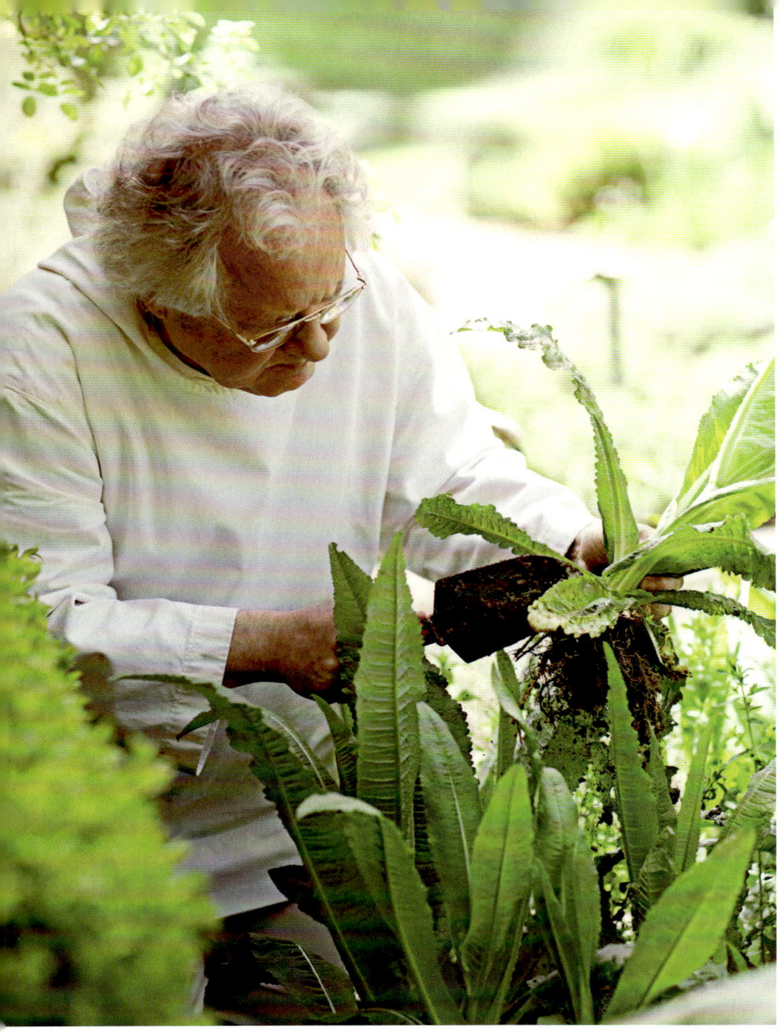

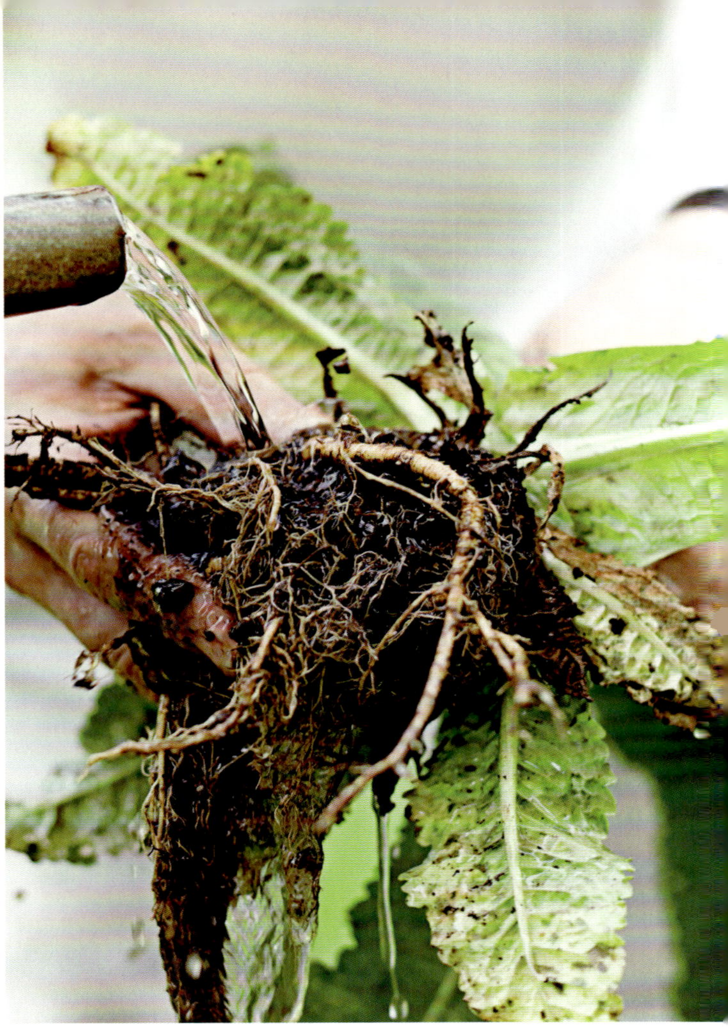

Bei der Kardenwurzelernte: Die Kardenwurzel wird bei Borreliose-Erkrankungen eingesetzt.

geln, was wir selbst sind, was wir brauchen und wie wir, oder sie, uns heilen können. Im Entdecken der Archetypen der Pflanzen begegnen uns Archetypen der Menschen. Wenn es gelingt, Beziehung zwischen beiden aufzubauen oder sie zu erkennen und in einer Anwendung diese Beziehung manifest werden zu lassen, erfahren wir im besten Fall nicht nur eine physisch-psychische Heilung, sondern auch eine spirituelle Heilung oder Weiterentwicklung unseres gesamten Menschseins. Und wir ahnen, dass es eine Einheit allen Lebens gibt, eine Verbindung zwischen Mensch und Heilpflanze. Das ist eine Erfahrung der Mystik.

Archetypen und die traditionelle Signaturenlehre

Um zu begreifen, was Archetypen der Pflanzen sind, ist nicht nur eine Kenntnis und Erfahrung der Archetypen der Tiefenpsychologie, wie sie C.G. Jung entwickelt hat, erforderlich, sondern auch ein langes Lernen der für uns oft unverständlichen und umfangreichen Signaturenlehre der Pflanzen aus der Geschichte und der Gegenwart hilfreich. Dazu müssen der ehrfürchtige und vertrauensvolle Umgang, die Wahrnehmung und die Meditation mit Pflanzen und Menschen kommen. Die Früchte dieser Ehrfurcht und Liebe sind die Geschenke der Erkenntnis von Bildern oder Archetypen, die Pflanzen und Menschen verbinden.

Man kann solche Bilder und Erkenntnisse auf vielfache Weise ausdrücken. Manche tun es durch Worte und Beschreibungen, manche durch Bilder, manche durch Gedichte oder durch Musik. Die Biologie und die Pharmazie versuchen es mit der naturwissenschaftlichen Analyse und der Prüfung der Wirkstoffe. Alle diese Erkenntnisse sind berechtigt und müssen geachtet werden.

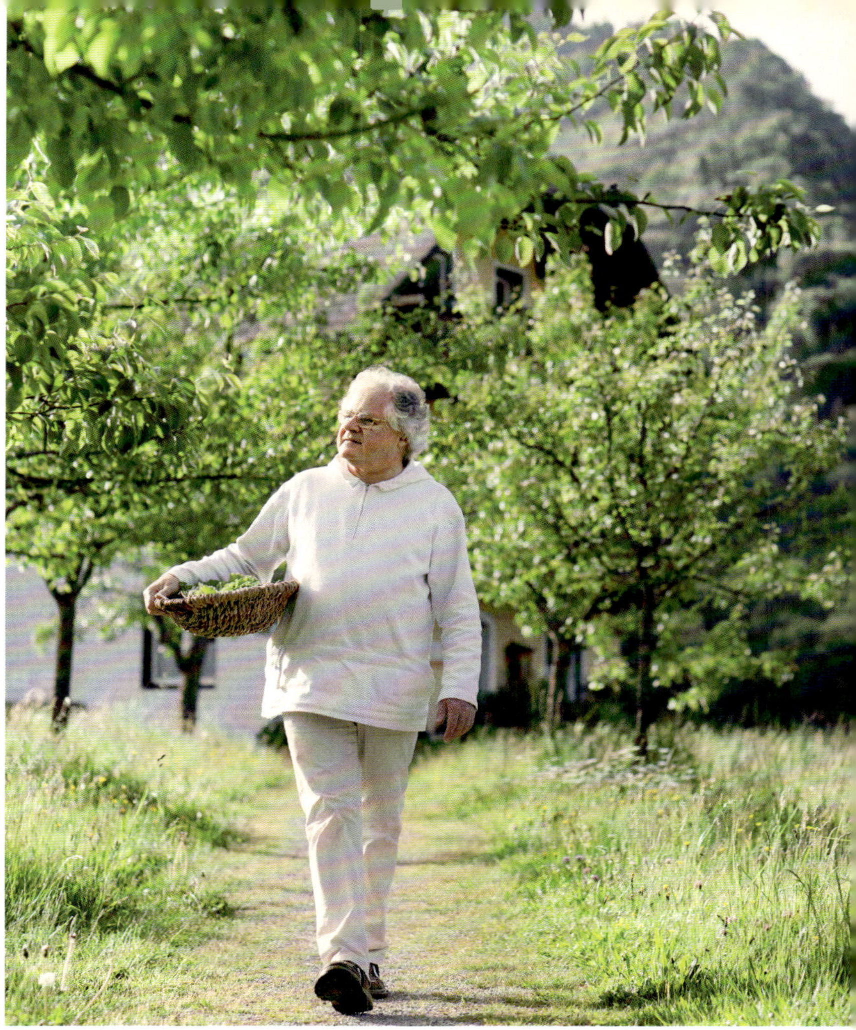

Aus den geernteten Heilkräutern werden Tinkturen, Essenzen und Salben hergestellt.

Uns Mönchen im Kloster Gut Aich wurde es geschenkt, dass wir nicht nur Mandalas der Pflanzen erkennen durften, sondern auch die Möglichkeit haben, aus den Pflanzen unserer Gärten, Wiesen und Wälder Tinkturen oder Balsame herzustellen, die nach unserer Überzeugung mehr als ein Pflanzenextrakt sind, sondern alle Erfahrungsebenen des Menschen ansprechen und in Beziehung zueinander setzen, aus dem Bewusstsein der Allverbundenheit heraus. Das motiviert uns, hier und jetzt verantwortungsbewusst mit Mensch und Pflanze, mit Welt und Kosmos umzugehen.

Wir Mönche stehen damit in einer langen Tradition des Benediktinerordens, deren wohl bekannteste Vertreterin Hildegard von Bingen war, ohne zu meinen, dass wir je die Fähigkeiten und die Einsichten jener großen Frau, Mystikerin und Kirchenlehrerin auch nur im Ansatz erahnen oder gar erreichen können. Hilfreich auf diesem Weg der Erkenntnis waren ihre Einsichten, die sie in ihrer Schrift „ordo virtutum“, das Spiel oder die Ordnung der Kräfte, beschrieben hat.

Die Erkenntnisse über die Archetypen und Wirkungen der Pflanzen und Menschen haben nichts mit Magie, Einbildung oder Geheimwissen zu tun, sondern sind das Ergebnis und die Zusammenführung von Erfahrungen und Wissen aus der Tradition und Gegenwart durch Meditation, sorgfältige Wahrnehmung und die Fähigkeit, alle diese Ergebnisse miteinander in Beziehung zu setzen. Ein Ausdruck dafür sind die Mandalas der Kräutertinkturen unseres Klosters.

Ich möchte diese Erkenntnisse über die Archetypen der Pflanzen skizzenhaft an drei Beispielen darstellen, ohne den Mandala- und Pflanzenbeschreibungen im Hauptteil des Buches vorgreifen zu wollen.

Das Kind – Archetyp Gänseblümchen

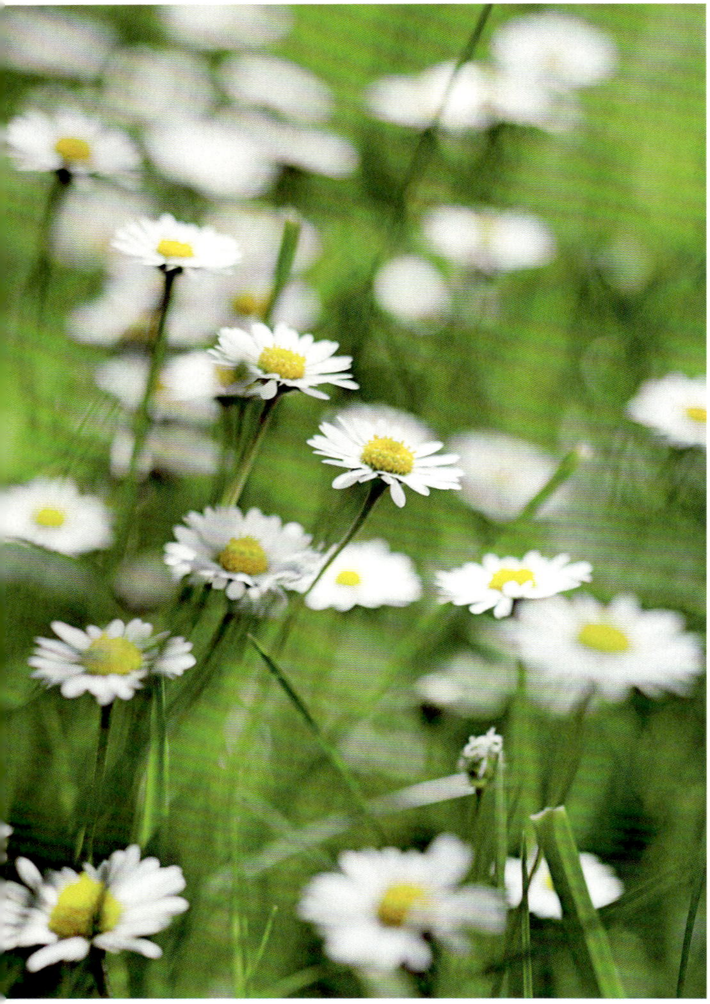

Wenn im Frühjahr sich die Schneedecke zurückzieht, taucht als eine der ersten Pflanzen das Gänseblümchen auf und zaubert nicht nur auf Kindergesichter Freude und Hoffnung, sondern gibt allen die sichere Botschaft, dass nach dem Winter neues Leben im Wachsen ist. Eine der kleinsten und liebenswürdigsten Pflanzen begleitet uns das ganz Jahr bis spät in den Herbst. Sie gibt Zeugnis vom unerschöpflichen Lebensquell und von der Lebenskraft der Schöpfung, die sich in allem Kleinen und Unscheinbaren am meisten manifestiert, wie in einem Kind, wenn wir es wachsen lassen, und nicht mit dem Rasenmäher (unserer Überheblichkeit) oder der Giftkeule (unseren Vorurteilen) versuchen, sie auszurotten. Und selbst dann taucht diese kleine, bescheidene Kraft wieder auf, wenn sie nur Raum bekommt und man sie wachsen lässt.

Unschuld, Reinheit, Hartnäckigkeit wie bei einem immer wieder fragenden Kind begegnen uns in diesem Bild, aber auch die Gefährdung durch Bedrohungen, durch Verletzlichkeit, durch Missachtung oder körperlichen und seelischen Missbrauch begegnet uns und wird uns bewusst. Das Gänseblümchen vermittelt uns die Botschaft, dass es Chancen für das Leben und die Heilung an Leib und Seele gibt, mag noch so viel verstört oder zerstört, gequetscht oder verwundet worden sein. Es wächst wieder und wieder und ist imstande, den ganzen Tag in die größte Energiequelle, in die Sonne zu schauen und diese Energie aufzunehmen. Kein Mensch vermag das. Er würde verbrennen und erblinden. Die Sonne, das Licht ist nicht nur physische Energiequelle, sondern gilt auch als spirituelle Energiequelle. Das Gänseblümchen nimmt die Energie in sich auf, gibt sie weiter und wird so selbst zum Abbild der Sonne, der unversiegbaren Energiequelle für das Leben. Diese kleine Sonne ist wie ein Kind, das aus der ursprünglichen und unerschöpflichen Quelle des Lebens, dem Licht und der Liebe lebt, das sich aber auch verschließt und zurückzieht – wie ein Gänseblümchen in der Nacht oder bei Gewitterregen –, wenn es von physischer und psychischer Dunkelheit, von Nacht und Kälte umgeben oder bedroht wird.

Ein anderer Name (und Wirkungskraft) des Gänseblümchens ist „Maßliebchen". Es ist die Pflanzenkraft, die das rechte Maß in der Liebe lehrt. Weder zu viel noch zu wenig Liebe tut uns gut, sowohl in der Beziehung zu Kindern als auch zu Erwachsenen. Viele Störungen an Leib und Seele gehen auf zu viel oder zu wenig Liebe zurück. Die Kraft des Maßliebchens bewahrt uns vor der übertriebenen „Affenliebe" genauso wie vor der Gefühlskälte und hilft, Balance in unserem Gefühlshaushalt zu halten.

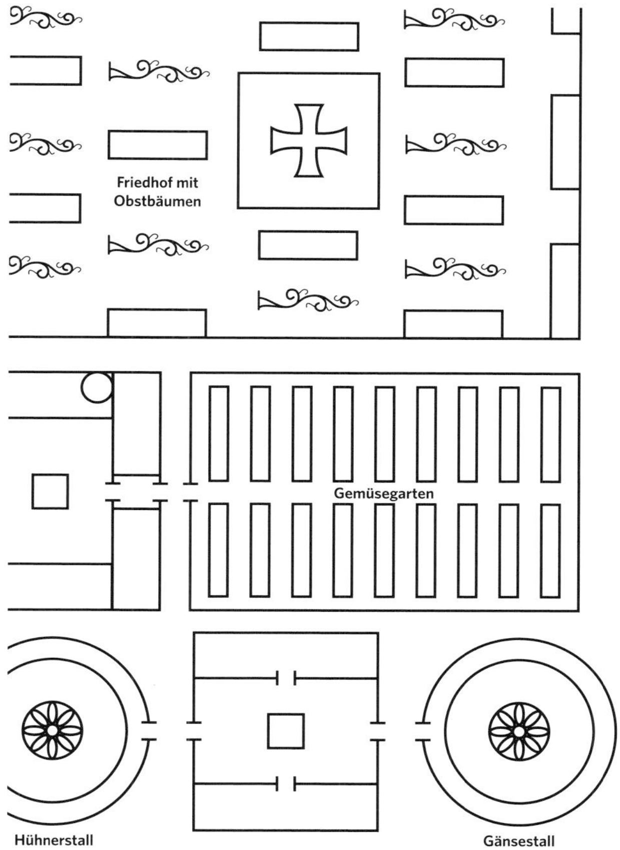

In der Mitte des Gänsestalls im St. Galler Klosterplan sind Gänseblümchen eingezeichnet.

Das Gänseblümchen nimmt selbstverständlich, aber bescheiden seinen Platz ein. Selten kommt es allein vor als einsame Pflanze, meistens finden wir es in Gruppen, wie gesunde Kinder, die gerne miteinander spielen. Und für das Spiel der Kinder steuert es die feinsten Blütenkränze bei, die jedem kleinen Mädchen die Würde einer Prinzessin (wieder)geben können.

Es erstaunt nicht, dass solche Kraft heilend wirkt, wenn ein Mensch zu ihr Beziehung aufbauen kann. Da findet das verletzte, ausgestoßene, misshandelte, missbrauchte Kind auch im Erwachsenen zurück zu seiner ursprünglichen Lebenskraft und Freude, weil ihm seine Würde wiedergegeben wird und er diese wiedergewonnene Wertschätzung an andere weitergeben kann.

Dies geschieht vor allem durch Zuneigung und Liebe, die geschenkt wird durch die bleibende Lebensenergie, die sich selbst wieder verschenken kann.

Um diese Kraft des Gänseblümchens zu sammeln, bedarf es Demut, Geduld, Ausdauer, Zuwendung, Hingabe und Liebe. Jeder, der Gänseblümchen schon einmal gesammelt hat, weiß das. Aber alle die Qualitäten sammeln sich dann auch in dem Heilmittel, das uns geschenkt wird.

Die Geschichte der kleinen Maria, die gerne Gänseblümchen gegessen hat

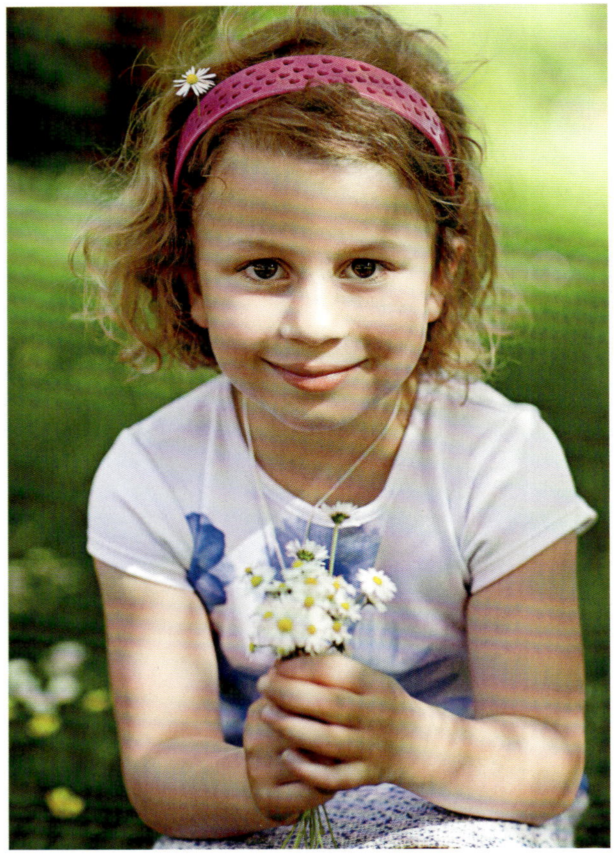

Vor einem Jahr besuchte mich ein ehemaliger Schüler mit seinen beiden Kindern, einem siebenjährigen Sohn und einer fünfjährigen Tochter, der kleinen Maria. Er erzählte mir, dass er vor einigen Wochen zu einem Autounfall kam. Ihm und seiner Familie, auch nicht dem Auto war etwas passiert. Die Familie und vor allem die Kinder sahen aber unmittelbar vor sich, dass die Autos, die in eine Karambolage verwickelt waren, Feuer fingen und in Flammen aufgingen. Das war ein Schock für alle. Die Eltern kümmerten sich liebevoll und aufmerksam um die Erfahrungen der Kinder. Der Vater sagte mir dann: „Jetzt ist wieder alles gut, und auch die kleine Maria ist fast normal.“ Ich hörte das Wort „fast“ sehr aufmerksam und fragte nach, was „fast normal“ bedeute. Er sagte mir, merkwürdigerweise gehe sie seit dem Unfall jeden Morgen vor dem Frühstück in den Garten und pflücke sich ein paar Gänseblümchen, die sie dann mit großem Genuss esse. Ich konnte dem erstaunten Vater sagen, dass die kleine Maria genau das Richtige tue. Dem Gänseblümchen wird in der Naturheilkunde vor allem eine positive Wirkung auf Kinder nachgesagt, besonders wenn sie unter Schreck- und Schockerfahrungen leiden. Ich sagte ihm, dass in einigen Tagen sich diese merkwürdige Eigenart des Gänseblümchen-Essens von selber geben werde. Das war tatsächlich so. Die kleine Maria hat mithilfe ihrer Eltern und einer Psychotherapeutin und wahrscheinlich auch mithilfe der Gänseblümchen diesen Schock gut verarbeiten können.

Wandlung – Archetyp Holunderbaumblüte

Nachbarskind des Klosters mit Gänseblümchen.

In Mitteleuropa gab es kaum einen Bauernhof oder ein Haus, in dessen Umgebung nicht ein Holunderstrauch zu finden war. Die Volksweisheit sagte, dass man vor ihm den Hut ziehen oder aus Ehrfurcht eine Kniebeuge machen sollte. Seine Kraft war so hochgeschätzt, weil nahezu allen Pflanzenteilen Heilwirkungen zugeschrieben wurden, angefangen von der Wurzel, über den Stamm und die Rinde, bis zu den Zweigen, den Blättern, den Blüten und den Früchten. Mit diesen oft sehr handgreiflichen Wirkungen empfingen aber die Menschen noch eine andere, tiefere Botschaft. Der Holunderbaum vermittelte mehr als nur körperliche Heilung oder Wohlbefinden. Er wurde als Schutz- und Lebensspender für Haus und Hof, für Mensch und Tier, für den Einzelnen und die Familie gesehen. Unter dieser Schutzkraft waren Wachstum und Wandlung möglich und wurden gefördert. Sein Bild vermittelte trotz seiner Brüchigkeit, seiner Zartheit ein Höchstmaß an Stabilität und Wandlungsfähigkeit.

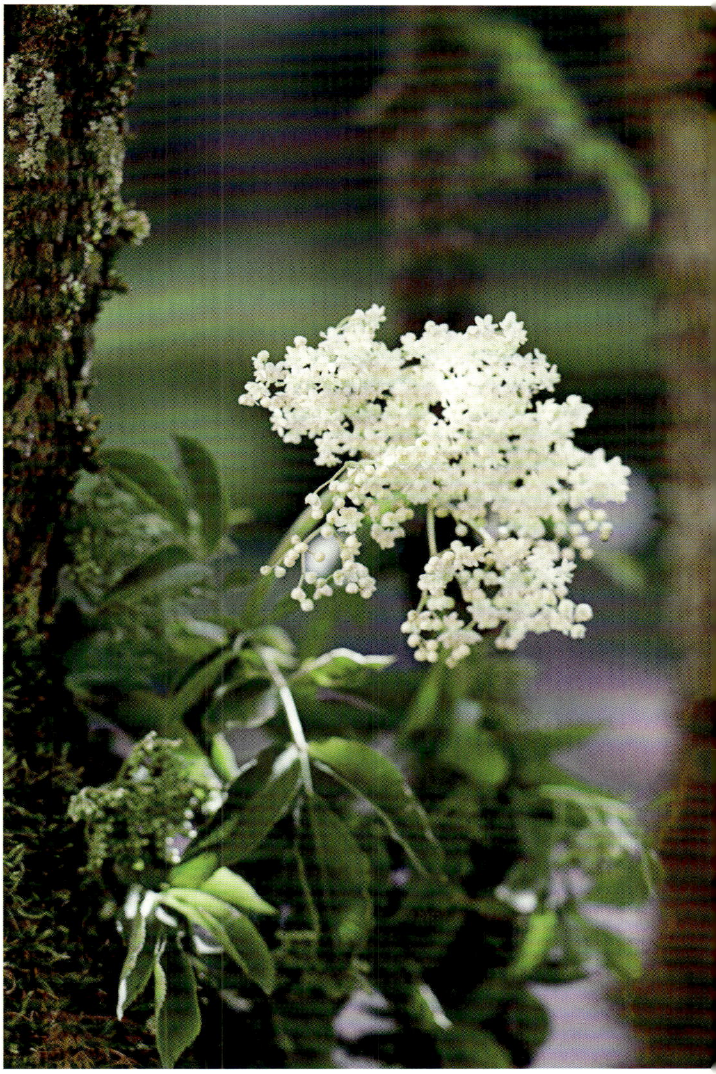

Die Blüten des Holunderbaums stehen archetypisch für die Wandlung.

Am deutlichsten wird das in seinen Blüten und in seinen Früchten. Im späten Frühjahr entfaltet er seine ganze Blütenpracht. Die weißen Blüten strecken sich aus zum Himmel, wie die jugendlichen Himmelsstürmer mit Leichtigkeit und Energie. Sie suchen den Weg nach oben hin aus, um am besten den Himmel auf die Erde zu bringen. Wir kennen alle diese lebensnotwendige Phase, ohne die es kein Wachstum und keine Wandlung gibt mit all ihren Hoffnungen und Enttäuschungen. Dann setzen in den Blüten die grünen Früchte an, die in der Reifungsphase violett, fast schwarz und immer schwerer werden. Der strahlende Himmelsstürmer wendet sich langsam um und neigt sich dem Boden zu. Hier wird die Kraft eines Wandlungsweges sichtbar, der nicht nur für Pflanzen, sondern auch für Menschen gilt. Wenn wir die Rinde eines alten Holunderbaumes betrachten, kommt er mir vor wie ein alter Mensch, der seinen jungen Zweigen nicht nur Halt, sondern auch Kraftquelle ist, obwohl er nicht sehr ansehnlich, sondern borkig und bemoost ist. Trotz seines Alters gibt er Leben unermüdlich weiter. Der Holunderbaum ist nicht verbittert, im Gegenteil: Er bringt die schönsten, duftenden Blüten und wohlschmeckende Früchte hervor. Und seine Blätter haben mir als Kind oft geholfen, wenn ich eine eitrige Entzündung am Fingernagel oder einen kleinen Abszess hatte. Auch die brachte seine Kraft zur Wandlung und Reifung. Er ist nicht heikel und gedeiht fast auf jedem Standort, aber besonders scheint er anspruchslose Böden oder die Nähe von Misthaufen zu lieben. Er verwandelt magere Lebensbedingungen ebenso wie die Energie eines Komposthaufens oder einer Schutthalde.

Die Botschaft und Kraft des Holunderbaumes vermitteln Schutz und Sicherheit in schwierigen Wandlungssituationen des Lebens, auch wenn die äußeren Bedingungen belastend sind. Er ermutigt, sich auf Veränderungen, Neuanfänge einzulassen und wird so zu einer befreienden Botschaft sowohl für gehemmte oder übermütige Jugendliche als auch für vergrämte Greise, die an der Sinnhaftigkeit ihrer letzten Lebensphase zweifeln. Er lässt unter der rauen Rinde das zärtliche Wachstum zu und gibt wirklich alles, was er zur Verfügung hat, um eigene und fremde Wunden zu heilen.

Seine Botschaft und sein Leben ist die Wandlung des Ego in das große umfassende Selbst, das Ja zur Wandlung, zum Werden, Wachsen, Reifen und Vergehen.

Lebensfeuer – Archetyp Brennnessel

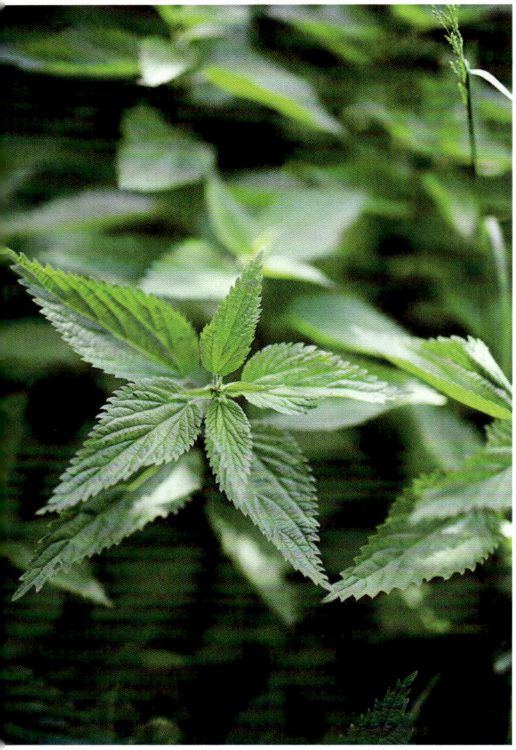

Die meisten Menschen haben mit diesem Archetyp schon Bekanntschaft gemacht. Und dann sagen sie: „Das brennt wie die Hölle." Sie wissen aber nicht, dass in der Hölle kein Feuer brennt, sondern dass es dort eher eiskalt ist. Das Feuer, eines unserer Urelemente, ist ursprünglichste Lebenskraft, auch wenn es falsch gebraucht Unheil und Schmerzen verursachen kann.

Wir fürchten uns vor dem Brennen, vor allem vor dem Verbrennen, obwohl wir ahnen, dass sowohl Wärme, Hitze, Feuer, Glut als auch die Asche für Leib und Seele Impulsgeber sind, ohne die Leben nicht möglich wäre.

Das Brennnessel-Lebensfeuer gibt in fast allen Lebensbereichen Anregungen und Impulse. Wenn die Lust auf das Leben oder die Begeisterung für das Leben vergangen ist und die Lebensflamme geringer wird oder zu verlöschen droht, verleiht diese Heilpflanze wieder Kraft. Sie fördert nicht nur den Appetit, sondern auch die Verdauung und die Ausscheidung nicht nur im Körper, sondern auch im Geist und in der Seele. Dieses Lebensfeuer wirkt sich natürlich auf alles Wässerige, Flüssige, Fließende aus. Der Lebensfluss erhält neue Impulse. Ihm werden unmittelbare Wirkungen auf die Leber (reinigend, entgiftend), auf die Bauchspeicheldrüse (blutzuckersenkend), auf Nieren und Blase (entwässernd, harntreibend) und auf die Schleimhäute (schleimlösend) und vor allem auf das fließende Lebensfeuer in unserem Körper, auf das Blut und den Blutkreislauf zugeschrieben. In den alten Beschreibungen des Bildes der Brennnessel begegnen uns die Qualitäten der (Blut-)Reinigung, des (Blut-)Stillens, des (Blutbildung-)Förderns, des (Stoffwechsel-)Anregens. Sogar Stärkung und Belebung des Haarwuchses wird ihr zugeschrieben.

Gleichzeitig scheint diese Lebenskraft aber auch gegen Schädlinge und Parasiten zu wirken. Die meisten kennen den unangenehmen Geruch, aber die große Effizienz der Brennnesseljauche bei der Bekämpfung von Blattläusen oder Pilzbefall. Und überdies ist sie auch noch ein großartiger Dünger. Wenn diese Pflanze auf der physischen Ebene so wirksam ist, wie sehr wird sie dann auch auf der seelisch-geistigen Ebene ihre Wirksamkeit entfalten. Einige Rheumakranke sagen, dass das leichte Brennen mit dem Lebensfeuer der Brennnessel zumindest kurzzeitig Erleichterung bringt. Nimmt es dann wunder, dass dem Brennnesselsamen sogar Wirkung auf die männliche Potenz nachgesagt wird?

Das Bild des Lebensfeuers, das uns hier begegnet, ist nur dann zerstörerisch, wenn es unsachgemäß oder übertrieben gebraucht wird. Durch dieses (sanfte) Feuer kommen Licht und Leben in Leib und Seele. Dieses Bild der wärmenden und impulsgebenden Kraft erinnert auch an das Wirken des Heiligen Geistes, wie es in den christlichen Kirchen bekannt ist und vermittelt wird. Es ist also nicht verwunderlich, dass neben dem Holunderbaum auch die Brennnessel zu den sieben Heiligen Pflanzen gezählt wird, denen man mit großer Ehrfurcht begegnen soll.

Als Kind habe ich es erlebt, dass kleine Gänse und Enten mit gehackten Brennnesseln und gehacktem Ei erfolgreich großgezogen wurden. Man konnte mich aber trotz des überzeugenden Wachstums der kleinen Gänse nicht von meiner Abneigung gegen Brennnesselspinat heilen. Mittlerweile liebe ich diese köstliche und stärkende Frühjahrsspeise und bin dankbar für das Lebensfeuer, das sie schenkt.

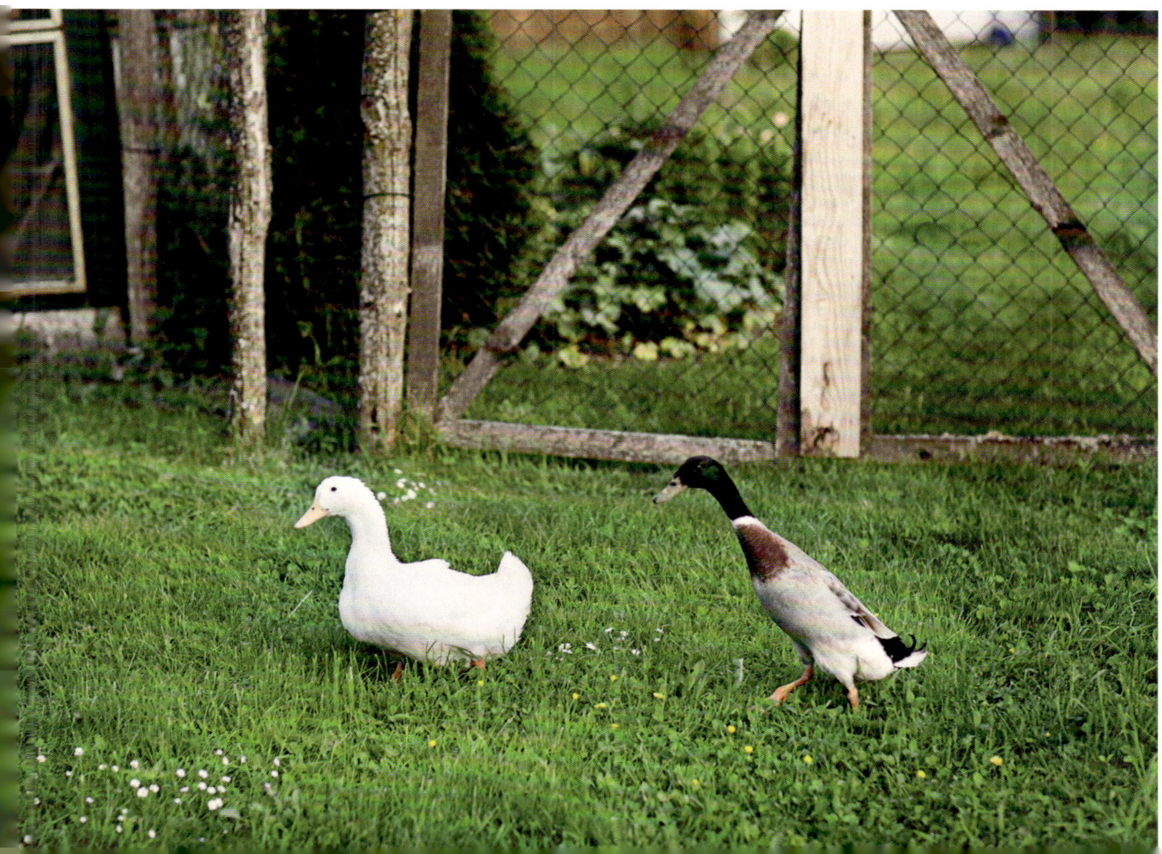

Eifrige Helfer im Garten gegen die Schneckenplage: unsere Enten Sylvia und Sylvester.

7 Zeichen, Symbole, Buchstaben, Zahlen und Signaturen

So haben auch die Zeichen ihre Kraft,
die Symbole, Buchstaben und Signa;
und ein jedes hat seine Wirkung.

Paracelsus (1493–1541)

Zeichen, Symbole, Buchstaben, Zahlen und Signaturen sind nicht nur rational geschaffene, komprimierte Ausdrucksformen für eine innere Wirklichkeit, sondern wirken aus sich selbst, auch wenn sie in all ihren Dimensionen vom Betrachter nicht ganz oder nur teilweise verstanden werden. Erkenntnis dieser Signaturen gewinnt man über den Verstand, aber auch über die Intuition und unser Herz – am besten über alle Bereiche unserer menschlichen Wahrnehmung.

Das erste Wort der Benediktinerregel, die der heilige Benedikt von Nursia in ihrer jetzigen Form vor 1500 Jahren verfasst hat, lautet: HÖRE. Hören heißt wahrnehmen mit allen Sinnen: Hören, Sehen, Riechen, Schmecken, Tasten. Das, was ist, als wahr annehmen. Je besser ich so wahrnehme, desto besser kann ich leben und natürlich auch heilen und heil werden. Das Erfolgsgeheimnis der europäischen Klosterheilkunde, wie sie über viele Jahrhunderte in den Benediktinerklöstern gepflegt wurde, war die Kunst des Hörens und des Wahrnehmens.

Detail aus einem Meditationsteppich im Meditationsraum des Klosters Gut Aich.

Die Signaturenlehre, wie sie von vielen Heilkundigen entwickelt wurde, war das Ergebnis der achtsamen Wahrnehmung sowohl der Heilpflanzen und Heilmittel als auch der Kranken und Gesunden und die Fähigkeit, Heilmittel und Menschen miteinander in Beziehung zu setzen. Ein Ausdruck solcher Arbeit kann eine Rezeptur sein. Es ist aber auch möglich, diese Erkenntnisse in einem Zeichen oder Symbol auszudrücken. Voraussetzung dafür ist aber, dass ich nicht nur mit meinem Verstand das Wesen einer Heilpflanze erfasse, sondern mit allen Sinnen, mit dem Herzen sie wahrnehme.

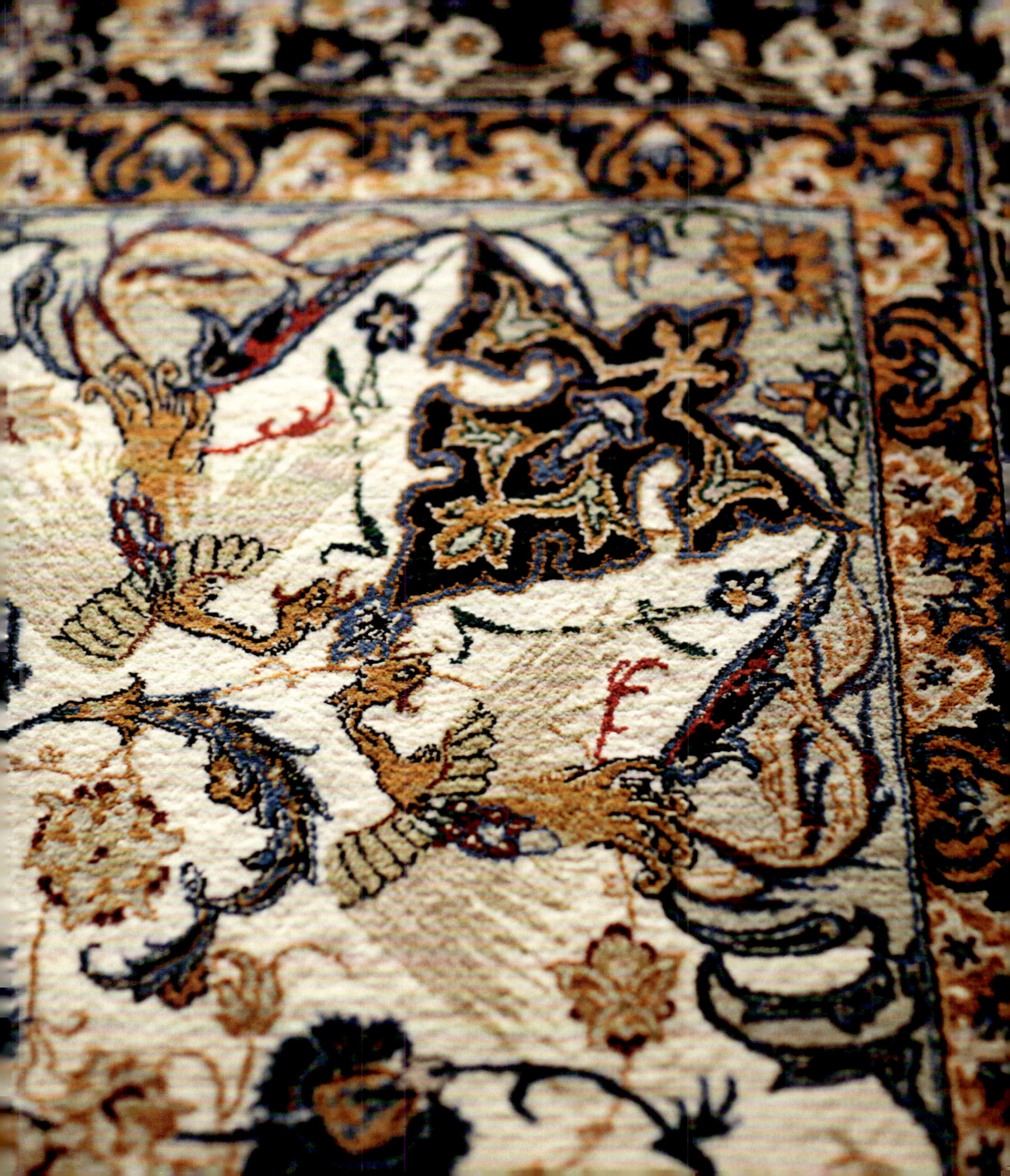

Deshalb habe ich versucht, das Wesen von Pflanzen in einem einfachen Mandala darzustellen, das selbst zum Erkenntnis- und Heilmittel werden kann, wenn es mit dem Herzen verstanden wird.

Mandalas

Mandalas werden seit Tausenden von Jahren geschrieben, gestaltet, gemalt und meditiert. Sie sind eine uralte menschliche Kunst und Tradition und finden sich in den unterschiedlichsten Kulturen. Mandalas sind Abstraktionen, d. h. Konzentration und Reduktion auf das Wesentliche. Sie dienen als visuelles Hilfsmittel, um komplexe Zusammenhänge zu verinnerlichen und auszudrücken. Mandalas sind meist quadratisch oder rund und stets auf einen Mittelpunkt hin orientiert. Überall dort, wo man Grundlegendes ausdrücken wollte, findet man Mandalastrukturen.

In der tibetischen Tradition sind Mandalas bis zur höchsten Kunst entfaltet und immer eine Darstellung des Ganzen, des Kosmos. Sie zeigen Rhythmus und Ausgewogenheit, Balance und Wiederholung. Erste Felszeichnungen, die als einfache Mandalas gelten können, findet man auch auf dem Pilgerweg über den Falkenstein bei Sankt Wolfgang im Salzkammergut, ganz in der Nähe unseres Klosters Gut Aich.

Das berühmte Labyrinth in der Kathedrale von Chartres (um 1200).

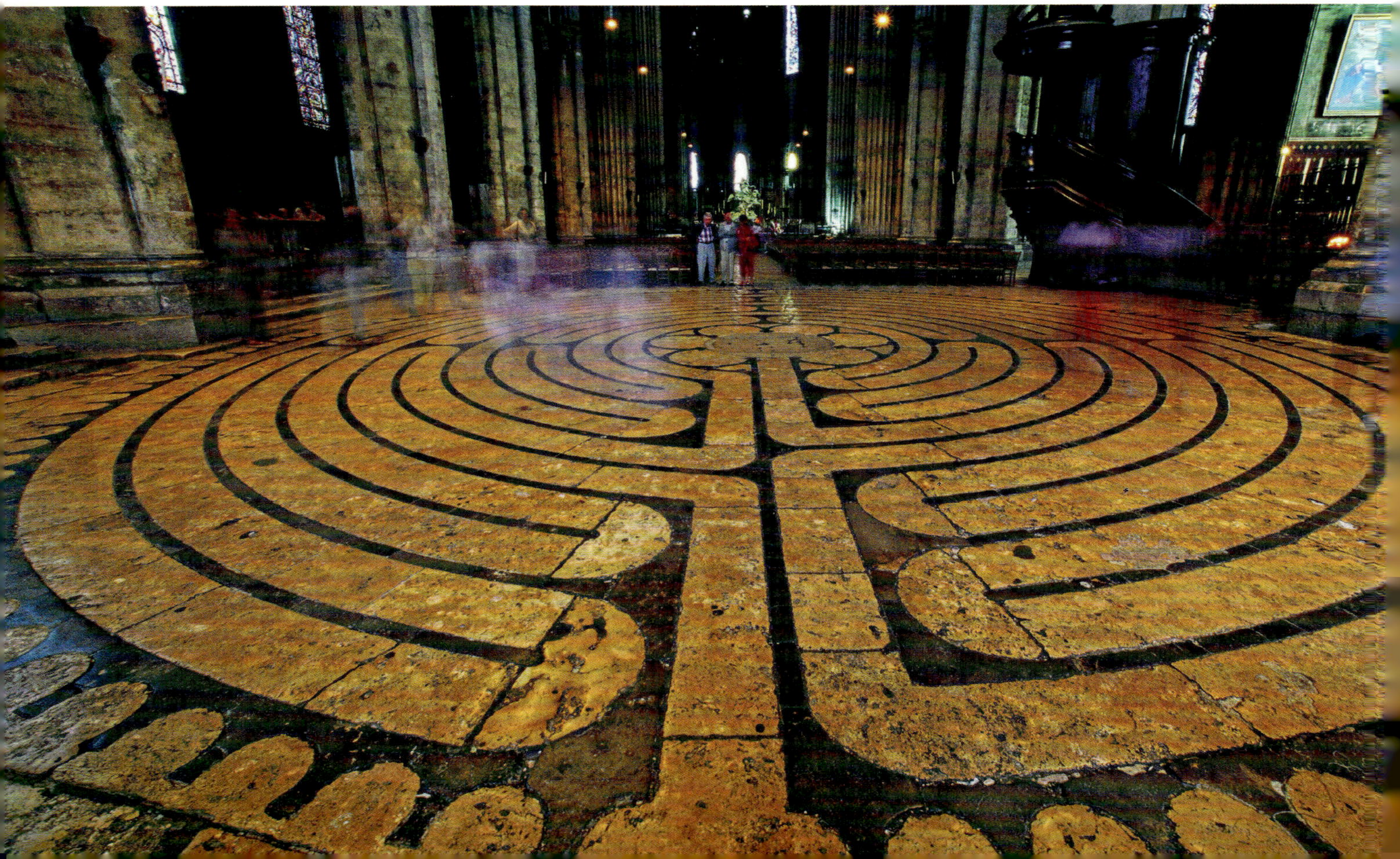

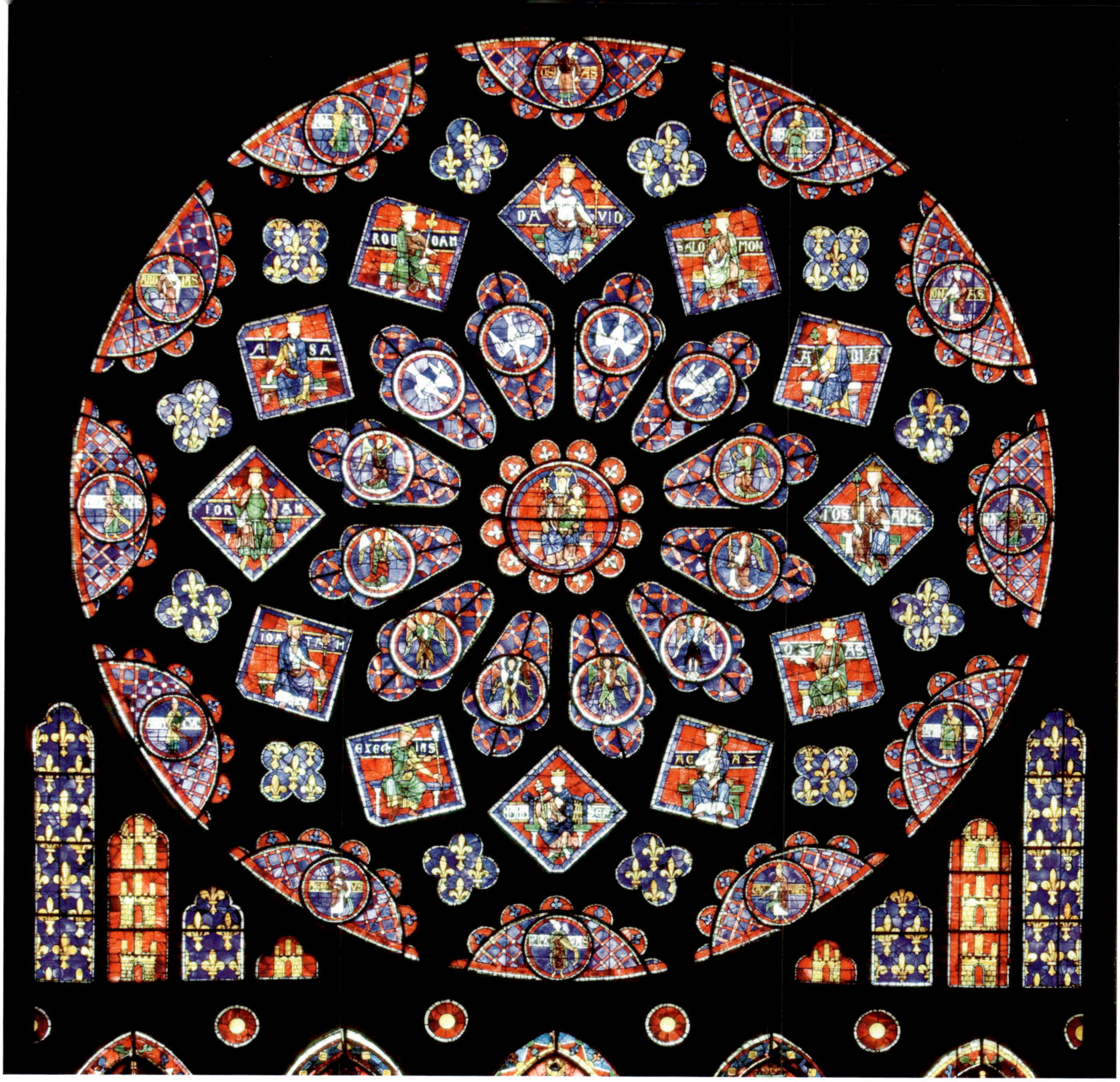

Giebelfenster der Kathedrale von Notre-Dame in Paris mit klassischen Mandalastrukturen.

Es gibt sie in den gotischen Fenstern von Kirchen, etwa das Mandala im Giebelfenster der Kathedrale von Notre-Dame in Paris, oder auch in Form von Labyrinthen, die im Grunde genommen ebenso Mandalas sind. Das berühmteste ist das Labyrinth der Kathedrale von Chartres. Mandalastrukturen finden sich in Kirchen und Tempeln, und selbst Pyramiden oder auch die Grundrisse von Kirchen und Tempeln, wie zum Beispiel der Hagia Sophia in Istanbul, sind ihrem Wesen nach Mandalas.

Die Kräutermandalas sind der spirituelle Versuch, auf ein wesentliches Merkmal und die Wirkungsweise der jeweiligen Heilpflanze hinzuweisen und sie in Farbe und Symbol wirken zu lassen.

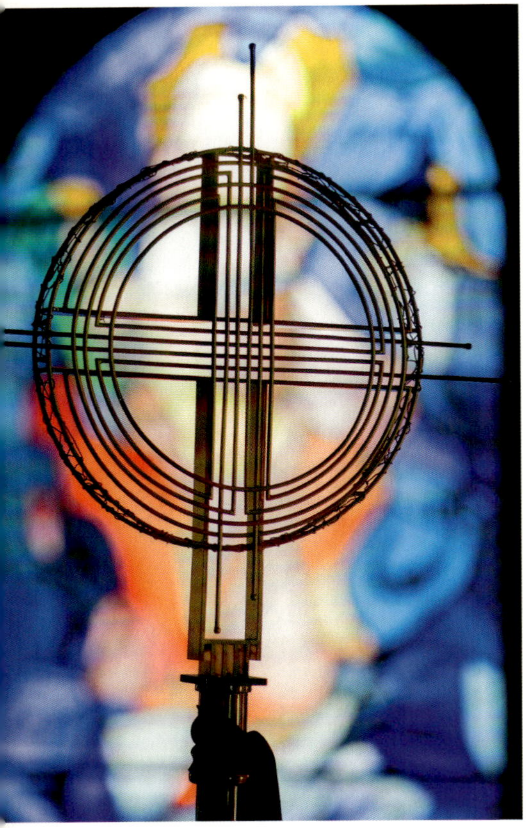

Mein erstes Mandala wurde zum Gut Aicher Segenskreuz, geschmiedet von Peter Schlager aus der Gold- und Silberschmiede des Klosters Gut Aich.

Das erste Mandala – das Gut Aicher Segenskreuz

Das erste Mandala aus meinem Herzen entstand vor 20 Jahren während einer Fastenmeditation und wurde zum Segenskreuz des Klosters Gut Aich.

Dieses Segenskreuz-Mandala ist entstanden aus acht Bewegungen.

Die erste Bewegung geht von oben nach unten, dann kommt der Kreis und es geht weiter von unten nach oben. Die zweite Bewegung geht von unten nach oben, dann kommt wieder der Kreis, und dann von oben nach unten. Dies sind die zwei Urbewegungen des Menschen. Die dritte Bewegung geht von links nach rechts und im Kreis zurück, die vierte Bewegung von rechts nach links und wiederum im Kreis zurück. Durch die fünfte Bewegung im Oben und die sechste Bewegung im Unten entstehen zwei Halbkreise. Durch die siebte und achte Bewegung – Kreis innen und Kreis außen – wird das Mandala vollständig. So sind alle Lebens-Bewegungen darin enthalten: von oben und unten, links und rechts, innen und außen.

- » Dieses Mandala bildet das Urbild von Ganzheit und Schnittpunkten, von Kreis und Kreuz.
- » Der Kreis hat immer die Bedeutung des Himmels, der Vollkommenheit, des Ganzen.
- » Das Kreuz und die Kreuzungspunkte, symbolisch auch ausgedrückt durch das Quadrat, haben die Bedeutung der Erde. Beide Symbole bilden die Basis für die Kräutermandalas.

Die Kräutermandalas aus dem Europakloster Gut Aich

Mandalas sind immer ein Bild, ein Symbol nicht nur für ein abstraktes Etwas, sondern für das Leben. Das Wort Symbol bedeutet zusammenführen oder zusammenwerfen. Wir bringen etwas zusammen, setzen etwas in Beziehung, was man nicht einfach zusammenbringen kann.

Die Sehnsucht eines jeden Menschen ist es, Leib und Seele in Einklang zu bringen. Das Anliegen jedes Mandalas ist es, Beziehungen herzustellen zwischen oben und unten, von irdischen und transzendenten Erfahrungen, zwischen Geist und Materie, Formen und Farben, zwischen Mensch und Gott, aber auch zwischen Patient und Heilpflanze.

Die Kräutermandalas sind entstanden aus der lebendigen benediktinischen Spiritualität.

„Benediktinische Spiritualität ist Beziehung auf allen Erfahrungsebenen des Menschen."

Das Mandala ist also ein Bild, um Beziehung herzustellen zwischen den unterschiedlichen Erfahrungsebenen. Es zielt darauf ab, dass der Betrachter eine Beziehung zum Bild und das Bild eine Beziehung zum Betrachter ermöglicht. Ein Mandala spricht aus sich selbst, wenn es das Wesentliche ausdrückt und entsprechend gemalt ist.

Die Entstehung der Kräutermandalas

Die Kräutermandalas entwickelten sich aus meiner oft sehr langen Meditation, dem Visualisieren und dem Betrachten der Pflanze und aus dem Wissen um ihre Wirkung. Viele Gespräche mit Freunden und Mitbrüdern haben mir dazu Anregungen gegeben. Dies alles hat sich gegenseitig beeinflusst. Daraus entstand eine innere Kraft und Bewegung. Durch das Mandala wurde versucht, einen Ausdruck für diese innere Bewegung zu finden. So entstanden die einzelnen Bilder mit ihren Formen und Farben. Sie sollten so einfach wie möglich sein und doch immer das Wesentliche ausdrücken.

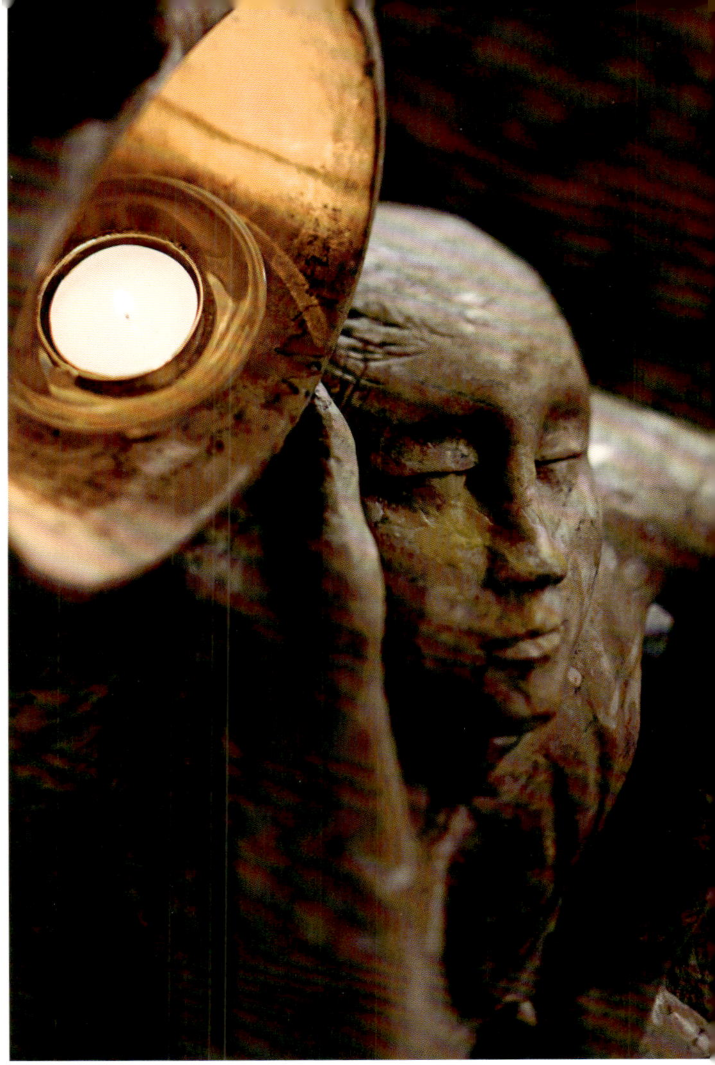

Der Hörende. Detail aus dem Ambo der Klosterkirche von Gut Aich von Gustl Krispler.

Die Formen: Kreis und Viereck – die zentralen Elemente der Kräutermandalas

Für die Kräutermandalas wurden stets zwei Elemente verwendet, die die Grundformen bilden:

» das Quadrat in Farbe als Symbol der Erde und
» der Kreis in Weiß als Symbol für den Himmel bzw. das Transzendente

Die jeweiligen Mandalas für die einzelnen Heilpflanzen werden dazu immer noch gefüllt mit einer neuen Form, in Einzelfällen mit einer zweiten Farbe, die unmittelbar eine Beziehung zu jener Pflanze haben, die sie symbolisieren.

Das Quadrat und das Kreuz sind Grundformen für die Erde

Wenn ich die Linien des Quadrates weiterführe, sehe ich einen Kreuzungspunkt. Das Quadrat wird zum Schnittpunkt der verschiedenen Linien und Kräfte, die ich in meinem Leben wahrnehme, gehe oder gehen muss. An den Kreuzungspunkten, die zugleich Beziehungspunkte sind, vollziehen sich die wichtigen Ereignisse im Leben. Da muss ich Entscheidungen treffen, muss mich weiterentwickeln, oder ich bleibe stehen, bis hin zu dem Konflikt, in oder an dem ich zerbrechen kann. Auch das ist eine Realität, die in diesem Bild liegt. Wenn es nicht gelingt, diese Kräfte der linearen und zielgerichteten Ereignisse und Erfahrungen zu bündeln, bleibe ich in einer Bewegungsrichtung stecken und komme nicht in die andere, in eine neue Bewegung. Kreuzungspunkte sind immer Chancen für Wandlung, für Wege der Transzendenz.

Es ist wichtig, die beiden Grundsymbole – das Kreuz (Quadrat) und den Kreis (Punkt) – zu verstehen, besser noch: zu begreifen. Die Beziehung von beiden führt immer zum Neuen, zur Transzendenz. Viele Menschen haben das im Leben erfahren und bezeugt.

Das Quadrat und in der Weiterführung **das Kreuz** ist die Geradlinigkeit, die Verbindung, der Schnittpunkt, der Konflikt, die Beziehung zwischen oben und unten, zwischen links und rechts.

Das Quadrat ordnet, schafft begrenzten Freiraum, bringt Ruhe und Klarheit. In der Natur kommt es in der geometrischen Reinform nicht vor. Es ist eine Leistung menschlichen Denkens und der Ratio. In seiner Fasslichkeit und Kantigkeit ist es Symbol für Überschaubarkeit, für Festes und Fundamentales. Es öffnet Möglichkeiten, schafft Grenzen und gibt Sicherheiten. Es bringt aber auch Konfrontationen. Ohne das Quadrat mit seinen Grenzen würde es viel mehr Chaos und weniger Chancen für Lösungen (und Erlösung) in der Welt geben. Es umfriedet und umhegt einen kostbaren Raum. Gleichzeitig aber kann es Ummauerung, Umzäunung und Einengung bringen.

Im meditativen Umschreiten des Quadrats gewinnen wir neue Perspektiven, weil wir viermal die Richtung ändern müssen. Die alten Kreuzgänge der Klöster waren immer Quadrate oder Rechtecke, genauso wie die Meditationsräume im Zen. Die ursprünglichsten Pläne der Tempel, Kirchen und Heiligtümer, sogar ihre Vorhöfe waren quadratisch, angefangen bei den Pyramiden, über den Tempel von Jerusalem, die Kaaba in Mekka, bis hin zum Bauplan des Himmlischen Jerusalems, wie es in der Offenbarung des Johannes beschrieben ist.

Zugleich sind Quadrate auch Spielräume, angefangen bei Sandkästen bis zu den Fußballfeldern, den Schach- und den Spielbrettern von Mühle und Dame bis hin zu Monopoly und vielen anderen Spielen. Alle haben in sich Grenzen und Möglichkeiten für das Spiel des Lebens.

Die Weiterführung des Quadrats ist der Kubus oder der Würfel. Er bietet Chancen und Endgültigkeit zugleich. Wenn „die Würfel gefallen sind“, ist etwas entschieden und wir sind konfrontiert mit Endgültigkeit und Entscheidung.

Die quadratischen Kräutermandalas werden so zum geschützten und umgrenzten Raum, in dem sich Lebensbilder und Lebenswirklichkeiten nicht nur der Heilpflanzen, sondern des gesamten menschlichen Lebens entfalten können.

Eine andere Weiterführung des Quadrats ist das Kreuz, das wir an dessen Eckpunkten viermal finden.

Mit dem Kreuz bringe ich mich, die Sache, meine Erfahrungen auf den Punkt, setze mich mit etwas auseinander. Dadurch wächst die Stabilität, auch wenn diese zunächst einmal etwa durch einen Bruch oder einen Schnittpunkt infrage gestellt oder erschüttert wird. Das Kreuz als Symbolgestalt im Menschen zeigt sich in der Leibgestalt, vor allem in der Wirbelsäule. Sie ist eine Aneinanderreihung von Kreuzen und Kreuzungspunkten. Im Kreuzungspunkt selbst ist Beziehung und Konflikt, ist Auseinandersetzung und Verbindung gleichzeitig.

Aber das Kreuz allein ist lediglich EIN Teil der Wirklichkeit. Es ist nur die halbe Wirklichkeit des Menschen und die halbe Wirklichkeit unserer Erfahrungen. Zu dieser Wirklichkeit des Linearen und Bruchstückhaften, die sich im Kreuz zeigt, gehört gleichzeitig auch der Kreis.

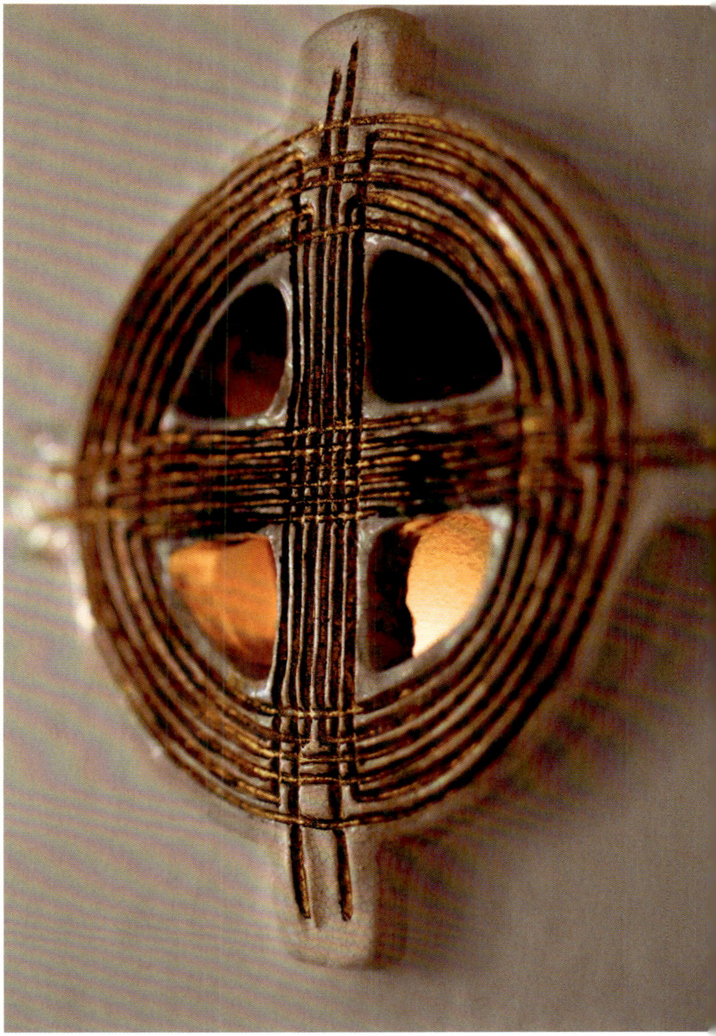

Apostelkreuz aus der Klosterkirche Gut Aich (Keramikarbeit von Marika Branner).

Das **Kreuz** stachelt mich an und gibt sowohl positive als auch negative Energieimpulse. Es bringt mich trotz der Auseinandersetzungen und Schmerzen immer weiter. Vielleicht führt es mich am Ende stets zur letzten Auseinandersetzung und Lösung aller Lebensfragen, zum Tod. Das Kreuz bringt das Leben auf den Punkt. Im Kreuzpunkt liegen der Tod und das Leben zugleich. Aber auch der Tod ist nicht das Ende, sondern immer ein neuer Anfang. Das Kreuz fördert so den Wandlungs- und Transformationsprozess im Leben.

Der Transformationsprozess des Humus, aus dem alles Leben kommt, zeigt, wie notwendig das Bild des Kreuzes ist. Damit etwa Gartenabfälle zu Humus werden, sind nicht nur die Urelemente Wasser, Feuer, Luft und Erde notwendig, sondern vor allem Lignine, kleine Holzbestandteile wie Stroh oder andere Halme, die sich überkreuzen.

Der Kreis und der Punkt als Symbol für den Himmel, das Ganze, die Transzendenz

Der **Kreis (der Punkt) symbolisiert das Ganze,** zentriert, öffnet, bringt auf den Punkt und lässt zur Ruhe kommen. Der Kreis ist Symbol für das Ungebrochene und das Sammeln. Der Kreis ist eine Bewegung ohne Anfang und Ende und doch Anfang und Ende zugleich. Er kann ohne Richtungsänderung gezeichnet werden. Wie eine liebevolle Mutter umfängt der Kreis das, was ist. Natürlich grenzt er das Umschlossene, Umfangene ein, um es zu schützen und zu bewahren. Auf der anderen Seite schließt er, wenn er zu eng gezogen ist, das, was draußen ist, aus. Kreise aber bringen Bewegung und Leichtigkeit, wie die konzentrischen Wellenkreise, wenn ein Stein ins Wasser geworfen wurde. Der Kreis symbolisiert das Umfangen und Umarmen genauso wie das Gebären. In ihm manifestiert sich die göttliche Muttersymbolik.

Der Kreis ist Symbol des Himmels, des Kosmos und der Unendlichkeit, letztlich der Ewigkeit, die zeit- und raumlos ist und keinen Anfang und kein Ende hat. In ihm kann sich die irdische und kosmische Energie sammeln und wird in diesem heiligen Kreisring beschützt und behütet. Der Kreis ist Symbol der schützenden Heiligkeit für unser Denken und Handeln. Er ist Zeichen der Zugehörigkeit. Bruder David Steindl-Rast sagt: „Liebe ist das JA zur Zugehörigkeit."

Rekreationsplatz der Mönche des Klosters Gut Aich im Kräutergarten.

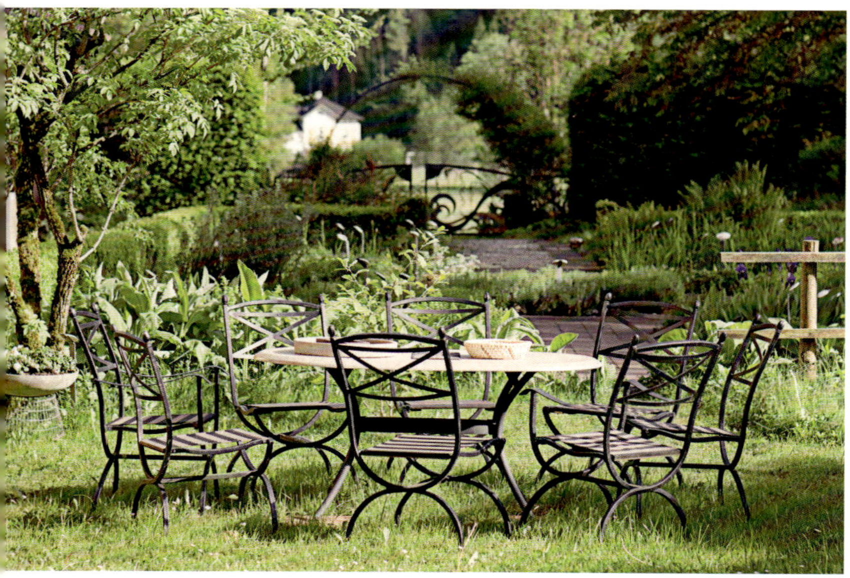

Wer sich in den Kreis stellt, sagt und vollzieht ein Ja zur Zugehörigkeit. Eheringe, Siegelringe, Blumen- und Blütenkränze bei fröhlichen und traurigen Anlässen, bei Hochzeit und Totenfeiern sind Ausdruck der Liebe und der Verbundenheit. Der Kreis ist aber auch ein Symbol der Liebe und der Gerechtigkeit, das von Dichtern und Musikern oft beschrieben und besungen wurde. Man denke nur an den Kreis der Eingeweihten im Isistempel in Mozarts „Zauberflöte" oder an den „Kaukasischen Kreidekreis" von Bertolt Brecht.

Jeder Kreis hat eine Mitte, die zentriert, hält, letzte Sicherheit gibt, auch wenn sie nicht gekennzeichnet ist, unfassbar und unbegreiflich erscheint. Diese Mitte ist der letzte, innerste Kraftort schlechthin. In ihm sammeln sich alle Kräfte des Himmels und der Erde, vor allem dann, wenn dieser Schnittpunkt mit dem Schnitt- und Kreuzpunkt des Quadrats zusammenfällt, wie es in unseren Kräutermandalas der Fall ist. In und um diesen Schnittpunkt sammelt sich durch das Symbol für die Heilpflanze die Heilungskraft, die Energie, die sich in diesem Bild ausdrückt. Jedes Mandala ist ein Bild der ganzen Wirklichkeit der Schöpfung und des Lebens, auch wenn es nur einen Teilaspekt, eben **eine** Pflanze, darstellt. Der Mittelpunkt des Bildes, in dem sich alle Lebenslinien treffen, wird so zur Brücke zum Ganzen.

Kreis und Quadrat sind lebensnotwendige Ursprungsformen

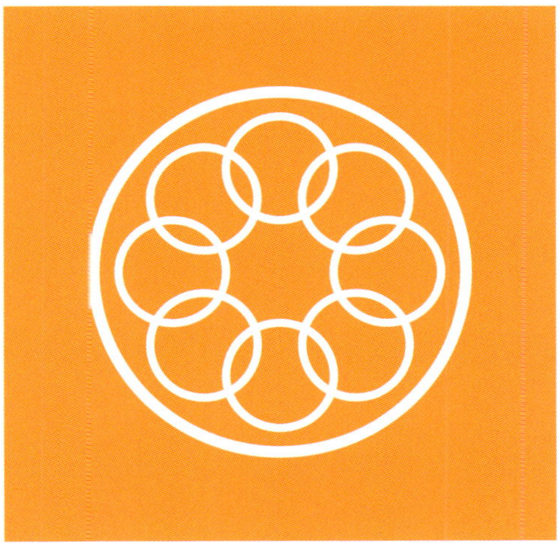

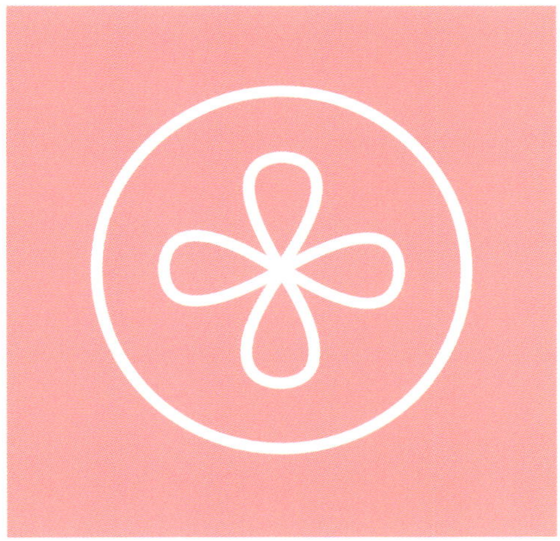

Links Ringelblumenmandala und rechts Baldrianmandala.

Deshalb sind beide geometrischen Formen und Bewegungen lebens-not-wendig. Daher finden wir in den allermeisten Mandalasymbolen diese Kreuz-Kreis-Bewegung. Selbst im Ringelblumenmandala, das scheinbar nur aus acht Kreisen besteht, zeigt sich im Mittelpunkt ein kleines Kreuz, und wenn man die Achterbandschleifen des Baldrianmandalas betrachtet, findet man auch wieder das Kreuz und den Kreuzungspunkt. Man muss immer beide Kräfte des Lebens im Menschen achten und berücksichtigen, damit das Leben sich wandeln kann und wieder kraftvoll wird.

Wenn ich in irgendeiner Form geschwächt bin, brauche ich die Balance oder die Stärkung in der anderen Richtung oder der anderen Seite, vor allem aber muss ich meine Mitte wiederfinden. Doch alle Form bleibt leer, wenn sie nicht mit Farbe gefüllt wird.

Die Farben

Farben sind emotionaler Ausdruck von Beziehung und Leben. Sie wecken in uns Gefühle und beflügeln unsere Lebensgeister. Sie drücken Dinge und Empfindungen aus, die schwer oder gar nicht in Worte oder Begriffe zu fassen sind. Für jeden bedeuten sie etwas anderes, auch wenn manche Empfindungen einander ähneln. Sie sind die Spielräume der Seele.

Die Mandalas setzen sich aus den großen Grundfarben Rot, Blau und Gelb zusammen. Natürlich ist hier auch Grün in allen Variationen verwendet. Grün ist die Beziehung zwischen Gelb und Blau, zwischen Licht und Wasser, Orange die Beziehung zwischen Rot und Gelb, zwischen Leben und Licht.

Farben werden immer auch zu Brücken zwischen den Welten, zwischen den Menschen, zwischen Himmel und Erde, zwischen Gott und den Menschen. Der Regenbogen, dessen früheste Beschreibung in der Bibel im Buch Genesis zu finden ist, galt und gilt mit seinen Farben als Bundes- und Beziehungszeichen zwischen oben und unten, zwischen Himmel und Erde. In ihm verbinden sich alle Urelemente Wasser, Feuer, Luft und Erde zu einem Beziehungssymbol, das in vielen Mandalas aufgegriffen wurde.

DAS LICHT

Ohne Licht gibt es keine Farben, aber auch keine Schatten. Deshalb ist die erste Schöpfungstat Gottes nach der Bibel die Erschaffung des Lichtes: „Es werde Licht." So richtet sich auch alles Tun und Denken des Menschen darauf aus, Licht in eine Sache oder ins Leben zu bringen, selbst Licht zu werden. Und das Ziel aller spirituellen Wege ist das Sein im Licht, die Erleuchtung. Wenn wir auf diesem Weg gehen, nehmen wir teil am großen Schöpfungswerk und Auftrag Gottes und des Lebens. Wenn der Johannesbrief sagt: „Gott ist Licht", dann heißt dies auch, dass in diesem Licht alle Farben, Empfindungen und Erfahrungen, aber auch alle Schatten, alle Dunkelheit, jede Krankheit und aller Zweifel enthalten sind.

„Es werde Licht": Nach der Bibel schuf Gott zuerst das Licht.

Gelb *ist die Farbe der Sonne, des Himmels und des Lichts.* ***Blau*** *ist die Farbe des Wassers, der Tiefe und des Meeres.* ***Grün*** *entsteht, wenn eine Beziehung zwischen Wasser und Licht, zwischen Himmel und Erde entsteht. Und da entfaltet sich dann das Leben – in unglaublichen Nuancen. Die Grünkraft der Natur, die Photosynthese, entsteht durch diese Licht-Wasser-Beziehung.* ***Rot*** *ist die Farbe des Blutes, der Liebe und des Lebens.*

Es gibt nicht die Farbe Rot, es gibt nicht die Farbe Blau oder Gelb. Es gibt Millionen von Nuancen jeder Farbe, von Mischungen (Beziehungen) zwischen den Farben, so wie es nicht „den Menschen", sondern Millionen von Menschen, die Menschheit gibt. Das Geheimnis und die Möglichkeiten der Farben werden so zum unendlich vielfältigen, kreativen Ausdruck von Beziehung und Leben, von Menschen und allen Lebewesen, zu denen ich

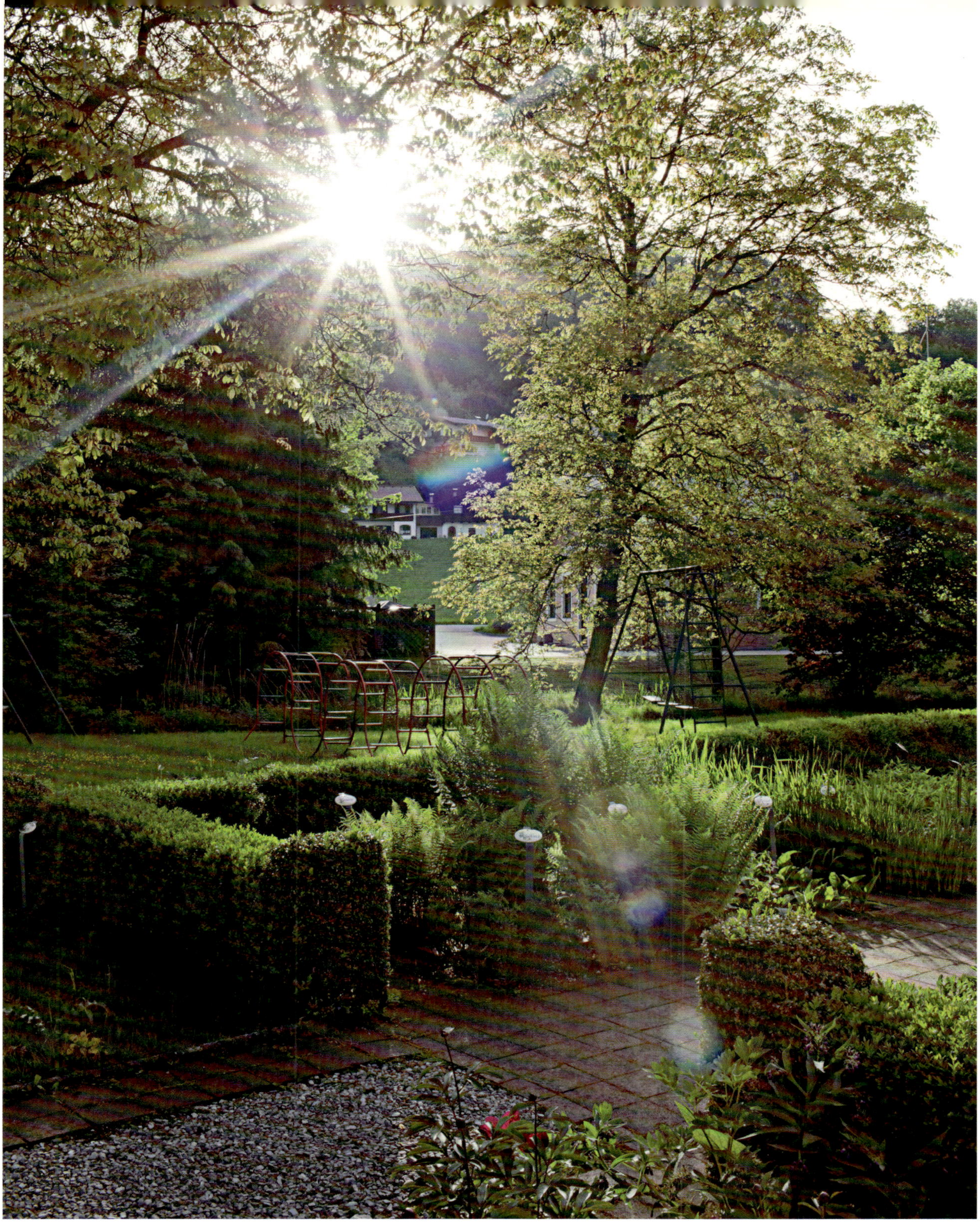

nicht nur Pflanzen, Tiere, Mineralien etc. zähle, sondern auch jeden anderen kreativen Ausdruck der Schöpfung.

Die Farben der Kräutermandalas entstanden aus Assoziationen zu den tatsächlichen Blüten- oder Pflanzenfarben oder zum Wesen der Kraft, die in der Pflanze liegt. Bei der Linde drängte sich zum Beispiel das Lindgrün geradezu auf, bei Rosmarin war mehr das innere Feuer ausschlaggebend für das kräftige Rot der Grundfarbe.

ROT · die Farbe schlechthin

Rot wird assoziiert mit Blut, Lebenskraft, Lebensfeuer, Wärme. Feuer kann wärmen, aber auch verbrennen und zerstörerisch sein. In Verbindung mit anderen Farben werden ganz eigene Nuancen hervorgebracht. Violett entsteht durch die Verbindung mit Blau, Orange durch die Beziehung mit Gelb. Das Rot wird dadurch gebändigt. Die puren Kräfte sind zwar oft in einem Moment hilfreich, müssen aber auch mit dem richtigen Maß angewendet werden.

Rot ist natürlich auch die Farbe der Liebe und des Herzens, aber es kann als Bild des Feuers nicht nur wärmen, sondern auch verbrennen und zerstören. Ernst Jünger hat beobachtet, dass auf diese Farbe – wegen ihrer Wirksamkeit – starke Siegel gelegt sind.

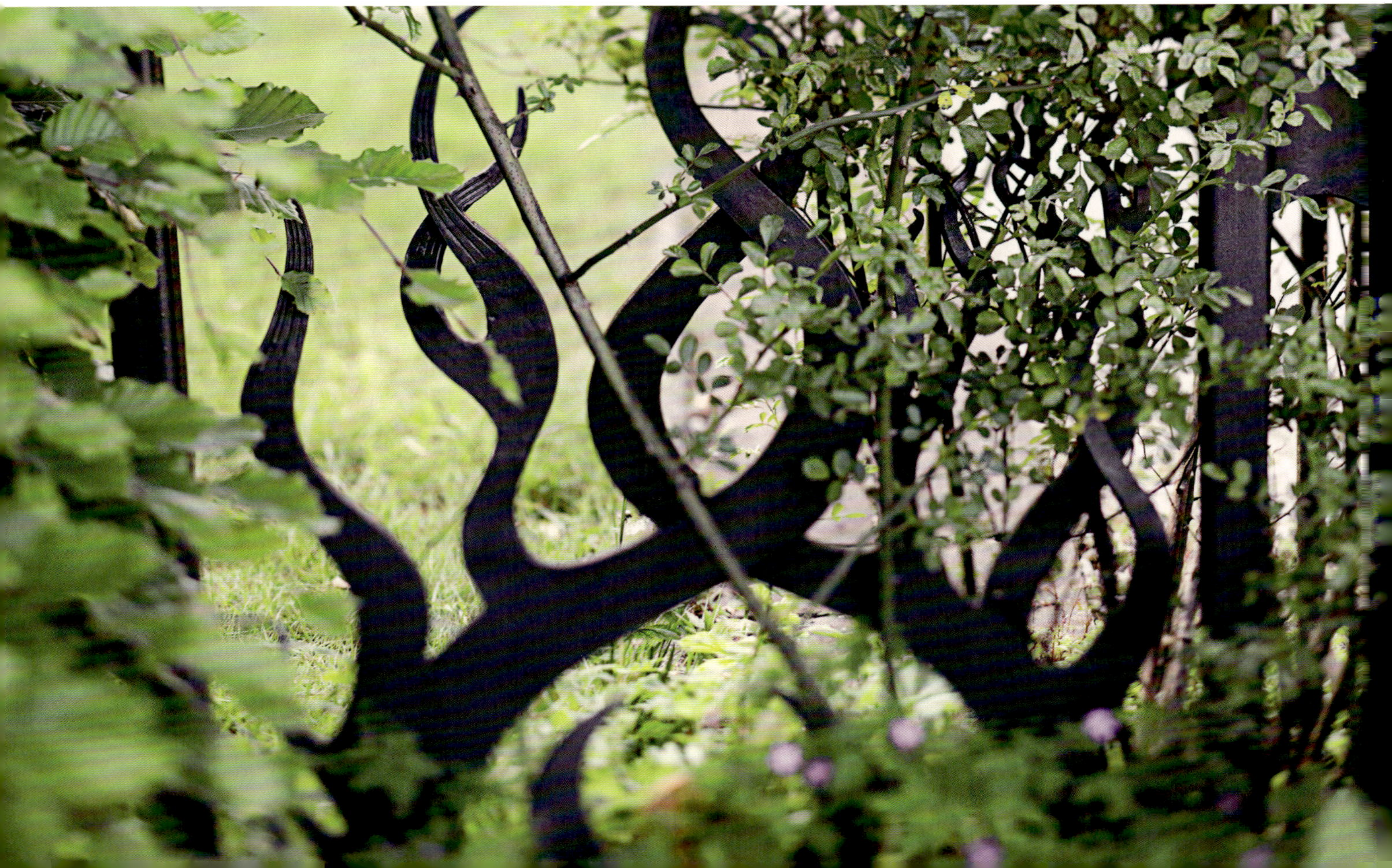

Die Flammen stehen im Eingangstor zum Kräutergarten des Klosters Gut Aich für das Element Feuer. Geschaffen wurde das Tor von Rudi Kingl.

„Wir begrüßen sie heftig, und wir schrecken ebenso heftig vor ihr zurück; sie lässt den Lebensatem schneller, aber zugleich ängstlicher werden“ (O. Betz).

Rot symbolisiert immer Energie, Kraft, Mut, Sehnsucht, entflammt werden durch Eros und das Verschmelzen der Liebenden, das Hereinbrechen des Feuers und der Revolution, die immer Wandel, aber auch oft Zerstörung und Leid bewirken kann. Man denke nur an das Leid, das die „Roten Khmer“ über die Menschen in Kambodscha gebracht haben. Bei aller Ambivalenz, die in dieser Farbe liegt, scheint sie doch für die „Aufgipfelung des Lebens“ (O. Betz) zu stehen. Sie ist die Farbe der Begeisterung. Nicht umsonst ist sie die Farbe von Pfingsten und des Heiligen Geistes. Erleuchtung und Lebenskraft der Liebe und des Feuers scheinen ohne diese Energie nicht möglich zu sein. Ein Bild dieser Kraft ist aber auch die rote Rose, deren Kraft allein durch ihr Dasein wirkt.

BLAU • Farbe von Wasser, Meer und Himmel, Kühle und Tiefe, Dunkelheit und Licht

Traditionell wird das kühlende Blau assoziiert mit Wasser oder mit dem Blau des Himmels. Wie Wasser verschiedene Zustandsformen hat (Eis, Dampf), verfügt auch das Blau über verschiedene Ausdrucksformen.

Blau ist aber auch Himmel und Äther, vor allem helles (Himmels-)Blau oder das dunkle Blau des Abend- und Nachthimmels.

Die Farbe Blau ist Sehnsucht, Tiefe, Ruhe, die Farbe der Tiefe und des Religiösen, der Melancholie, des Märchenhaften, des Geheimnishaften und des Abgrundlosen, aber auch die Farbe des Himmels und der Weite. Sie führt aus der Hektik in die Ruhe und Stille, von der Oberfläche in die Tiefe. Im hellen Blau des Sommerhimmels, im dunklen Blau der Meerestiefe oder der Nacht ist das Geheimnis des Lebens, des Kosmos verborgen.

Wenn wir an die blauen Glasfenster in den gotischen Kathedralen, etwa in Chartres, denken oder das Blau der Fenster von Marc Chagall, begreifen wir, dass diese Farbe hineinführt in tiefes spirituelles Erleben, das uns Ruhe finden lässt und ein „Zuhause“ gibt in den ewigen Weiten des Himmels oder des Meeres. Diese Farbe symbolisiert die ewige Suche und das ewige Ziel des menschlichen Strebens, des unruhigen Menschenherzens, das nach Augustinus nur Ruhe findet im ewigen Sein Gottes.

Vielleicht kann diese Farbe auch helfen, bei aller Unruhe zu sich selbst zurückzufinden, um dann „bei sich selbst zu wohnen im Angesicht Gottes“. Dieses spirituelle Ziel wurde von Gregor dem Großen in der Lebensbeschreibung des Mönchsvaters Benedikt formuliert, nachdem er in Vicovaro gescheitert war.

Nach der aktiven und hektischen Phase des Lebens bringt Blau Ruhe und Gelassenheit. Wird es aber zu dominant, kann es auch in die Tiefe der Depression stürzen. Deshalb ist Ausgewogenheit, Balance, gutes Maß notwendig. Das bieten die Mischungen und Schattierungen dieser Farbe.

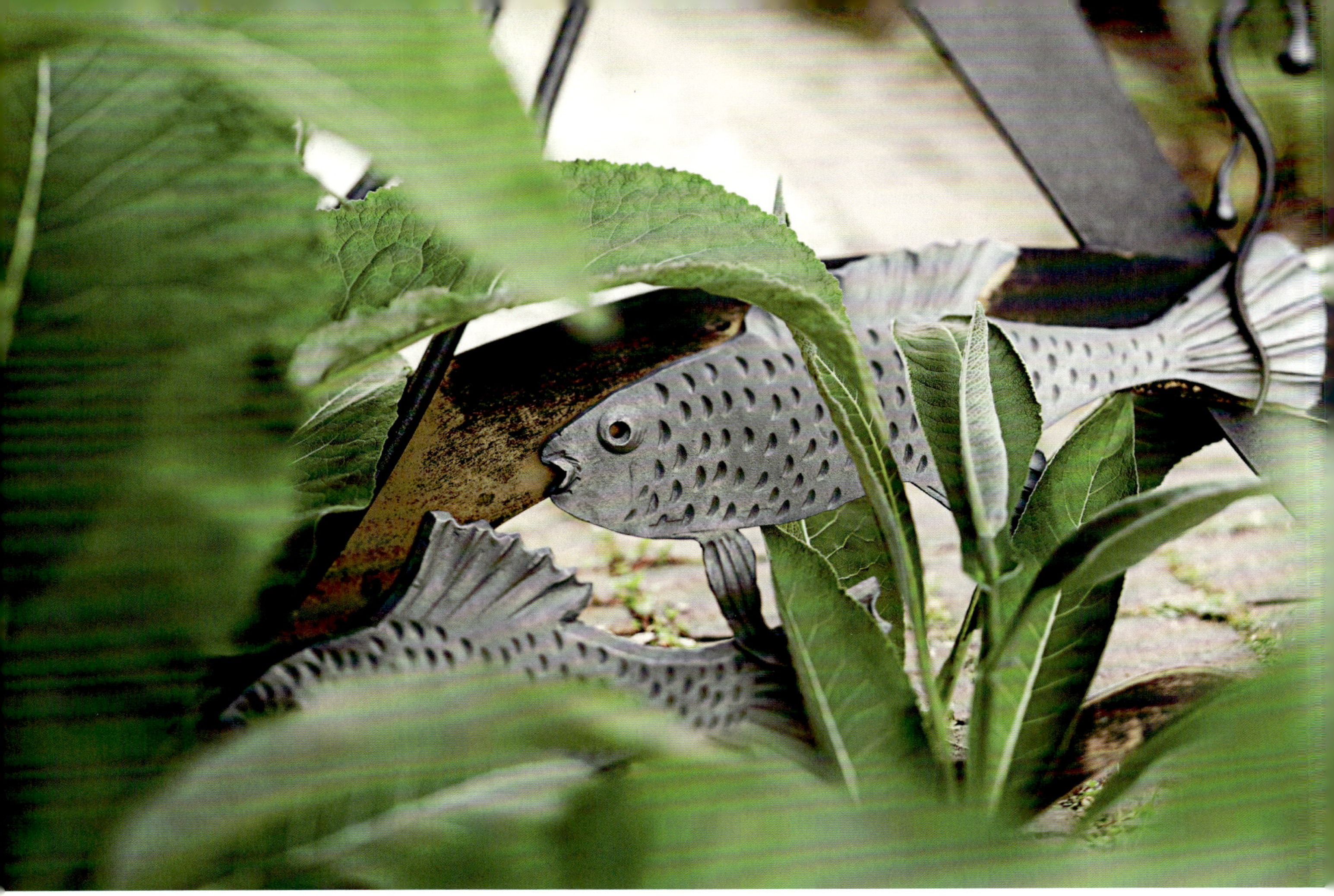

Die Fische symbolisieren im Eingangstor zum Kräutergarten Gut Aich das Element Wasser.

In Beziehung zu anderen Farben wird es lebensspendend. Wenn Blau sich mit Gelb verbindet, wird es kraftvoll grün, dazu ist notwendigerweise die Wärme nötig, das Rot, damit die Verwandlung des Wassers auch geschieht. Wenn Blau und Rot sich verbinden, entsteht das Violett, die Farbe der Sehnsucht und der Erleuchtung in der Dunkelheit der Nacht.

GELB oder auch GOLD · Farbe der Sonne, des Himmels und des Lichtes

Gelb und Gold werden bei allen anderen Farben gebraucht, weil überall der Strahl des Lichtes und des Glanzes und die Energie der Sonne benötigt werden. Will ein Maler Lichtglanz und Strahlen in ein Bild bringen, benutzt er Gelb. Will man einem Bild Glanz geben, bekommt es einen goldenen Rahmen.

Gelb hat nicht nur die Seite des Morgenlichts und des Frühlings – viele Frühlingsblumen sind gelb: Huflattich, Schlüsselblumen, Scharbockskraut –, sondern auch die Seite des Abends, des Herbstes. Wir sprechen vom goldenen Herbst, wenn die Früchte reif und gelb werden oder die Blätter vergilben und dann einmal absterben. Auch unsere Kräutertinkturen haben eine gelbliche oder gelbbraune Färbung. Es scheint die Essenz des Lebens und der Pflanzen zu sein, die sich hier sammelt und die Fülle der Heilkraft entfaltet, die wir in ihrer Tiefe nie ganz erfassen können wie das Gold auf dem Hintergrund alter Ikonen. Vielleicht kann das Gelb oder Gold nur der begreifen, der sich bewusst auf einen Wandlungsprozess einlässt.

Wenn Gelb zu dominant wird, wird es auch mit Neid, manchmal sogar mit dem fahlen Gelb des Todes assoziiert. Ein und dieselbe Farbe kann uns in ungeahnte Höhen, aber auch Tiefen führen.

Das Ursprungsgelb der Maler ist der Eidotter – das Gelbe vom Ei. Die ursprüngliche Lebenskraft im Ei, die Kraft des Lichtes ist auch da zu spüren. Viele Maler benutzten den Eidotter als Grundsubstanz für ihre Farben und schufen ihre Meisterwerke des Lichtes mit dem Gelb des Eidotters, das nicht mehr zu erkennen ist. Der Eidotter ist wie eine Sonne.

Auch hier gibt es wieder viele Nuancen. Wichtig ist Orange, die Mischung von Gelb und Rot, die Beziehung zwischen Licht (gelb) und Wärme (rot). Viele Blüten sind orange-gelb, vor allem das Innerste der Blüten, die Blütenstände beispielsweise der Krokusse, aus denen auch ein kostbares Färbungs- und Würzmittel hergestellt wird – Safran.

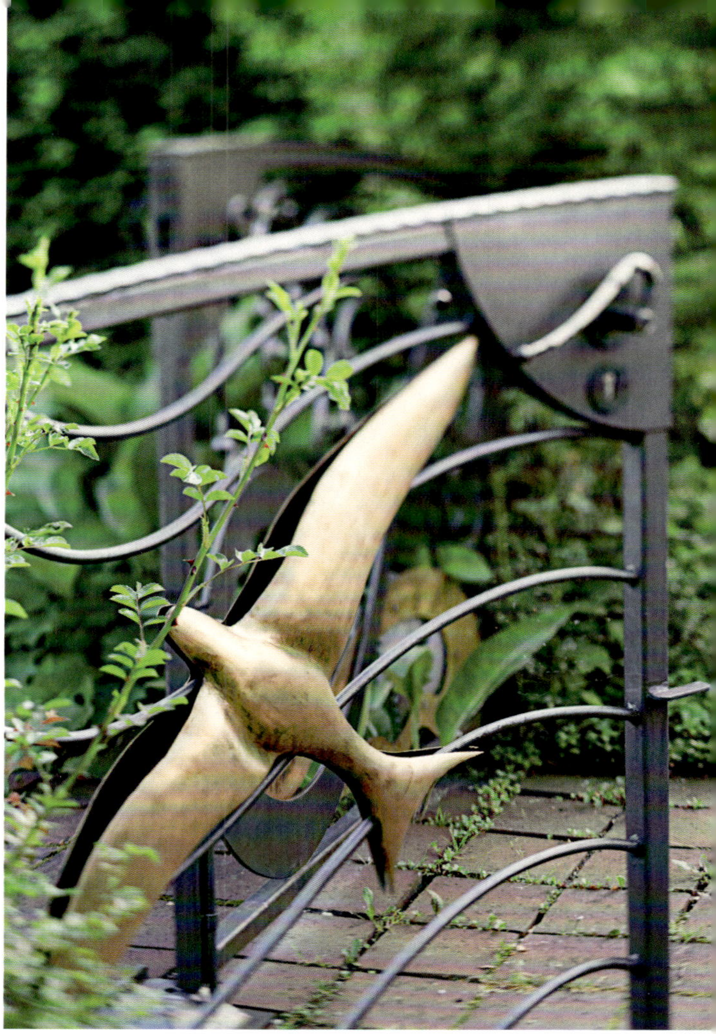

Das Element Luft versinnbildlichen im Eingangstor des Klostergartens die Vögel.

GRÜN • Beziehung zwischen Blau und Gelb

Die Grünkraft, die Lebenskraft der Erde, kommt immer dann zur Entfaltung, wenn eine Beziehung zwischen Wasser und Licht (Feuer), Luft und Erde, zwischen Himmel und Erde entsteht. Grün drängt sich nie auf, es sei denn „Giftgrün“. Wir tauchen eher in diese Farbe ein: ins Grün einer Wiese oder eines Waldes.

Man sagt, unsere Erde sei der „blaue Planet“. Aber die Bilder aus dem Weltall zeigen eher eine grünblaue Färbung, sodass für mich unsere Erde eher der „grüne Planet“ ist.

Um die Fülle des Grüns zu sehen und zu schützen, bedarf es großer Achtsamkeit. Wir sind sensibler geworden für diese Farbe, die nicht selbstverständlich ist, seitdem „die Grünen“ in unserer Gesellschaft ein neues Verantwortungsbewusstsein für Natur und Schöpfung einfordern und mit Erfolg in unseren Alltag einbringen.

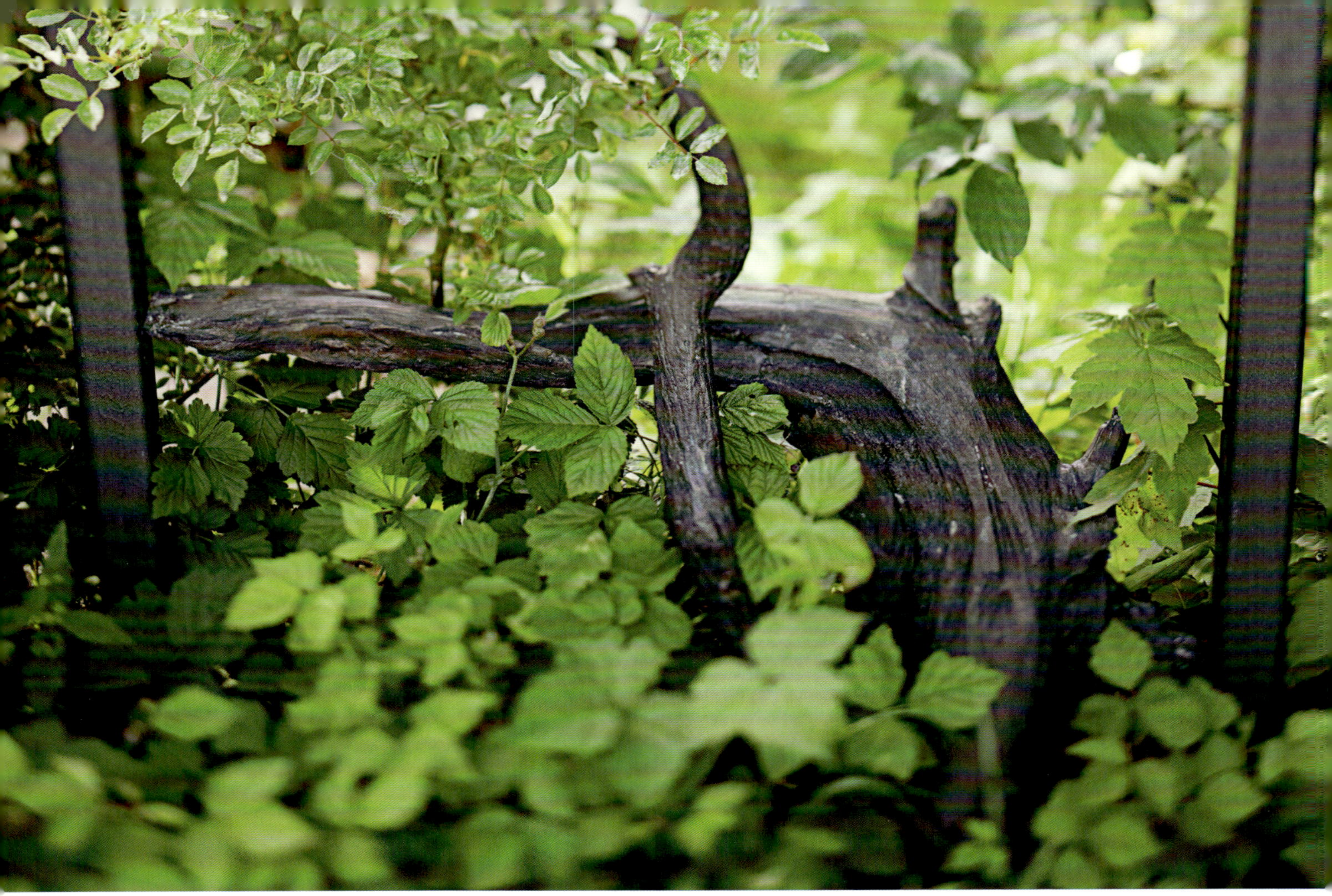

Der Wurzelstock steht für das Element Erde.

Grün ist die Farbe der Hoffnung, dass sich aus dem Dunkel der Erde und des Humus jeden Frühling neues Leben entfaltet. Es ist aber auch die Farbe des Alltags und des alltäglichen Lebens. Leider achten wir solche Alltäglichkeiten zu wenig, obwohl sie die Grundlagen des Lebens sind.

Viele unserer Kräutermandalas sind grün in vielen Nuancen und stellen Beziehung zu anderen Farben her: Lindgrün, Blaugrün, Graugrün, Gelbgrün und Braun (Rotgrün).

„Schau ins Grün", sagt Hildegard von Bingen. Sie ist eine der größten Verehrerinnen der Grünkraft. Mit ihrem Begriff Viriditas (vom lat. viridis = grün) bezeichnete sie eine Grundkraft, eine Lebenskraft, die der gesamten Natur – Menschen, Tieren, Pflanzen und Mineralien – innewohnt und sich dort entfaltet. Diese in allem steckende Grünkraft ist nach Hildegard von Bingen die Grundlage von Leben und Heilung. Sie spricht auch vom „Ergrünen" der Seele und sah im schöpferischen Grün den Finger Gottes.

Grün ist ein Energiekraftwerk. Eine grüne Almwiese schwingt, wie Joachim Behrens sagt, in C-Dur.

WEISS · Essenz aller Farben und Farbnuancen

Weiß ist nichts oder alles. Wenn das ganze Farbspektrum zusammenfließt, ergibt sich das weiße Licht.

Das weiße Licht gibt es nicht, es ist eigentlich nichts und enthält dabei alles.

Wenn ein Lichtstrahl durch ein Prisma fällt, sehen wir alle Farbnuancen des Farbspektrums, des Regenbogens. Mandalas und Heilpflanzen sind wie Prismen, die einen oder mehrere Farbaspekte sichtbar machen.
Durch das Weiß, den Weißaspekt, geben wir dem „Nichts", aber auch „allem" Raum.

Die weiße Zeichnung im Mandala ist gleichzeitig der Raum für „alles", für meine eigenen Bewegungen, meine eigenen Gefühle und Empfindungen, die oft nur schwer zu erkennen und noch schwerer zu entschlüsseln sind.

Die Zahlen

Zahlen sind der rationale Ausdruck von Beziehung – im Gegensatz zu den Farben, die der emotionale Ausdruck sind. Und doch gehören Ratio und Emotion ganz eng zusammen.

In der ausgewogenen Beziehung zwischen Form (Zahl) und Farbe entfaltet das Mandala seine ursprünglichste und heilsame Kraft.

EINS · ich bin da

Eins ist eins – und ist die wichtigste Definition. Die Eins wird geboren aus der Null, dem Nichts, das doch alles enthält. Eins ist Symbol der Einheit, des Einsseins, aber auch der Einsamkeit. Es ist ambivalent. Fehlt die Eins, fehlt die Brücke zum Ursprung und das Einssein im Selbst. Wird das Einssein zu dominant, fehlt die Beziehungsfähigkeit und führt zur Isolation. Eins ist das, was ich bin – ICH BIN DA. Das ist der Name Gottes, der sein Wesen EINSSEIN und DASEIN aufzeigt.

ZWEI · Polarität und Beziehungsfähigkeit

Zwei ist nur möglich, weil sich die Eins geteilt hat und zwei Einser da sind. Die Zwei steht für Partnerschaft und Beziehung, auch für Zwiespältigkeit und Trennung. Zwei hebt die Eins(amkeit) der Eins auf und birgt gleichzeitig die Gefahr, dass sich die Eins, die Einheit auflöst. Dies bringt Polarität und damit Spannung, gleichzeitig auch Beziehung und Bruch. Sehr deutlich wird das im Yin- und Yang-Symbol, das gleichzeitig Beziehung und Ambivalenz ausdrückt. Es zeigt die „zwei Seiten einer Medaille“ und manifestiert sich in den beiden Geschlechtern männlich und weiblich. Nichts kann stärker die Polarität und die Beziehungsfähigkeit ausdrücken als die Beziehung zwischen Mann und Frau.

3 DREI · Vollkommenheit, das Ganze, die Beziehung

Drei ist der Himmel, das Symbol der Vollkommenheit, der Balance, der Harmonie sowie des Gleichgewichts und des Himmels. Eins ist vollkommen unvollkommen, da sie Einheit und Einsamkeit gleichzeitig ist. Zwei ist nicht vollkommen, weil sie zwiespältig sein kann. Daher braucht es die Drei. Drei kann Ursprung und Ziel gleichzeitig sein und ist deshalb der Transzendenz oder dem Göttlichen zugeordnet.

Das Symbol der Drei ist das gleichschenkelige Dreieck, das sich in der Verdoppelung (2 × 3) im Davidstern zeigt, dessen Mittelpunkt ein Sechseck bildet, ein architektonisches Idealmaß, das die Grundform der Bienenwabe darstellt.

Viele Prozesse laufen in einem Dreischritt ab: Vergangenheit, Gegenwart, Zukunft; Werden, Wachsen und Vergehen; These, Antithese, Synthese.

Ich brauche ein Ich, ein Du und eine Beziehung. Ist das nicht balanciert, entstehen lauter einsame Pole oder zwei gegen einen.

Ausdruck dieser Ganzheit und Beziehung finden wir in der Dreifaltigkeit, Vater (Ich) und Sohn (Du) und Heiliger Geist (Wir). Der Heilige Geist, der Lebensspender, ist letzter und erster Ausdruck der Kreativität und der Beziehung zwischen Vater und Sohn, zwischen Gott und Mensch. Er ist aber auch der, der Beziehung zwischen Himmel und Erde ermöglicht. Das Bild der Dreifaltigkeit wird so auch zum Bild und Ursprung aller heilerischen Tätigkeit, die sich am besten entfaltet im Bewusstsein von Ich-Du-Wir.

4 VIER · Erde, die Kreuzungspunkte, die Realität

Vier ist die Erde, das Kreuz, die Begrenzung, aber auch die Möglichkeit. Vier Ecken, vier Kanten, vier Himmelsrichtungen. Alles Leben wächst aus der Beziehung der vier Urelemente Wasser, Feuer, Erde, Luft. Orientierung bieten die vier Himmelsrichtungen und die vier Lebensalter: Kindheit, Jugend, Erwachsenen- und Greisenalter. In der Vier ist die Symbolik für Maß und rationales Denken. Wer weise werden will, muss sich um die Verwirklichung der vier Kardinaltugenden bemühen: Klugheit, Tapferkeit, das rechte Maß und die Gerechtigkeit.

Das gute, glückliche Leben hat nach der Benediktinerregel immer auch etwas mit dem rechten Maß, der Discretio, zu tun, mit Grenzen und Möglichkeiten, aber auch mit Wachstum (auch dieses ist begrenzt), Aufbau und Zerstörung.

Die Vier ermöglicht dem Menschen, durch das Denken und die Vernunft in Beziehung mit der Natur, mit der Erde, mit den Dingen zu treten. Die Felder werden (meistens) im Geviert vermessen, und das Geviert des Hauses und „meine vier Wände" geben Schutz und Sicherheit. Alles, was über das Quadrat und das Kreuz gesagt worden ist, gilt meistens auch für die Vier. Vier zeigt sich oft in Gegensatz- oder Ergänzungspaaren, die sowohl Polarität und Konflikt als auch Harmonie und Ergänzung bringen können.

Klassische Vierer-Kräuter sind Beifuß und Melisse: Beifuß gibt die Kraft und Stärke der Erde, die mich auf dem Boden stehen lässt, macht einen klaren Kopf, macht mich wach und reaktionsfähig, weil diese Energie andererseits eingebunden ist in den Kreis, das Symbol für die Transzendenz, den Himmel. Die Melisse ist Symbol für die Herzensruhe, bringt uns wieder auf den Boden und macht das angstvolle Herz frei. Als Mandalasymbol ergeben sich zwei verschlungene Herzen.

DIE FÜNF

Die Fünf finden wir in vielen Blüten, der Apfel- und der Quittenblüte, bei der Heckenrose und in der Zistrose. Sie zeigt sich in unserem Leib. Wir haben fünf Sinne: Hören, Sehen, Riechen, Tasten, Schmecken, und 2 × 5 Finger und 2 × 5 Zehen. Dem fünfstrahligen Stern wurden sowohl positive als auch negative Kräfte zugeschrieben, denn wenn man ihn nachzeichnet, kommt man an keinen Anfang und kein Ende, ein Zeichen der Unendlichkeit. Manche sagen, dass uns die Fünf nicht nur handlungsfähig macht und zupacken lässt, sondern auch den Zugang zur inneren Welt eröffnet. Oft wird auch gesagt, dass die Fünf Zugang zum fünften Element, zum „reinen Geist" eröffnet, der nicht an die Materie gebunden ist.

DIE SECHS

Die Zahl ergibt sich aus 2 × 3 oder 3 + 3. Wir finden in ihr die Zahl der Polarität (2) sowie die Zahl der Vollkommenheit (3). Hier wird also Irdisches und Himmlisches verbunden. Die Schöpfungsgeschichte weist der Sechs die Tage der Schöpfung und der Arbeit zu und bestimmt so immer noch die „Arbeitswoche", auch wenn wir am Samstag vielfach schon frei haben. Trotzdem ist das Sechseck eine harmonische und zugleich praktische Gestalt wie die der Bienenwabe. Sie ist eine intelligente Lösung, platz- und arbeitsparend, gibt einerseits Geborgenheit, andererseits weist sie über sich hinaus, auf die Sieben hin.

DIE SIEBEN

Schon ihre Form 7 erinnert uns an die Eins 1. Sie weist uns hin auf den Anfang und das Ende. Die Vollendung der Schöpfung geschieht am siebten Tag, am Tag der Ruhe. Die Sieben darf also bei aller Arbeit, aller Herausforderung nie vergessen werden. Der siebenarmige Leuchter, die sieben Sakramente und die sieben „letzten Worte Jesu" am Kreuz zeigen, dass sie in den religiösen Traditionen immer einen symbolischen Platz hatte, besonders in der Antwort Jesu auf die Frage, wie oft ich verzeihen muss. Sieben Mal? Jesus antwortet: Sieben mal siebenundsiebzig Mal. D. h. immer. Es geht um den immer neuen Anfang und die Klärung von sozialen Beziehungen. Sie ist eine der heiligen Zahlen.

Selten findet man sie in der Natur. Sie scheint eher dem Geist entsprungen zu sein. Sie ist eine unteilbare Primzahl und führt uns an die Anfänge zurück. Die sieben Töne der Tonleiter und die sieben Farben des Regenbogens, die sieben Grundchakren der traditionellen chinesischen Medizin geben ihr aber auch ein Gewicht der Natur. Die Sieben wird nicht nur sicht- und hörbar in Farben und Tönen, sondern auch wahrnehmbar im Körper der Menschen.

DIE ACHT

Zu den heiligen Zahlen gehört auch die Acht. Sie überbietet die Sieben noch einmal, indem sie als Oktave wieder zum Ausgangspunkt, dem Grundton zurückführt, ihn aber überhöht. Das Alte geht zu Ende, Neues bricht herein. Der achte Tag gilt bei den Christen als Tag der Auferstehung. Im achtspeichigen Rad des Lebens der Buddhisten wird die ewige Wiederholung des Lebens sichtbar ausgedrückt. Das arabische Zahlenzeichen 8 ist ebenso die sich immer wiederholende Bandschleife und Zeichen für die Unendlichkeit. Sie ist in der grafischen Gestaltung die Verdoppelung (8) der Null (0). Die Wörter Achtsamkeit und Achtung haben im Deutschen dieselbe Wortwurzel und man vermutet, dass das Wort „echt" auch damit zusammenhängt. Die Oktogone romanischer Taufkirchen und Kathedralen sollten wohl hinweisen auf die Ewigkeit und den immer neuen Anfang, die keinen Anfang und kein Ende kennen.

DIE NEUN

Die Neun steht für die Schwangerschaft, die Entwicklung menschlichen Lebens, das behütet und geschützt werden muss. In der jüdischen Buchstabensymbolik, in der jeder Buchstabe auch einen Zahlenwert repräsentiert, ist der neunte Buchstabe „Teth", der auch als Gebärmutter mit einem Embryo interpretiert wird. Manche deuten das 3 × 3 auch als die Überhöhung und Manifestation des Göttlichen in dieser Welt.

10 DIE ZEHN

Die Welt und viele Systeme in ihr kommen ohne das Dezimalsystem nicht aus. Mit unseren zehn Fingern und Zehen zählen wir, berechnen wir und werden berechnet. Der „Zehnte“ war seit alters her ein (für unsere Verhältnisse humanes) Steuermaß, das aber auch bedrückend sein kann. Auch die „zehn Gebote“ sind Ordnungsprinzipien, die das Zusammenleben der Menschen regeln sollten.

Wir kommen an kein Ende mit den Zahlen. Eine aber muss noch erwähnt werden:

12 DIE ZWÖLF

Sie ist deshalb so bedeutend, weil sie eine kosmische Zahl ist. Sie entsteht aus der Multiplikation von Drei (Himmel) und Vier (Erde). Zwölf Monate ordnen den Kreis des Jahres und zwölf Sternkreise den Himmel und den Sonnenverlauf. Die zwölf Stämme Israels, die zwölf Apostel, 12 × 12, das Maß des „Himmlischen Jerusalems“, der Stadt Gottes, mit ihren zwölf Toren, zwölf Steinen und zwölf Perlen versuchten das Bild des Himmels auf die Erde zu holen. Deshalb steht diese Zahl auch immer wieder für die Vollkommenheit, die zwar nie erreicht werden kann, aber wenigstens einen symbolischen Ausdruck finden wollte.

Diese Aufzählung mit ihren Anmerkungen ist so unvollständig wie jede Zahlenreihe. Man könnte fortfahren und käme an kein Ende. Für unsere Kräutermandalas sind nur wenige Grundzahlen entscheidend. Sie müssen immer wieder ins Bewusstsein gerufen werden.

8 Die Kräutermandalas im Einzelnen

Die Beschreibungen der Kräutermandalas enthalten jeweils die freien Assoziationen, die aus der Meditation kommen und mit dem Wissen und der Erfahrung um die Heilpflanzen verbunden wurden. Bedeutung haben Farbe, Form und die Zahlensymbolik. Diese Beschreibungen sind aber nur ein kleiner Ausschnitt aus den unendlichen Möglichkeiten der Meditation und der intuitiven Schau.

Die vorliegende kleine Erklärung ist keine erschöpfende Darstellung aller Mandalas. Manche Details kann ich gut erklären, andere Details entziehen sich bis heute immer noch meinem Verstand. Aber ich glaube, dass sie richtig sind. Ich möchte alle Betrachter der Mandalas ermuntern, kreativ, intuitiv, demütig und ehrfürchtig mit ihnen zu lernen und umzugehen. Ich lege sie allen Betrachtern nicht nur ans Herz, sondern ins Herz. Dort sind sie am besten aufgehoben und entfalten die größte Kraft.

Bei den Kardenpflanzen zu sein, bereitet wirklich große Freude.

Gilt für alle Kräuter, deren Gebrauch und generell für alles:

Es ist wichtig, dass wir uns mit dem Wesen der Pflanzen vertraut machen, damit wir durch die Erkenntnis des Wesens mehr und mehr ihre Wirkungsweise und ihr Potenzial erkennen und lieben lernen. Nur dann können wir die Pflanzen auch verantwortlich anwenden. Und darüber hinaus muss ich jedes Ding, jede Pflanze, jedes Bild maßvoll gebrauchen, denn jede Übertreibung schadet. Der regelmäßige, gute, ausgewogene Gebrauch hilft am nachhaltigsten.

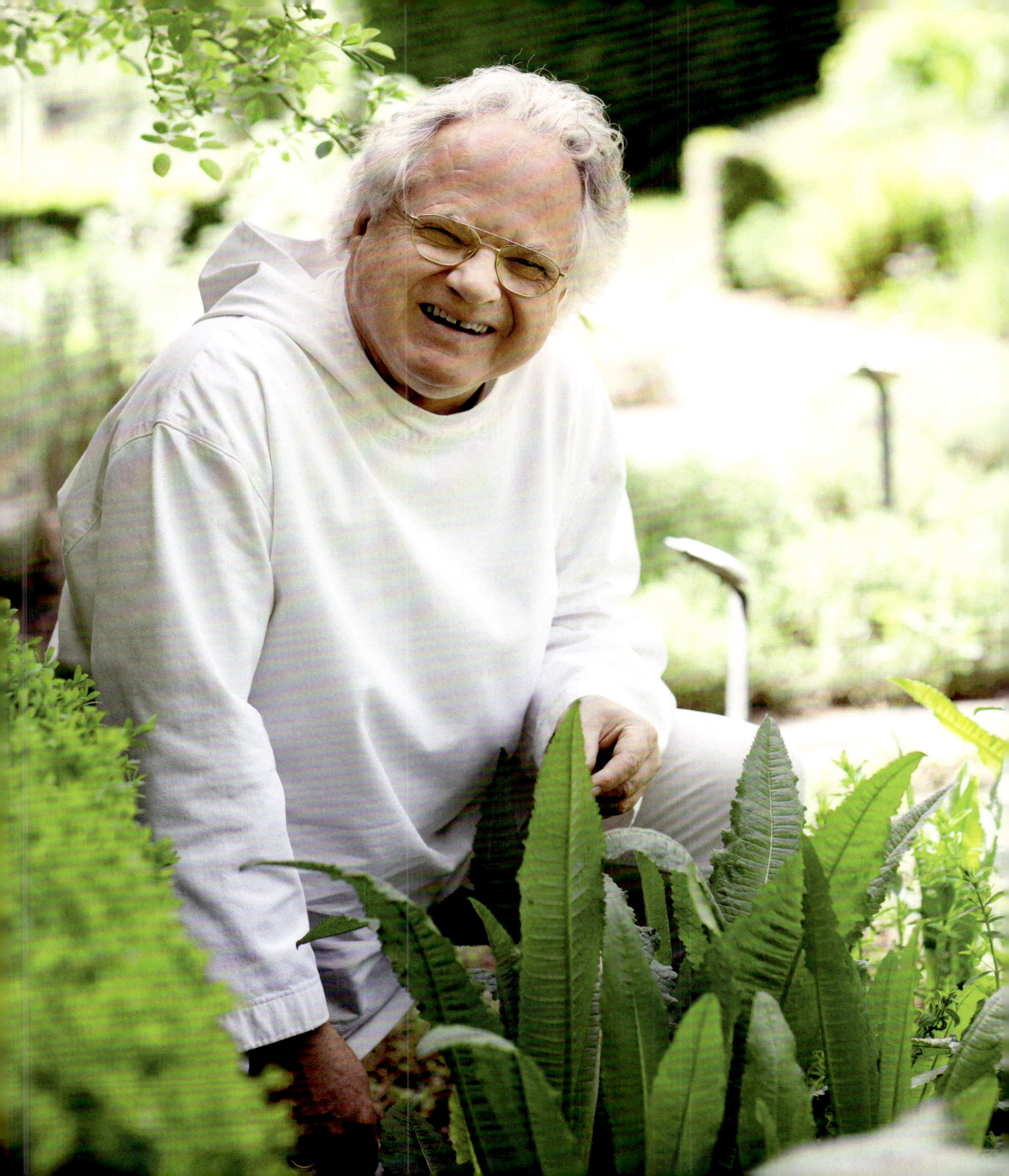

Alant

befreite Lebensfreude

Farbe: Gelb. Leben, Licht und Sonne.

Form: Kreis (Himmel, Transzendenz) und Quadrat (Erde, Realität). Sie stehen für oben und unten, innen und außen, für die Beziehung schlechthin und die Beziehungen dazwischen.

Zahl: Drei und vier, für Himmel und Erde.

Assoziationen:

Das Alantmandala ist ein Beziehungsmandala. Der Alant steht für die Urbeziehung zwischen oben und unten. Er hat zwei ganz große Wirkungsbereiche: die Blüte und die Wurzel. Der Alant ist eine starke Pflanze, die sowohl die Kräfte der Erde, ausgedrückt durch das Quadrat, als auch des Himmels, symbolisiert durch den Kreis, verkörpert. Beide Komponenten waren der Impulsgeber für das Mandala.

In der alten christlichen Pflanzensymbolik gilt der Alant als das Zeichen der Erlösung. Und Erlösung hat immer etwas mit Beziehung zu tun. Erlösung erlebe ich da, wo ich Beziehung zwischen den gegensätzlichsten Dingen herstelle.

Die größten Blockaden entstehen stets dort, wo wir keine Beziehungen haben. Am deutlichsten wird das im Atem und an der Haut spürbar. Wenn diese „Beziehungsorgane" blockiert sind, ist die Beziehung zwischen innen und außen, oben und unten gestört. Und wenn in diesen Bereichen keine Beziehung besteht, ist das Ergebnis oft das, was wir Depression oder Allergie nennen. Alant hilft uns dabei, diese Beziehungen zu heilen und wieder herzustellen. Bei Gefühlen der Unsicherheit, bei Mutlosigkeit, wenn man nirgendwo mehr verwurzelt ist, wenn die Grenzen verletzt oder nicht mehr vorhanden sind, man keine Beziehung mehr zum Himmel oder zur Erde hat, dann ist diese Alantsymbolik hilfreich. Vom Alant wird gesagt, dass er sowohl ein gutes Hustenmittel und gleichzeitig auch für die Verdauung wichtig ist, aber ebenso bei Hauterkrankungen eingesetzt werden kann.

Tipp: Vorsicht bei Korbblütlerallergie! Die getrocknete Alantwurzel kann auch zum Räuchern verwendet werden. Alantkräuterwasser zur Behandlung unreiner Haut: Einen Esslöffel (wenn möglich frische), klein gehackte Wurzeln in einem halben Liter Wasser wie einen Tee kochen und die Haut damit öfter abtupfen.

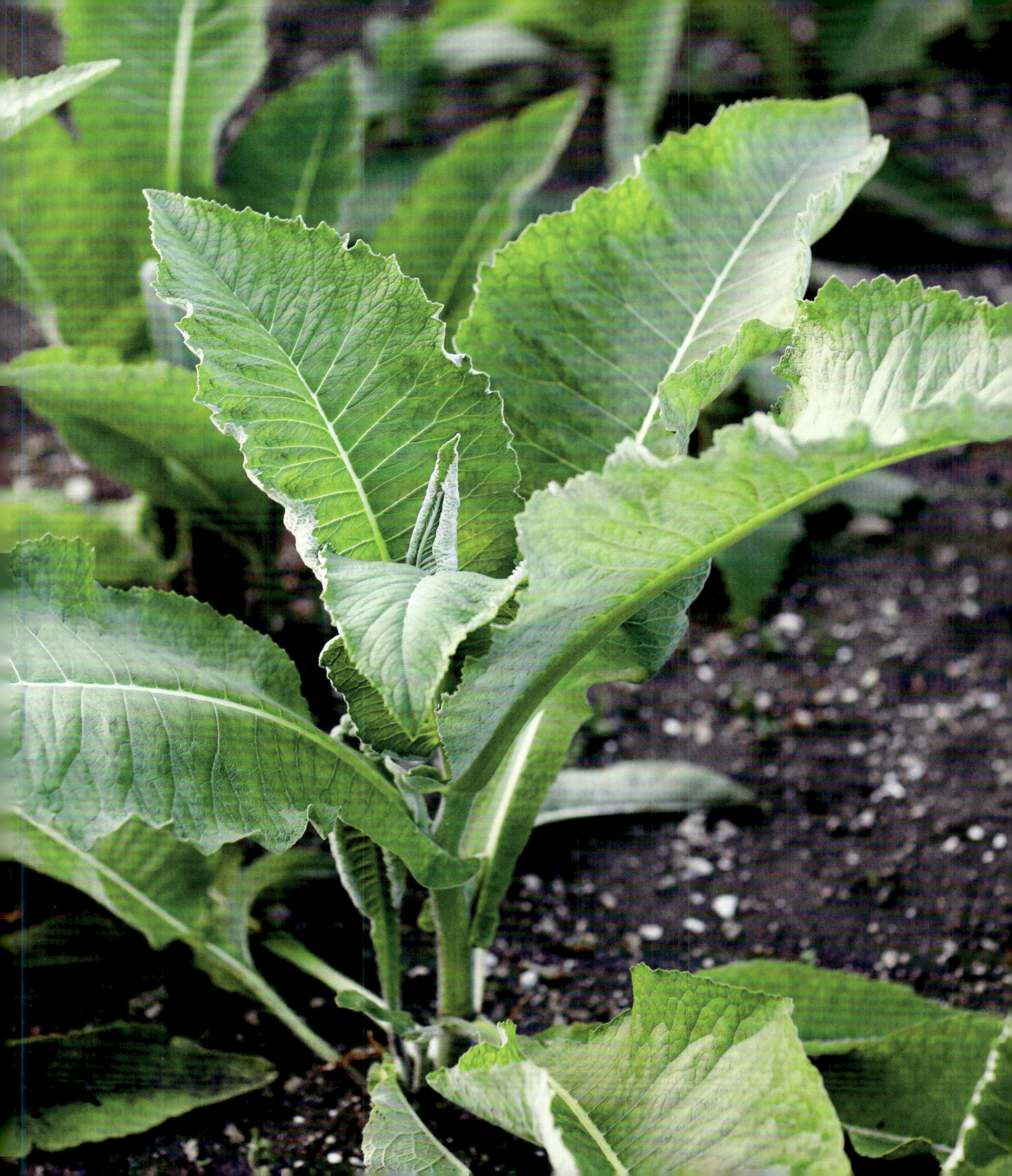

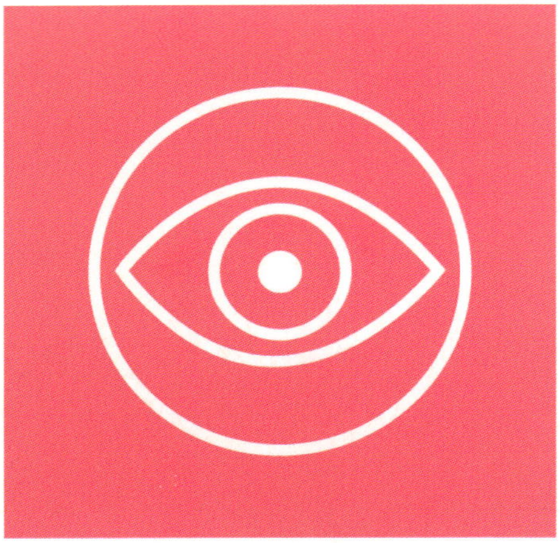

Augentrost

klare Sicht, Zuversicht

Farbe: Ein Zwischenton zwischen Rot und Violett bis hin zum hellen Indigo, das die Symbolfarbe für die Erleuchtung ist. Die Farbe ist in der Blüte enthalten. In dieser Farbe zeigt sich die Schönheit der Blume.

Form: Das Mandala setzt sich aus drei Kreisen zusammen: großer Kreis, kleiner Kreis und Punkt – sie stehen für Zentrum und Peripherie. Die „Lider", die Ellipse, stehen für den Schutz.

Zahl: Drei und vier.

Assoziationen

Unser Ziel ist es, klare Sicht zu haben, Einsicht zu gewinnen, nicht nur mit den Augen, sondern auch mit dem Herzen. Der Augentrost bringt eine Klärung des Blicks, einen Trost des Schauens. Dazu ist eine Fokussierung nötig: Zentrum (Fokus) und Rahmen, Zentrum und Peripherie – Mittelpunkt und Grenze, Wahrnehmen der Details und des Ganzen.

Bei Augenerkrankungen erkennt man oft nicht mehr den Punkt, um den es geht. Zum Beispiel bei Computerarbeiten haben wir Mühe, zu fixieren, immer wieder das Wesentliche zu sehen. Deshalb sind die drei Kreise wichtig, um die Sache auf den Punkt zu bringen und gleichzeitig das Äußere, das Andere, die Umgebung weiterhin wahrzunehmen.

Je konzentrierter man schauen muss, desto mehr muss man sich schützen. Die „Lider" sind ein Zeichen des Schutzes. Sie funktionieren aus sich selbst, aus dem Unbewussten heraus. Das Leiden der Augen ist oft eine Trübung oder Unklarheit, eine Verdunklung. Der Augentrost schützt das Sehen, gibt Ansehen, Wertschätzung und vertreibt so auch die dunklen, unklaren Gedankenbilder, die uns bedrücken, weil wir das Ganze, die Wahrheit nicht sehen wollen oder können.

Tipp: Augentrost als Tee oder Tinktur, zusammen mit Heidelbeeren (Saft oder Marmelade) eingenommen, ist hilfreich bei überanstrengten Augen, vor allem bei Bildschirmarbeiten. Zusätzlich kann auch noch das getrocknete Augentrostpulver als Gewürz in Suppen verwendet werden.

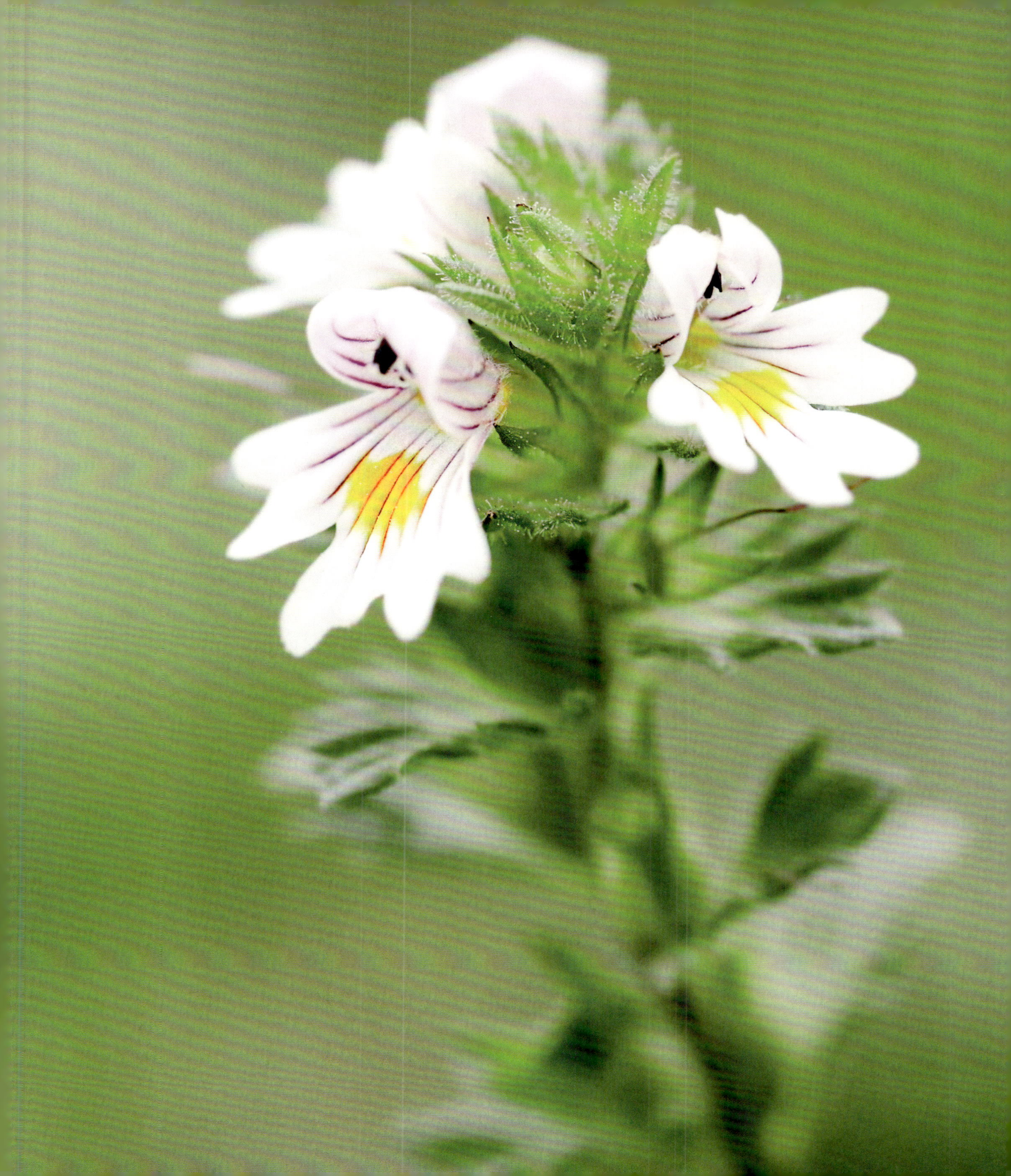

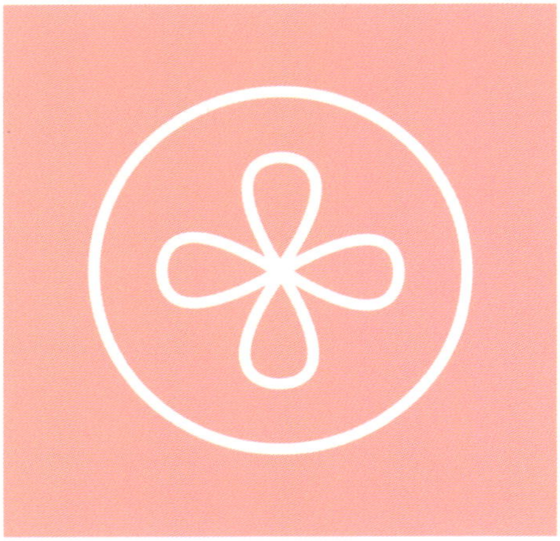

Baldrian

innere Ruhe, Frieden

Farbe: Das Rosa der Baldrianblüte wirkt wie ein Ausdruck der Zärtlichkeit und auch der Barmherzigkeit, mit denen man den Gedanken und Erfahrungen der Unruhe und des Unfriedens begegnen muss.

Form: Kreis und Quadrat und zwei Schleifen in Form eines Achters. Der fast nicht beachtete Schnittpunkt in der Mitte der gleichschenkeligen Kreuzform ist das Zentrum. Die zwei Achterschleifen (die unendliche Wiederholung) treffen sich an einem Punkt und bilden eine gleichschenkelige Kreuzform. Es ist und es wird balanciert und die Bewegung wird angehalten. Durch Kreis und Quadrat sind wir auf der Erde und im Himmel verankert.

Zahl: Eins, vier, das Kreuz, das sich aus zwei Unendlichkeitsschleifen zusammensetzt. Diese Schleifen treffen sich in der Mitte, in einem Schnittpunkt, der die dauernde Bewegung stoppt.

Assoziationen

Das Baldrianmandala ist entstanden aus der Frage: Was heilt der Baldrian? Er heilt die innere Unruhe, die berühmt-berüchtigten „Achterbahnschleifen", die Gedankenschleifen, die nicht aufhören wollen, die sich immer wiederholen. Baldriansymptome sind wie diese Achterschleifen, die sich nicht beruhigen oder stoppen lassen.

Ein zweiter Achter, im Sinne einer zweiten Möglichkeit, stoppt die Schleife durch den entstehenden Schnittpunkt. Dabei entsteht Beziehung zwischen der ersten und der zweiten Acht. Wenn die Sache auf den Punkt gebracht wird, hört die Schleife auf. Durch den Schnittpunkt kann man wieder Bezug zur Realität finden. Die Achterbahn ist nicht die Realität, sondern Fantasie, ein ununterbrochenes Denken-Müssen wegen nichts und wieder nichts.

Das Baldrianmandala hilft, innezuhalten und etwas auf den Punkt zu bringen. Hat man sich in der Achterbahn verrannt, mag man nicht gerne darüber reden oder man traut sich oft nichts zu sagen. Nun braucht es ein Gegenüber. Baldrian kann helfen, einen objektiven Standpunkt und ein Gegenüber zu finden, der/das mir dabei hilft, den Punkt zu finden, wo ich aussteigen kann aus der „unendlichen" Achterbahn und einsteigen kann in eine neue Sicht der Dinge. Die Probleme werden dadurch nicht gelöst, aber durch die innere Ruhe gewinne ich Sicherheit und neue Perspektiven.

Im Symbol drücken sich auch Zärtlichkeit und Barmherzigkeit aus, die fähig sind, den bedrohlichen und zermürbenden Schleifen zu begegnen.

Als Beispiel sei Migräne mit starken Kopfschmerzen bis hin zum Erbrechen genannt: Der Druck im Kopf kommt oft von Bandschleifen, die man nicht sieht oder erkennt, sich oft auch nicht eingesteht. Auch hier muss Beziehung hergestellt werden, um die Schleifen zu stoppen.

Dass dies auch mit dem Magen und Darm zu tun hat, ist eindeutig. Das „nicht auf den Punkt kommen können", das „ununterbrochen bewegt sein" wirkt sich auch auf die Verdauung aus. Verdauung hat nicht nur mit unserer Psyche oder dem Körper zu tun. Der Mensch ist eine leibseelische Einheit. Wenn ich etwas nicht geistig oder körperlich verarbeiten, verdauen kann, wenn mich etwas immer wieder belastet, wird es Zeit, zur Ruhe zu kommen und die Erfahrungen wieder auf den Punkt zu bringen.

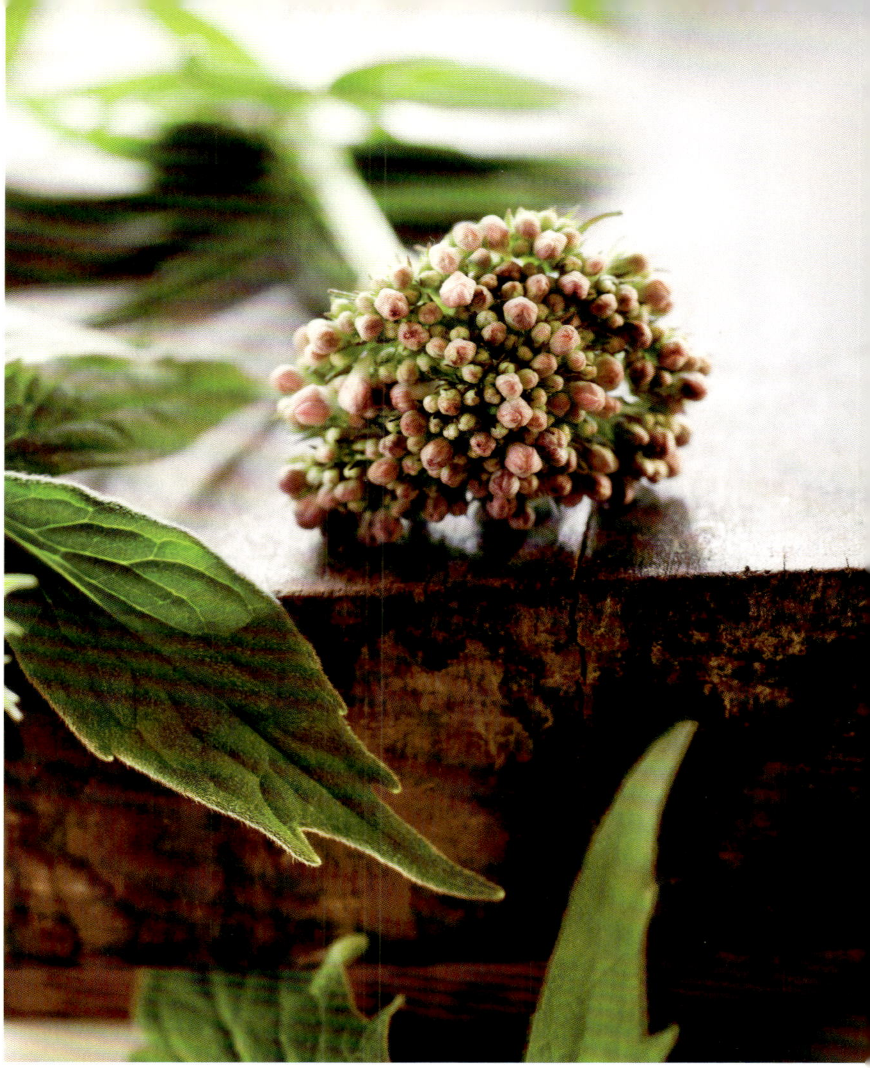

Tipp 1: Ein wenig Baldrian gehört in jeden Abendtee, am besten mit Melisse und Johanniskraut!

Tipp 2: Warmes Fußbad am Abend: aus einem Teesud aus Melisse, Baldrian, Johanniskraut und einem Löffel naturbelassenes Steinsalz.
Baldrianwein: 1–3 Baldrianwurzeln reinigen und zerkleinern, zusammen mit 0,5 l Weißwein erhitzen (nicht kochen) und in ein gut verschließbares Glas geben. Nach 3–4 Wochen abfiltrieren und Wurzeln ausdrücken. Wer den Wein noch geschmacklich verbessern will, kann es mit einer Biozitronenschale und Honig tun.

Bärlauch

Frühlingskraft

Farbe: Das Grün der Bärlauchpflanze ist ein saftiges, intensives Frühlingsgrün, ein Symbol für die Urkraft des aufbrechenden Lebens nach der Winterszeit aus der Erde.

Form: Das zarte Blatt des Bärlauchs musste im Bild enthalten sein. Im Blatt befindet sich eine Ellipse, ein zweipoliges Zentrum. Außen bilden sich zwei Monde.

Zahl: Eins (Blatt in der Mitte), zwei (Kreis und Blattspindel), drei (grüne Felder, Ellipse und zwei Monde im Zentrum) und vier (Quadrat).

Assoziationen

Das Wesentliche von Bärlauch ist, dass die Kraft innen liegt und nicht von außen herrührt. Aus dieser inneren Kraft kommen die Kraft und das Vertrauen für eine neue Entwicklung. Bärlauch wächst aus einer Zwiebel heraus. Auch die Ellipse liegt daher im Inneren des Blattes. Durch die innere Ellipse als Modifikation des Kreises, des Himmels, wird das Blatt gestärkt. Bärlauch hat auch ein großes, geistiges Potenzial.

Bären nach dem Winterschlaf sollen Bärlauch gefressen und neue Kraft geschöpft haben. Wenn jemand kraftlos ist, etwa bei Frühjahrsmüdigkeit, ist man oft versucht, ihn mit Äußerlichkeiten zu bedienen. Eigentlich müsste man ihn aber auf seine innere Kraft aufmerksam machen.

Bärlauch (auch Knoblauch) stärkt das Herz, das Innerste, das Zentrum des Lebens. Bärlauch ist eine Herzstärkung im Sinne des Zentrums des Lebens, das zur Entfaltung kommt.

Und man entdeckt zwei Monde, links und rechts. Der zunehmende und abnehmende Mond sind Symbole des Wachstums, des Rhythmus, der Fruchtbarkeit. Der Mond ist ein starker Gefühlsplanet – er ist wechselhaft. Ist man orientierungslos, ist man ebenso wechselhaft. Gleichzeitig öffnen die beiden Monde auch den Weg, den Blick in den Kern, die Entfaltung eines Potenzials zu fördern.

Tipp: Lassen Sie es sich nicht entgehen, im Frühjahr Bärlauch zu sammeln. Man kann ihn auch einfrieren und später zu Suppe verarbeiten.

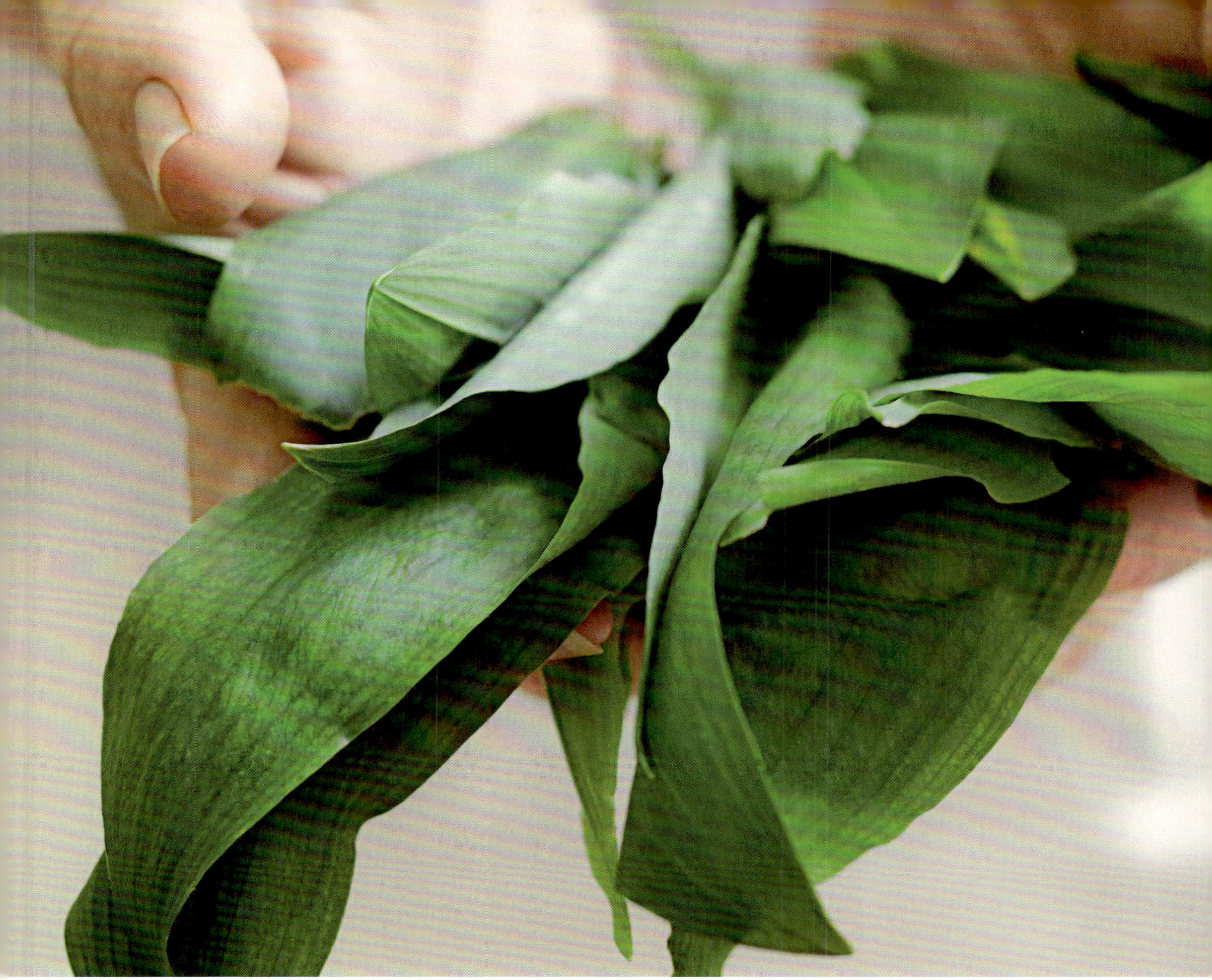

Bärlauchsuppe: Zutaten für 6 Personen: 2 EL Pflanzenöl, 1 Zwiebel, 1 Knoblauchzehe, 2 Handvoll Bärlauch, 4 größere Kartoffeln, 1,5 l Wasser oder Gemüsebrühe, 2 EL Frischkäse, Salz, Pfeffer, eine Prise Muskatnuss und etwas Zucker.

Klein geschnittene Zwiebel und Knoblauch im Öl glasig anschwitzen, geschnittenen Bärlauch und Kartoffelwürfel zugeben. Mit Brühe oder Wasser aufgießen und kochen, bis die Kartoffeln weich sind. Mit dem Mixstab pürieren, nach Geschmack würzen und den Frischkäse dazugeben. Nicht mehr kochen. Mit gerösteten Schwarzbrotwürfeln und fein geschnittenen Bärlauchstreifen servieren.

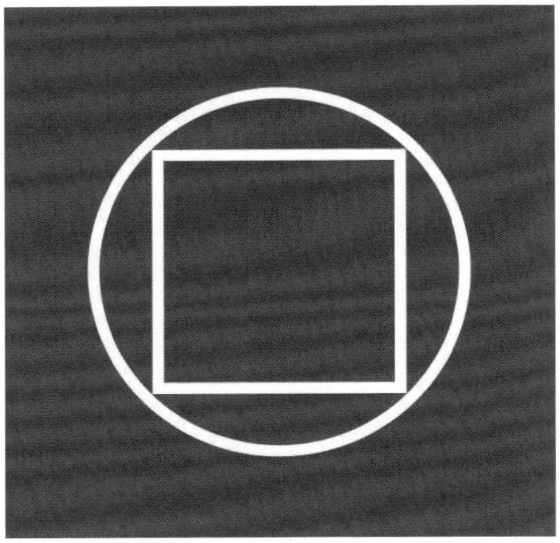

Beifuß

innere Stärke

Farbe: Die Farbe kommt von den Blättern des Beifuß. Ähnlich wie beim Frauenmantel, jedoch ist noch ein dunkleres Grün dabei.

Form: Quadrat und Kreis, sind unmittelbar aufeinander bezogen. Sie geben sich gegenseitig Stütze und Halt. Eines ohne das Ganze ist nicht denkbar.

Zahl: Vier steht sehr im Vordergrund. Drei kommt durch den Kreis dazu, der zugleich auf das Quadrat bezogen ist.

Assoziationen

Die Form hat Ähnlichkeit mit dem Frauenmantel. Dort ist der Kreis das dominante Symbol, beim Beifuß das Quadrat. Das Quadrat ist das Gerade, das Eckige, das Eindeutige. Der Kreis ist das Unendliche, das Weite und das Zentrierende. Wir haben die Fliehkräfte auf der einen und die zentrierenden Kräfte auf der anderen Seite. Beides zu integrieren ist eine große Kunst. Unser ganzes Leben sind wir damit beschäftigt, diese beiden Kräfte miteinander in Beziehung zu bringen. Die Quadratur des Kreises ist die größte, nie gelingende Herausforderung, die es in der Mathematik gibt. Die große Herausforderung des Lebens besteht darin, die Beziehung zwischen den zentrierenden Kräften des Kreises und den strukturierenden Kräften des Quadrates herzustellen.

» Im Mandala hält das Quadrat den Kreis und der Kreis hält das Quadrat. Es ist ein stützendes, stärkendes Symbol.
» Beifuß gibt uns Kraft und Klarheit auf der einen Seite, auf der anderen Seite die Intuition und die Sensibilität. Das soll dieses Mandala symbolisieren.
» Beifuß gilt als ein traditionelles Frauenmittel. Als klassischer Vierer gibt er die Kraft und Stärke der Erde, die mich auf dem Boden stehen lässt, mich wach und reaktionsfähig macht. Beifuß ist hilfreich für jemanden, der ausschließlich in der Ratio ist.
» Die weibliche Seite des Mannes braucht dieses Kraut genauso wie die männliche Seite der Frau.
» Das Symbol verschafft einen klaren Kopf und gibt ebenso ein starkes Herz, eine starke Emotion. Leib und Seele werden balanciert durch dieses Kraut.

Die Assoziationen dazu sind vielfältig. Die Verbindung der Gegensätze, Klarheit, Gefühl, Konzentration, Wachheit, Aufnahmefähigkeit – das alles ist in diesem Symbol und der Pflanze enthalten. Die Verbindung der Gegensätze stärkt und zentriert die Wahrnehmung, bringt Klarheit und Stärke. Es macht aufnahmefähig und unterstützt das Unterscheidungsvermögen.

Tipp: Beifuß ist ein hervorragendes Gewürz bei Schwein, Gans oder Ente, das den fetten Braten würziger und leichter verdaulich macht. Er kann frisch und getrocknet verwendet werden.

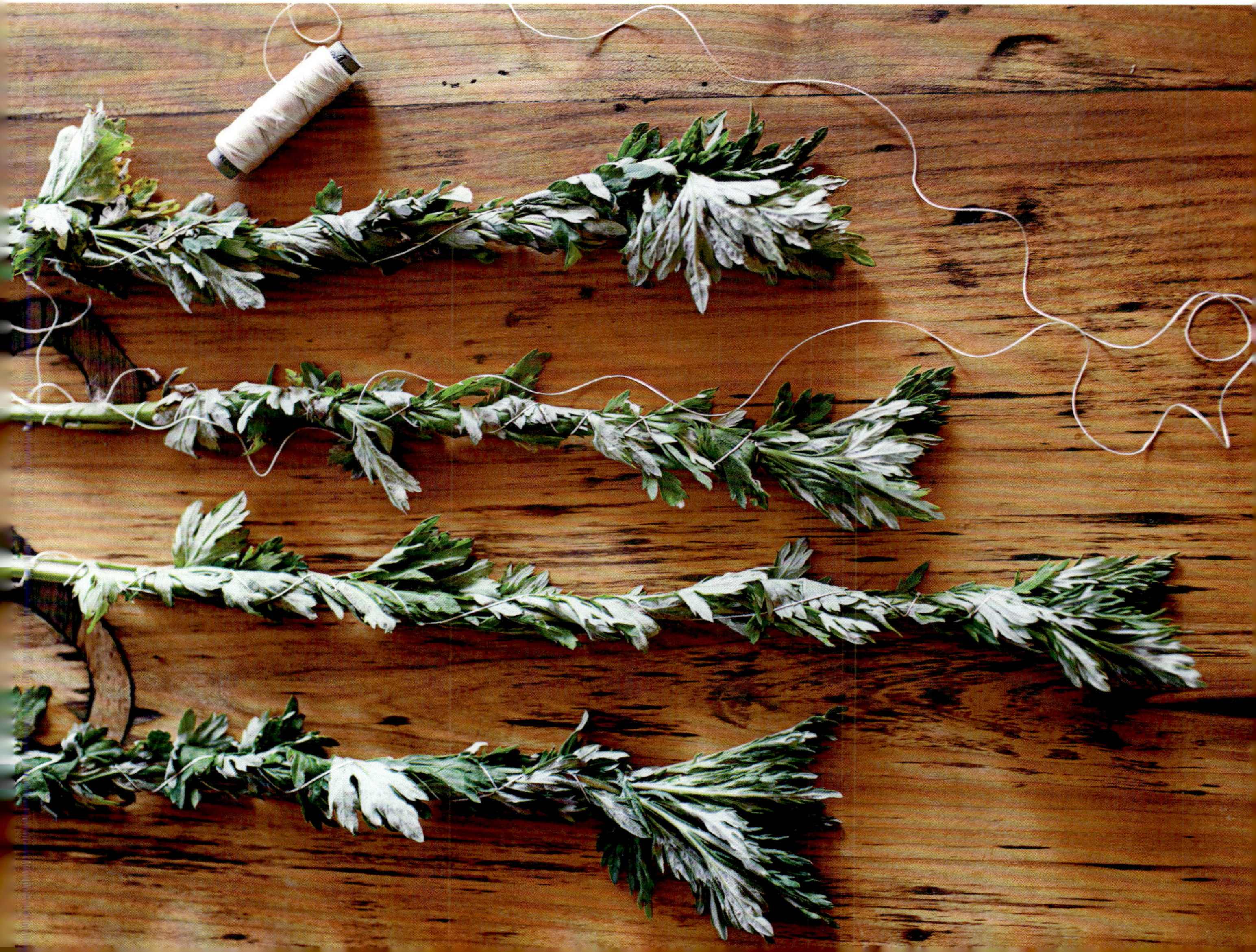

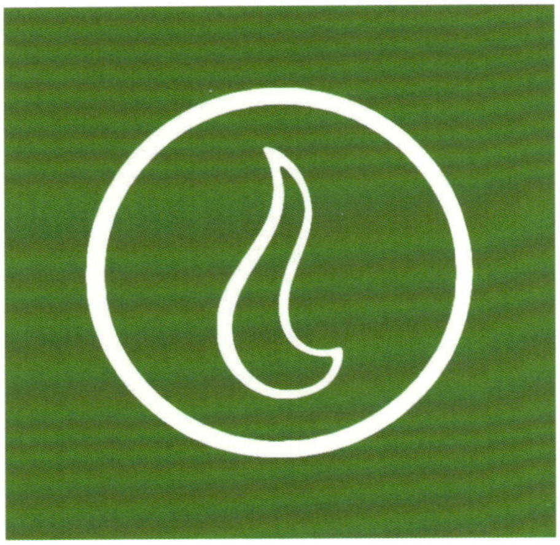

Brennnessel

glühendes Lebensfeuer

Farbe: Grün. Presst man die Brennnessel aus, entsteht ein Saft mit dieser Farbe. In ihr steckt auch die Grünkraft, die ebenso ein Feuer ist. Nichts scheint so grün zu sein wie das Feuer der Brennnessel.

Form: Die Flamme steht für das innere und äußere Brennen und das Feuer. Sie ist der bewegte Teil, der gebändigt ist durch Himmel und Erde (Kreis und Viereck). Diese Flamme im Mandala wirkt kraftvoll und auch heftig – Ambivalenz.

Zahl: Eins und vier.

Assoziationen

Die grüne Flamme ist ein Symbol für die wachsende Bewegung und Wärme. Ihre Unberechenbarkeit wird gezähmt durch den Kreis. Um unberechenbare Energie zu bändigen, die uns lähmt, brauchen wir den Himmel und die Erde.

Die Flamme der Brennnessel kann ziemlich intensiv wirken und brennen, aber auch heilen. Deshalb ist sie mit Klugheit und Maß anzuwenden. Als Frühjahrskur über drei bis vier Wochen kann sie das Lebensfeuer anfachen und anregen. Sie hat eine wohltuende Wirkung.

Die Ambivalenz liegt in der Brennnessel. Wie das Feuer kann sie wärmend sein oder brennend. Das Maß ist wichtig. Zu viel Energie ist genauso schlecht wie zu wenig. Richtig angewendet, gibt sie Balance im Leben, vor allem dann, wenn es um (Ver-) Änderungen geht. Wenn man zu träge oder wenn man zu schnell ist. Langsamkeit ist auch ein Symptom von Eisenmangel, bei dem die eisenhaltige Brennnessel verwendet wird.

Erstaunlicherweise assoziieren manche Betrachter die Flamme in der Mitte mit einem Entenküken oder mit einem Embryo, der sich kraftvoll entwickeln kann. Ich weiß, dass in meiner Kindheit kleine Gänse und Enten mit klein gehackten Brennnesseln und Ei gefüttert wurden. Ich mochte trotzdem damals keinen Brennnesselspinat mit Spiegelei, wie viele Kinder, obwohl er von allen als köstliche Kraftspeise gepriesen wurde.

Die Brennnessel heilt traumatische Erlebnisse. Neben dem Gänseblümchen ist sie wichtig für verstörte mutlose Kinder.

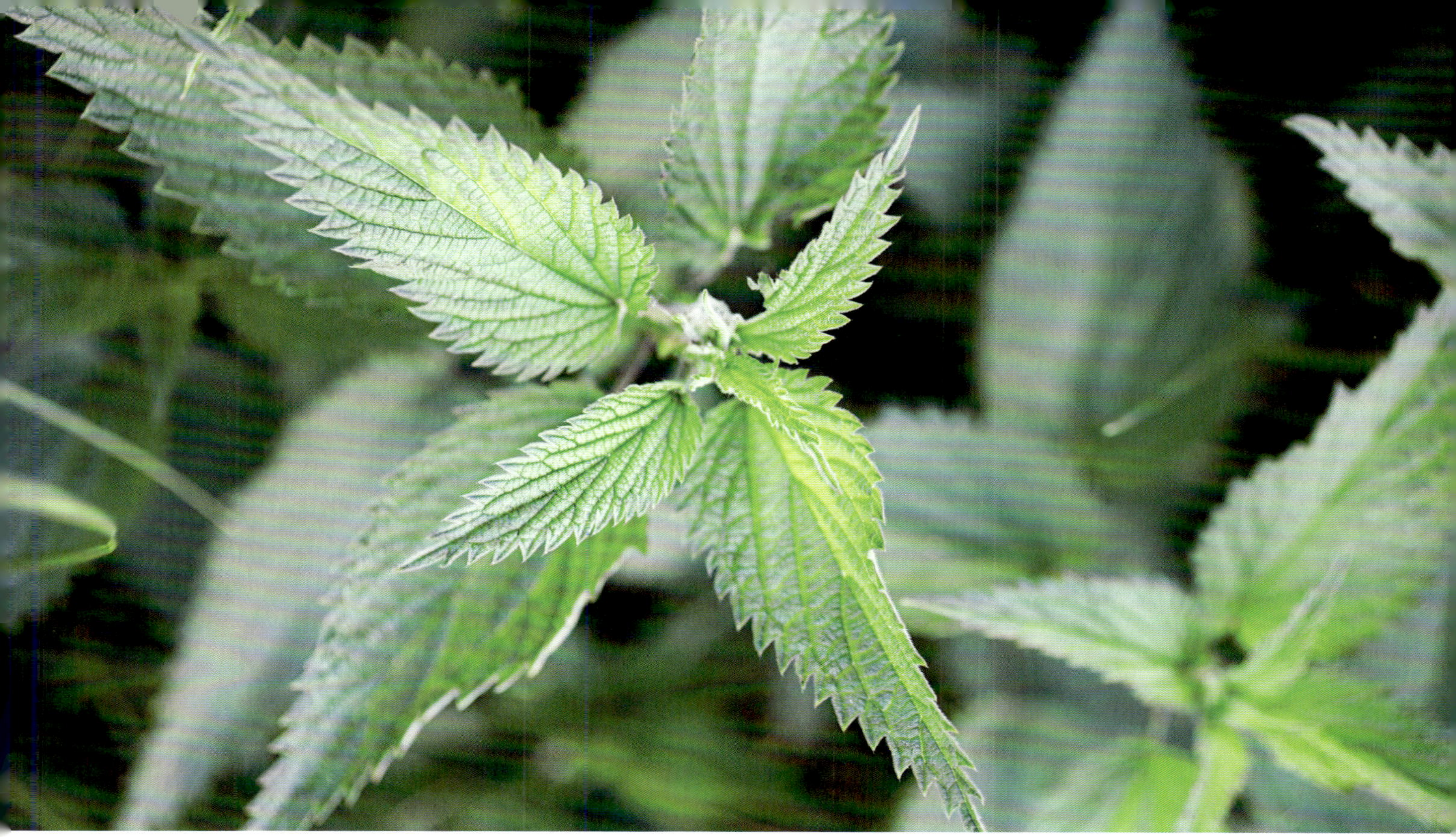

Tipp: Brennnesselspinat

Zutaten: Junge Brennnesselblätter (man braucht dazu sehr viele, pro Person mindestens 200 g).

Wasser, Salz, Pfeffer, Muskat, Koriander, Olivenöl, eine kleine Zwiebel, 2 Knoblauchzehen, Mehl zum Anstauben und Sauerrahm nach Geschmack.

Brennnesselblätter waschen und im heißen Wasser blanchieren. Etwas von dem Wasser zurückhalten. Blanchierte Blätter mit etwas Wasser im Mixer pürieren. Zwiebel und Knoblauch im Öl anschwitzen, mit Mehl bestäuben. Blätterpüree dazugeben, aufkochen lassen. Sauerrahm einrühren und nach Geschmack würzen. Besonders gut zu Eierspeisen, oder als Zugabe zu Nudeln und Kartoffeln.

Tipp: Brennnesseltee

Ein EL Brennnesselwurzel und -kraut in eine Tasse kochendes Wasser geben und 3 Min. kochen lassen und abseihen. Täglich 2–3 Tassen 3 Wochen lang trinken (Frühjahrskur!).

Engelwurz

balsamische Kraft

Farbe: Die Farbe der Blüten ist in der Symbolfarbe enthalten. Wenn die Engelwurz blüht, hat sie etwa diese Farbe.

Form: In den beiden den Kreis durchbrechenden Linien sind ganz klar die Engelsflügel zu sehen, die über die Grenzen des Himmels hinausgehen und die Erde berühren.

Zahl: Zwei und drei. Der Kreis ist durch die zwei Linien in drei Segmente geteilt. Wäre nur ein Strich in der Mitte, wären die Teile beziehungslos. So aber wird Beziehung hergestellt. Der dritte Teil, ein Dreieck, symbolisiert die Beziehung.

Assoziationen

Die Engelwurz ist uns geschenkt wie eine Engelsgabe. Mit ihr berühren uns Engelsflügel. Selbst der Duft ist schon belebend und spendet Kraft wie ein Lebenselixier. Die Engelwurz ist ein Stärkungsmittel, das uns über unsere Grenzen hinausführt und uns im tiefsten Grunde auch Schutz gibt. Die Fortführung der Linien im Symbol geht weit über alles hinaus.

Das Symbol scheint Teil der Wirbelsäule zu sein und verleiht Selbstbewusstsein, das von außen kommt, gegeben und geschenkt ist. Die Engelwurz gibt gleichzeitig Kraft und Klarheit.

Das Symbol ähnelt auch Gehirnschalen mit Blick von oben und hat Ähnlichkeit mit den Gehirnhälften und dem Kleinhirn. Dies symbolisiert die geistigen Fähigkeiten der Engelwurz.

Von oben betrachtet, wirkt das Symbol auch wie ein Käfer: Wenn er die Flügel ausbreitet, fliegt er davon.

Zugleich zeigt es die beiden Lungenflügel im Sinne von: Es lässt mich wieder atmen. Das Symbol zeigt die Gestalt des Engels in uns.

Tipp: Frische Wurzeln reinigen und klein schneiden, in klarem Obstler einlegen und 4 Wochen stehen lassen. Abfiltrieren und in dunklen Fläschchen aufbewahren, eventuell mit Honig süßen. Ein halber Fingerhut voll an jedem Tag soll klaren Verstand geben und für eine gute Verdauung sorgen.

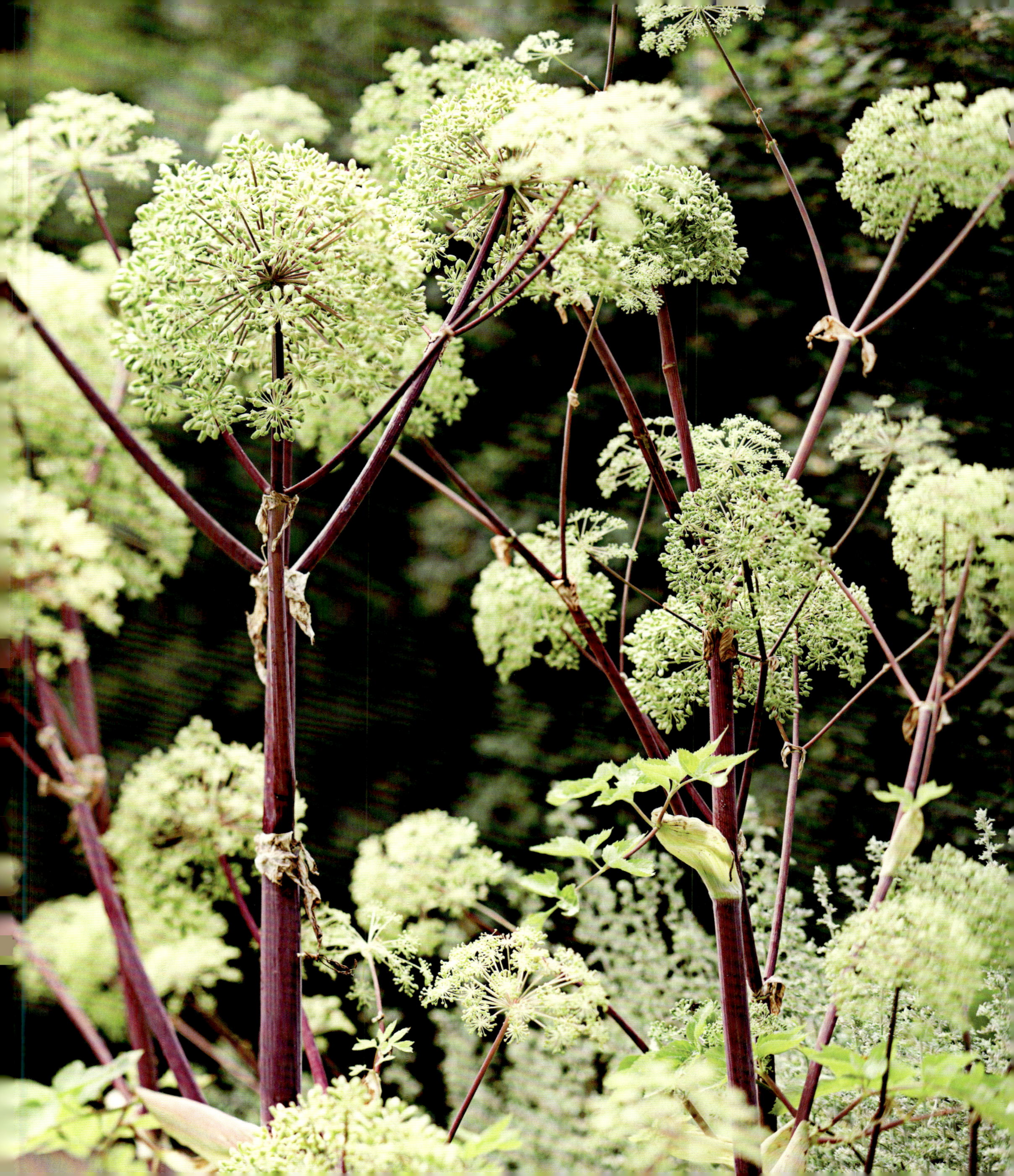

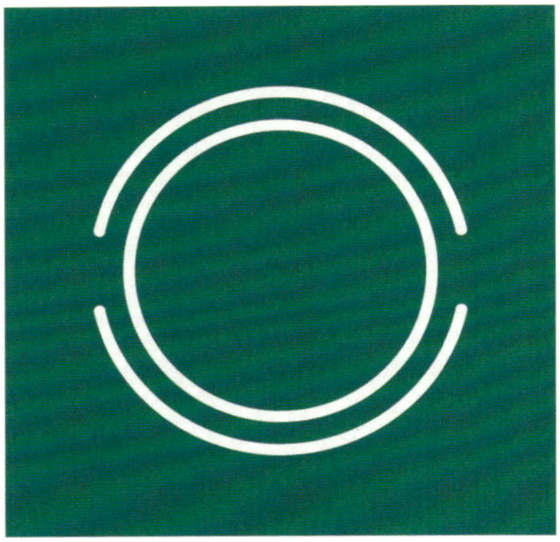

Frauenmantel

weibliche Harmonie

Farbe: Eine Kombination aus Grün und Blau erinnert an die Blätter des Frauenmantels. Das Blau des Wassers und des Himmels und Grün, die Farbe der Erde, verbinden das Oben und das Unten. Grün ist eine Farbe, die uns wachsen lässt. Sie bewegt uns, berührt uns und macht uns auf.

Frauenmantel ist nicht nur offen, sondern in ihm ist auch Sammlungsbewegung (Tropfen des Taus oder des Regens). Die Tropfen glänzen wie Silber oder Perlen, Symbolzeichen des Mondes. Das ist auch wieder der weibliche Teil. Die beiden Außenhalbkreise sind Mondformen, die das Ganze umschließen. Frauenmantel gibt Offenheit und Halt in Wandlungssituationen. Wichtig ist, sich zu wandeln und wandeln zu lassen und dabei auch Stabilität zu haben. Bei innerer und äußerer Unruhe gibt diese Pflanze Stabilität und Flexibilität durch die Farbe und durch die Form, zum Beispiel in den Wechseljahren. Wechseljahre sind Wandlungsjahre. Es ist notwendig, Offenheit zu bewahren, aber auch, Schutz anzunehmen und zu geben.

Form: Zwei Halbkreise – der offene Himmel wie das Firmament und die untere empfangende Schale. Sie umschließen den Kreis, das Vollkommene, wie ein Mantel. Ein Mantel braucht Offenheit und gibt Schutz.

Zahl: Eins und zwei – Einheit und Polarität. Zwei symbolisiert auch: wie oben so unten, wie links so rechts.

Assoziationen

Der Frauenmantel ist ein Schutzkraut für jedermann. Er ist für beide Geschlechter geeignet, wenn es um die weiblichen Anteile geht. Er gibt Schutz und Stabilität. Männlich und weiblich sind Ein Ganzes.

Frauenmantel symbolisiert Offenheit durch den geöffneten Blattkelch. Im Blatt des Frauenmantels sammelt sich der Tau oder Regen (auch Gutationstropfen). Dies ist ein Symbol der Sammlung, der Dankbarkeit und Freude.

Aber auch Polarität und Spannung zeigt er in sich.

Das Quadrat und der Kreis sind der Versuch, Verbindung herzustellen zwischen den unterschiedlichen Polen oben und unten, hart und weich, Himmel und Erde, zwischen den Polen, die es überall im menschlichen Leben gibt.

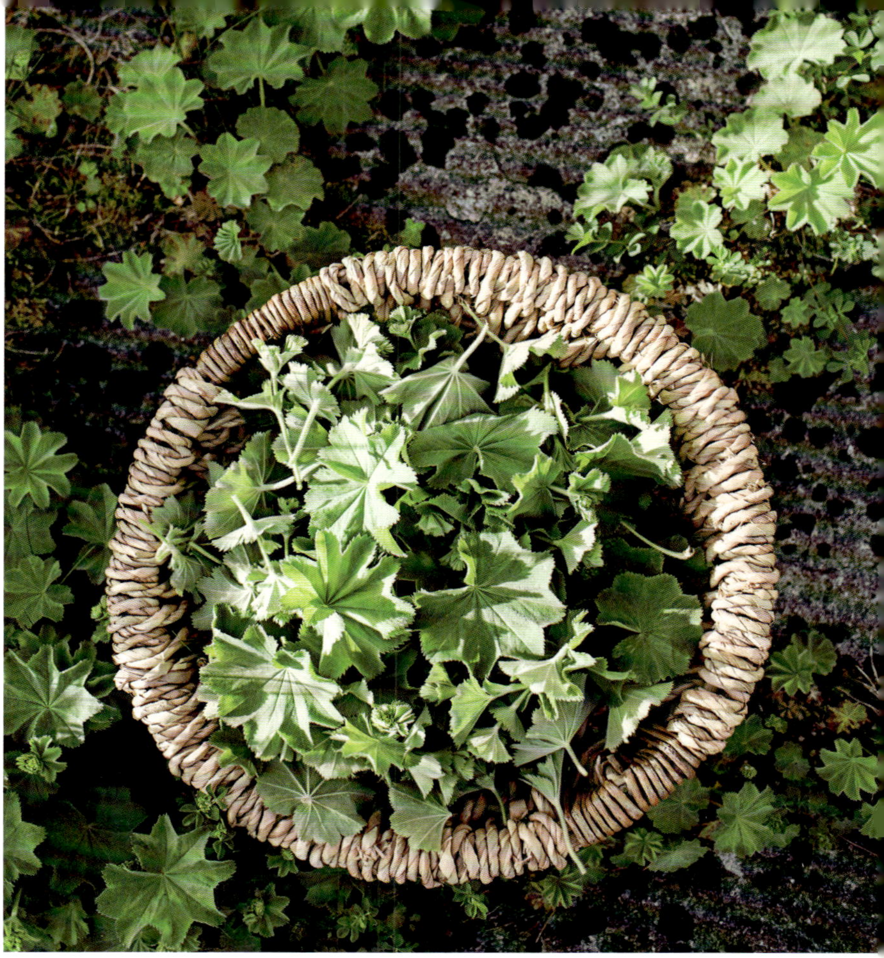

Frauenmantel ist gut, um die weiblichen Kräfte in Mann und Frau zu stärken. Dazu ist es notwendig, Grenzen zu achten und Grenzen zu verändern. Ein geschlossener Kreis ist begrenzter Raum. Ein geschlossener Kreis ist vollkommen. Ein gebrochener Kreis öffnet Zugänge und Möglichkeiten. Wir müssen die Grenzen erweitern und aufmachen, ohne sie zu zerstören.

Der äußere Kreis ist geöffnet nach links und nach rechts – auf der einen Seite zur Ratio und auf der anderen zur Emotion.

Die Halbkreise können auch als Wiege gesehen werden, als ein Raum, in dem man geborgen sein kann. Der Himmel ist in den beiden Halbkreisen geborgen. Den Himmel kann man nicht einsperren. Er ist grenzenlos und unbegreiflich. Und doch sucht der, der in den Himmel schaut, Geborgenheit, einen Raum, und das Empfinden, gehalten zu werden.

Die Halbkreise sind auch Mondformen. Wir nehmen den Mond wahr als ein Gestirn, das sein Aussehen ständig wandelt. Wir sind den Wandlungsphasen des Mondes beständig unterworfen, nicht nur durch Ebbe und Flut. Der Mond lehrt uns in Wandlungssituationen, auch in Stimmungsschwankungen beständig zu sein. Vom Frauenmantel wird gesagt, dass er in Wechsel- und Wandlungszeiten Stabilität gibt, um im ewigen Wandlungsprozess des Lebens bestehen zu können.

Uralter Tipp von und für Frauen: Sammeln Sie am Morgen die Tau- und Regenperlen von den Frauenmantelblättern und trinken Sie dieses Wasser. Ich kenne Frauen, die schwören auf dieses Schönheits- und Stärkungsmittel. Ich selbst habe aber keine Erfahrung damit.

Frauenmantelsitzbad bei Unterleibsbeschwerden: Frische oder getrocknete Blätter und Blüten zu einem starken Teesud kochen, abseihen und in das Wasser der Sitzbadewanne geben.

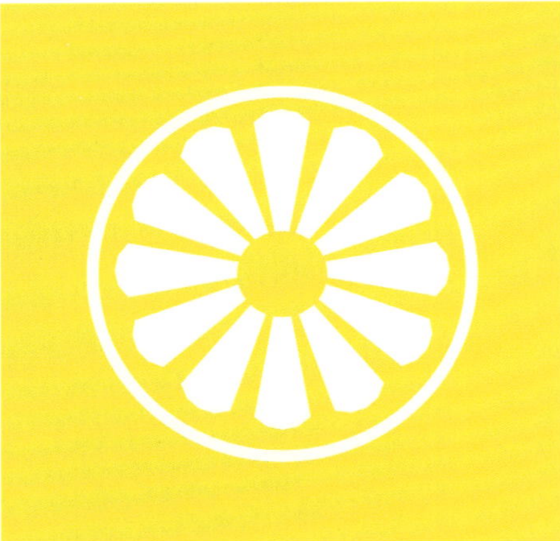

Gänseblümchen

kleine Sonne

Farbe: Gelb wie die Sonne, das Licht der Sonne, Energiequelle für alles Leben.

Form: Das Gänseblümchen ist das Spiegelbild der Sonne. Es hat einen ganz starken Mittelpunkt. Das Gänseblümchen schaut mich förmlich an.

Zahl: Zwölf Blütenblätter hat das Mandala. Diese entstehen aus 3 × 4. Drei ist der Himmel und vier die Erde und zwölf ist die Multiplikation von beiden. Zwölf ist eine heilige Zahl und drückt das Vollkommenwerden, das Vollkommensein aus. Das Gänseblümchen macht uns vollkommen.

Assoziationen

Das Gänseblümchen ist von Form und Farbe her eine strahlende Blüte, die heilsam wirkt. Es hat die Strahlen der Sonne und macht es so für uns möglich, in die Sonne zu blicken, ohne verletzt zu werden. So wird das Licht der Sonne erträglich, heilsam und wärmend.

Die kleine Sonne ist eingerahmt vom Symbol des Himmels. Es ufert also nicht aus, sondern wird begrenzt. Es wird auch Maßliebchen genannt, für das richtige Maß in der Liebe, weder zu viel noch zu wenig.

Das Gänseblümchen ist unermüdlich und robust. Die Pflanze kommt immer wieder nach und blüht das ganze Jahr.

Nicht nur Kinder sind stets angerührt von den Gänseblümchen. Ich habe noch kein Kind gesehen, das nicht offen und voller Freude auf die Gänseblümchen zugeht.

Es ist die kindlichste aller Pflanzen, eine der kleinsten und unscheinbarsten, aber vielleicht deshalb auch die berührendste und hilfreichste für die Kinder oder für Menschen, die ihre Kindheit vergessen, ihr kindliches Strahlen verloren haben durch äußere physische oder psychische Verletzungen. Diese Traumata können nur sehr behutsam geheilt werden. Die sanfteste Weise, mit Kindheitstraumata umzugehen, ist das Gänseblümchen. Deshalb muss das Mandala von der Farbe her sehr zart sein.

Das Zentrum des Mandalas deutet auch darauf hin, dass bei jeder Verletzung, ob als Kind oder Erwachsener, eine Heilung möglich ist, denn in den INNERSTEN Kern kann nichts eindringen. Immer dann, wenn es um Verletzungen geht, die oft auch verborgen sind, von denen man nicht weiß, woher sie kommen, braucht man dieses Licht der

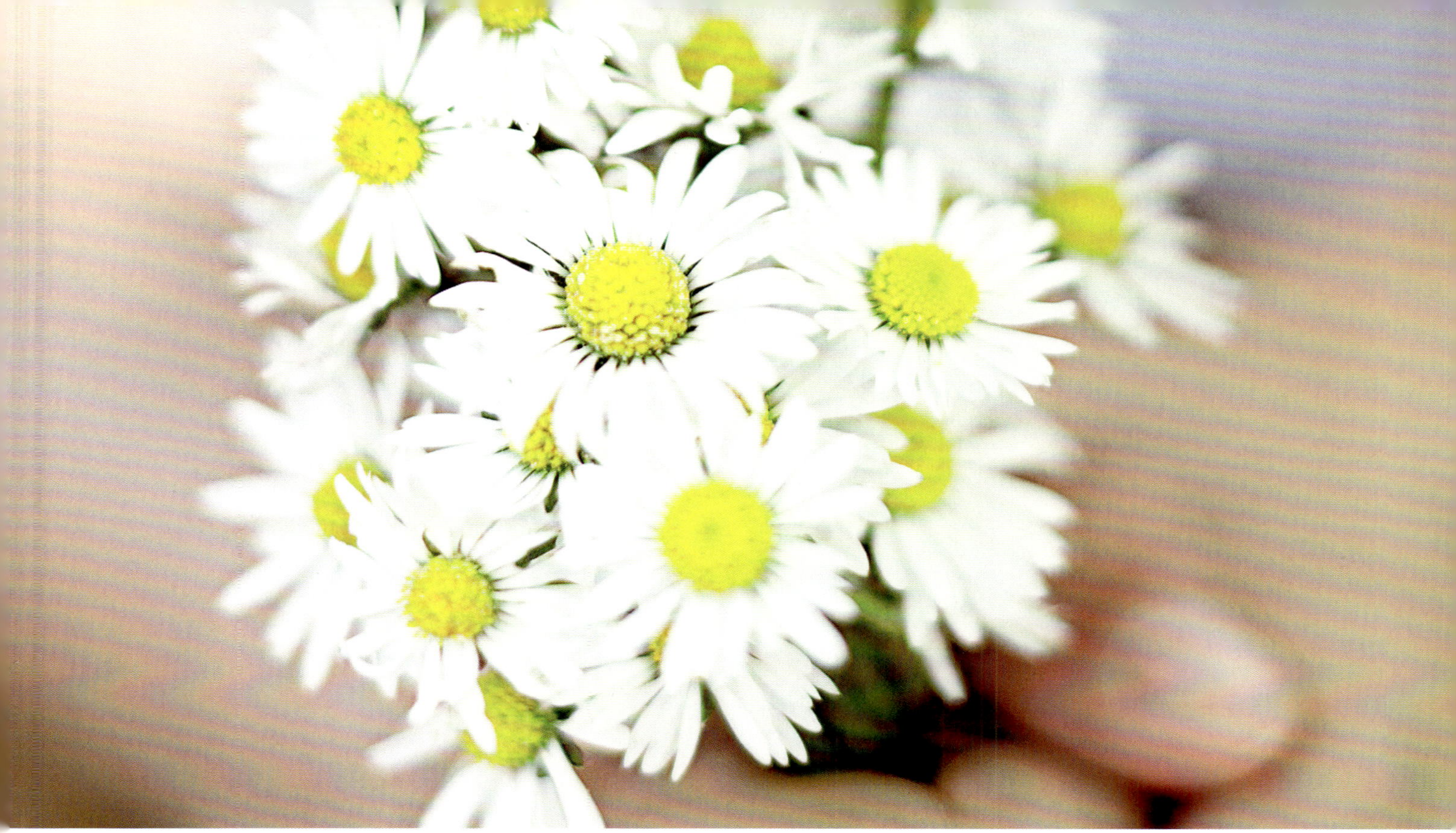

Strahlensonne, geordnet durch die Kraft des Himmels und der Erde – ausgedrückt vor allem in der Zahl 12.

Ich würde dieses Mandala auf jedes Pflaster draufmachen, um jede Kindheitsverletzung mit dieser wunderbaren Pflanze zu reinigen und zu heilen.

Karl der Große soll über das Gänseblümchen gesagt haben: „Die Freude der Ärzte und der Stolz der Köche."

Tipp: Gänseblümchen gehören in jeden Salat, jede Kräuterfrühlingssuppe und auch aufs Schnittlauchbrot für Erwachsene und Kinder.
Gänseblümchenfrischkäse: 200 g Frischkäse, eine Tasse Gänseblümchenblätter und -blüten, eine Tasse Sauerampfer- und Brunnenkresseblätter, eine kleine Zwiebel, ein Löffel Olivenöl, eine Prise Salz und Pfeffer. Fein gehackte Zwiebel im Olivenöl leicht glasig werden lassen, mit den fein gehackten Kräutern und dem Frischkäse vermischen und mit Salz und Pfeffer würzen.

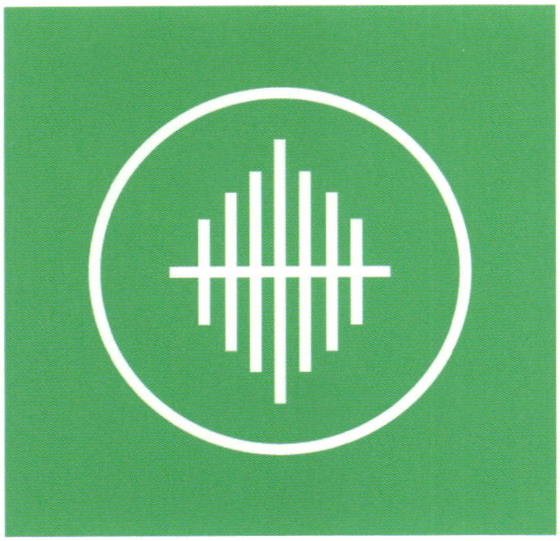

Haferblüte

Stabilität

Farbe: Blaugrün. Das Erste, was man sieht, wenn man auf ein noch nicht reifes, blühendes Haferfeld schaut, ist diese Farbe. Es ist ein Zusammenfließen der Energien, von Himmel und Erde, oben und unten, Wasser und Erde. Immer dort, wo diese Dinge zusammenfließen, gibt es Stabilität.

Form: Die sieben senkrechten Stäbe sind die Stabilität, die von oben nach unten und von unten nach oben fließt. Der achte Stab wird für die Querverbindung gebraucht, damit die senkrechten Stäbe durch Beziehung zueinander Stabilität finden. Das sind die beiden Formen der Stabilitas – oben und unten, links und rechts, das Selbst und die anderen.

Zahl: Eins, sieben und acht – symbolisieren Stabilität, Entwicklung, Suche nach Vollkommenheit und Hinausschreiten über uns selbst.

Auch die Sieben ist eine heilige Zahl – die sieben Schritte der Entwicklung oder der Siebener-Rhythmus im Leben eines Menschen sind bekannt. Sieben ist die Zahl der Entwicklung und Vollendung. Acht ist immer wieder der neue Anfang. Die Oktave oder das Achteck war und ist die Form der Vollkommenheit und des Neubeginns. In dieser Dynamik liegen Ruhe und Bewegung zugleich.

Mit sieben hört man nicht auf, mit acht hört man auf, ist achtsam und fängt wieder an. Hier zeigt sich die Symbolik von Anfang und Ende, ohne die es keine Stabilität gibt.

Assoziationen

Die Haferblüte bringt Bilder von Stabilität und Bewegung. Der Haferhalm ist von seiner „baubiologischen“ Konstruktion her stabiler als ein Hochhaus. Die Stabilität kommt aber nicht nur aus dieser inneren Konstruktion, sondern daher, dass der Haferhalm nicht als einer allein auftritt. Die Haferpflanze braucht zwei Seiten der Stabilität: aus der eigenen Mitte heraus stehen und in Beziehung sein. Die Stabilität kommt aus dem „Mit-ein-ander“.

Nach der benediktinischen Grundeinsicht gehören zur Entwicklung des Lebens zwei Weisen der Stabilität: „stabilitas sua“ – Eigenständigkeit und die „stabilitas in congregatione“ – Mitverantwortung, die Beständigkeit in einer Beziehung oder Gemeinschaft. Der Hafer ist ein großer Helfer, diese Stabilität (wieder)zugewinnen.

Das Symbol der Haferblüte vermittelt Stabilität und die Sehnsucht nach Stabilität. Es ist heilsam für jeden, der allein gelassen ist und Beziehung haben will, zu sich selbst, zu seinen eigenen Kräften und zu den Kräften anderer.

Die Haferblüte hilft, wenn man innerlich und äußerlich verunsichert ist, Ängste erlebt, beunruhigt bzw. unruhig ist, nicht mehr gut schlafen kann und die Instabilität so stark ist, dass man nur mehr zittrig ist. Der Hafer bringt Standfestigkeit, Eigenständigkeit und Beständigkeit.

Das Haferblütenmandala birgt auch die Assoziation einer Antenne in sich: Diese nimmt Botschaften und Informationen auf und man braucht Stabilität und Flexibilität zugleich, um alle jene Mitteilungen verkraften und verarbeiten zu können. Auch hier gibt die Haferblüte äußere und innere Stabilität.

Nicht zuletzt sind auch Haferflocken Nahrungs- und Heilmittel zugleich. Und: Was den Pferden Kraft gibt, kann dem Menschen nicht schaden.

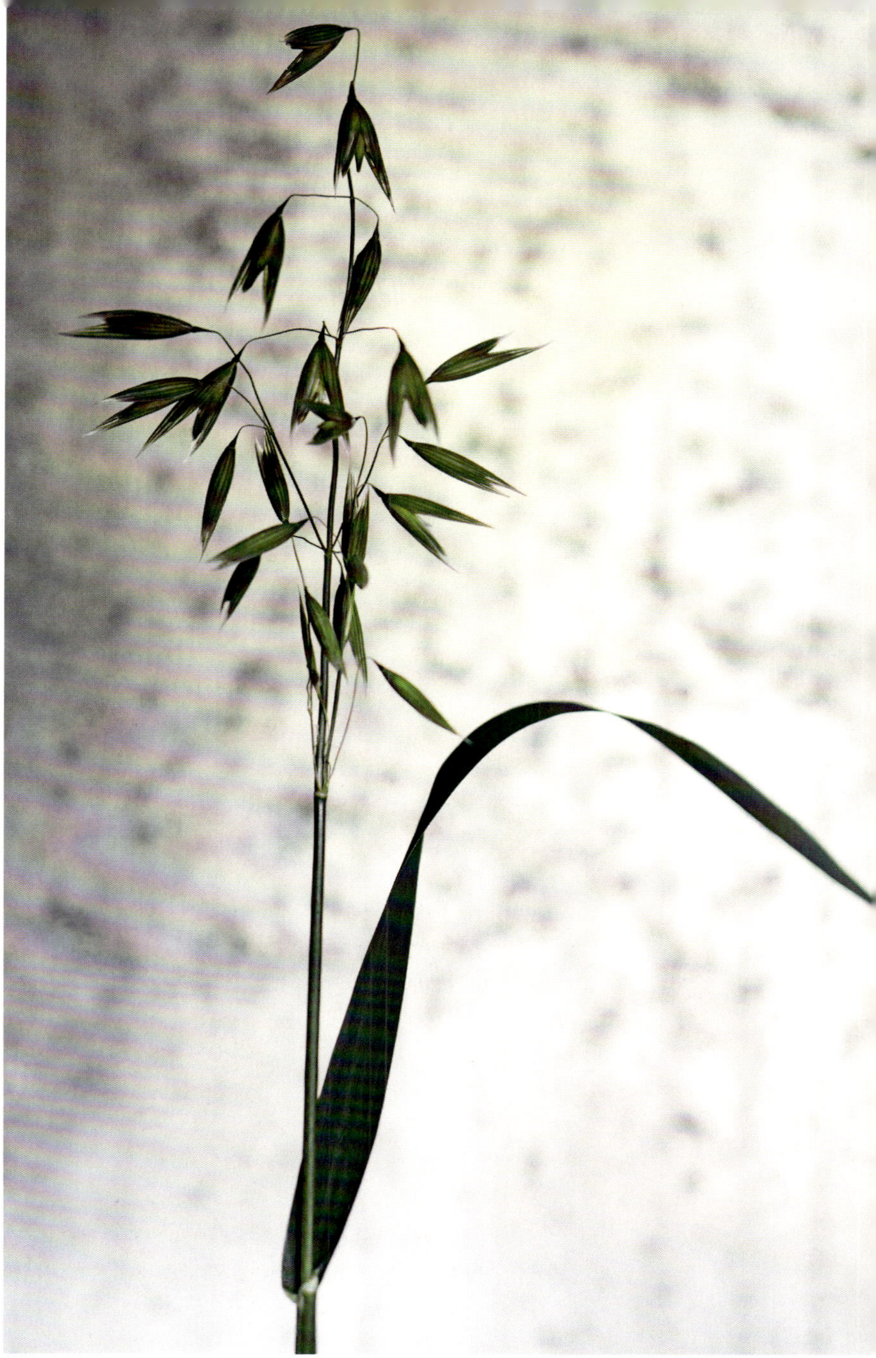

Tipp: In die Strohsäcke füllte man früher Haferstroh und Farnblätter für einen guten ruhigen Schlaf. Man kann diese Pflanzen auch in ein festes Kissen geben und darauf schlafen.

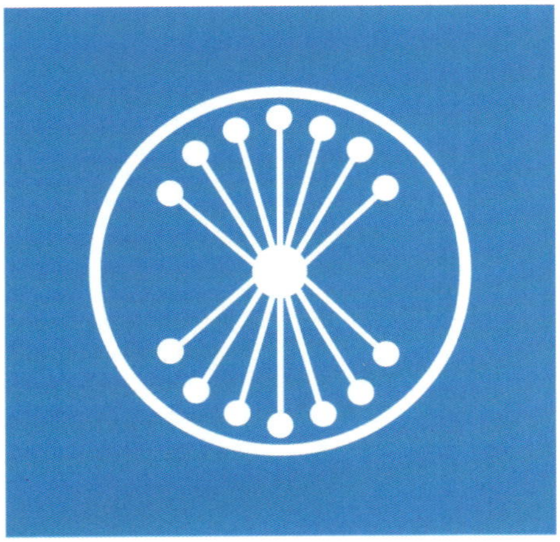

Holunderblüte

Öffnung

Farbe: Weiß und Blau. Die Farben stammen von den weißen Blüten und vom blauen Himmel. Blickt man von unten auf die Holunderblüte, schaut man in das Blau des Himmels und sieht die weißen Blütenstände.

Form: Die Blüten sind symbolisiert durch die beiden Fächer. Zwei Fächer, von denen einer nach oben und einer nach unten zeigt, mit jeweils sieben Fächerarmen, die zusammengefasst sind durch den achten Punkt in der Mitte.

Zahl: Eins, sieben und acht. Es geht um den Anfang, um das Aufblühen, um das Fruchtbringen, um Reifung, um Entwicklung und um den immer neuen Anfang.

Ein Entwicklungsweg, der sieben Schritte nach oben führt, aus der Mitte und wieder in die Mitte hinein. An diesem Schnittpunkt dreht sich die Bewegung um und führt nach unten, schließlich wieder nach oben und wieder nach unten.

Assoziationen

Vor dem Holunder soll man sich verneigen. Alles an ihm ist heilig und heilsam, die Wurzeln, der Stamm, die Rinde, die Blätter, die Blüten und die Früchte.

Die beiden Fächerarme symbolisieren zwei wesentliche Ausdrucks- und Bewegungsformen des Lebens. Die Blüte des Holunderbaumes öffnet den Blütenfächer nach oben und wenn die Früchte reif werden, neigen sie sich nach unten. In der Form des Mandalas zeigt sich ein Weg menschlicher Entwicklung und Reifung. Ein wunderbares Symbol für Wachsen, Werden und Vergehen des Menschen: Wenn der Mensch aufblüht, schaut er nach oben und wird aufgerichtet zum Himmel; wenn er älter wird, neigt er sich nach unten zur Erde. Er bringt Frucht. Im Holundermandala sind beide Seiten enthalten. Solche Signaturen sind Zeichen für ganz kostbare Heilmittel.

Im Punkt in der Mitte, im Zentrum, im Angelpunkt, hat alles seinen End- und Ausgangspunkt. Beide Seiten und Bewegungen werden auf den Punkt gebracht und kehren immer wieder zu ihm zurück.

Der Holunder ist eine Blüte der Jugend und des Alters. Menschen, die Mühe haben, sich in der Jugend aufzurichten, und Menschen, die unter dem Gebeugtsein des Alters leiden, finden Hilfe in der Kraft der Holunderblüte.

Der Holunderbaum zeigt sich als weibliche Schutzkraft im Wandel von Jugendzeit, Erwachsensein, Reifen und Vergehen. Auch das Märchen von Frau Holle ist eine Ent-

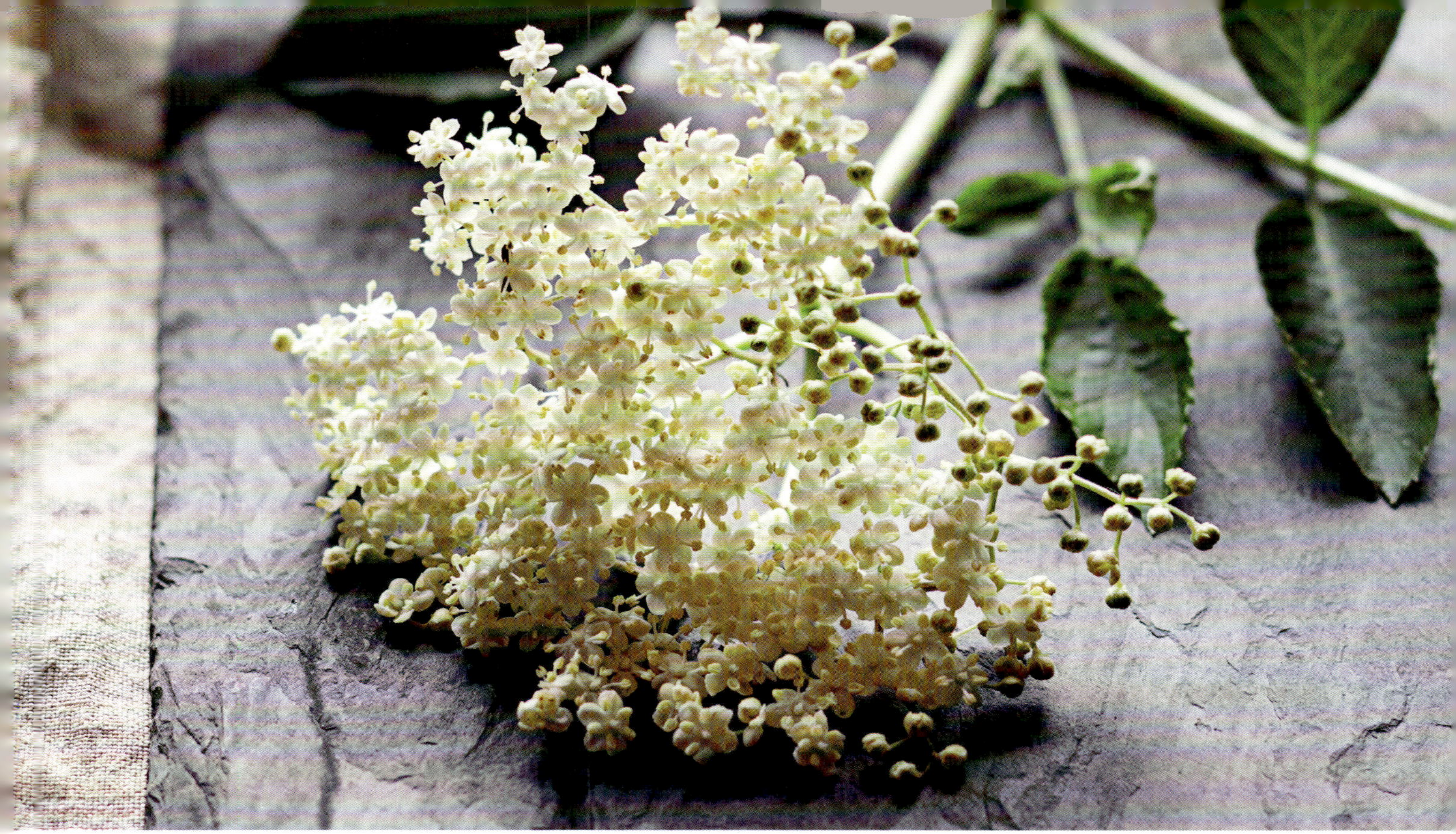

wicklungsgeschichte. Symbolhaft bietet Frau Holle Schutz und unterstützt beim Reifungsprozess. Und schüttelt sie die Betten, schneit es: Auch Holunderblüten sehen aus, als ob es schneit, wenn sie herabfallen.

Tipp 1: Gebackene Holunderblüten: Holunderblüten reinigen (Vorsicht, manchmal sind die Stängel von Blattläusen befallen, denn auch die wissen, was gesund ist). Nicht allzu große Teile abbrechen, in Palatschinkenteig (Pfannkuchenteig) tauchen und in Öl goldbraun backen. Mit Puderzucker bestreuen und am besten mit Holundermarmelade servieren.

Tipp 2: Holundersirup: Holunderblüten reinigen, mit zwei Zitronenscheiben in ein Glas füllen und mit Zuckersirup (1 Teil Wasser, 1 Teil Zucker) aufgießen, sodass alle Pflanzen bedeckt sind. Etwa drei Tage lang stehen lassen, noch einmal aufkochen, durch ein Sieb gießen (ev. mit Ascorbinsäure haltbar machen) und in Flaschen oder Gläser, die fest verschließbar sind, heiß abfüllen, fest verschließen und kühl aufbewahren.

Johanniskraut

strahlendes Licht

Farben: Dieses Mandala fällt (ein wenig) aus dem Rahmen, denn es hat im Gegensatz zu den anderen Mandalas zwei Farben.

In das Mandala des Johanniskrauts, eine meiner vielen Lieblingspflanzen – nicht nur wegen des Namens –, mussten diese beiden Farben hinein: das Rot des Lebens, der Liebe und des Johanniskrautöls sowie das Gelb der Sommersonne und der Blüten.

Form: Die Stern- oder Sonnenform im Inneren setzt sich aus 16 Strahlen zusammen.

Zahl: Eins, zwei, drei, vier, sechs, sieben, acht, sechzehn.

» Das Johanniskraut ist ein Beziehungskraut (2), zu sich selbst (1), zum Himmel (3) und zur Erde (4). Alle diese Zahlen stecken in der Zahlensymbolik des Mandalas.

» 16 Strahlen aus 2 × 8 – für Anfang und Ende und Neubeginn und die Beziehung dazu.

» In 16 steckt auch 4 × 4 – für die starke Erdenkraft.

» Auch 2 × 2 × 2 × 2 – für die Beziehung × Beziehung × Beziehung × Beziehung.

» In 16 steckt auch 1, das Einssein mit sich – ICH BIN, und 7 als die Quersumme von 16, aber auch 6, das wiederum 2 × 3 ist und für die Beziehung zum Himmel steht – die Himmelskraft.

» Das Johanniskraut hat die innigste Beziehung zwischen Quadrat und Kreis, zwischen Himmel und Erde, zwischen oben und unten.

Assoziationen

Das Johanniskraut ist für mich die Himmels- **und** Erdenpflanze schlechthin, da sie heilend ist sowohl für seelische als auch für körperliche Wunden. Im Symbol drückt sich diese Eigenschaft ebenfalls aus, da die Strahlen, die Sternspitzen, sowohl nach innen als auch nach außen gerichtet sind.

» Das Johanniskraut ist wie auch das Mandala beziehungsstiftend, denn es heilt Wunden, Verletzungen, Verbrennungen und vieles mehr.

» Es begegnet uns das Strahlen der Sonne und der Sterne gleichzeitig. Die Verbindung zwischen Rot und Gelb, die trotzdem in ihrer Eigenständigkeit bleiben, bringt Licht und Leben schlechthin.

» Das Johanniskrautmandala ist besonders lebensspendend, wie das Johanniskraut. Es ist auf der einen Seite ein maßvolles, strukturiertes und auf der anderen Seite ein kraftvolles Zeichen.

Die Assoziation, wenn ich Johanniskraut betrachte, ist für mich immer die leuchtende, wärmende Sonne vom Morgen bis zum Abend, die in die Dunkelheit des Lebens hineinleuchtet und sich nicht aufhalten lässt. Die Kraft, die die Pflanze in sich gesammelt hat, ist so wohltuend und so stärkend, dass man keine Angst haben muss, dass diese Kraftquelle aufhört.

Johanniskraut nimmt wie kein anderes Heilkraut die Angst. Diese Kraft wirkt sowohl im Wasser, also im Tee, als auch im Alkoholauszug oder im Öl.

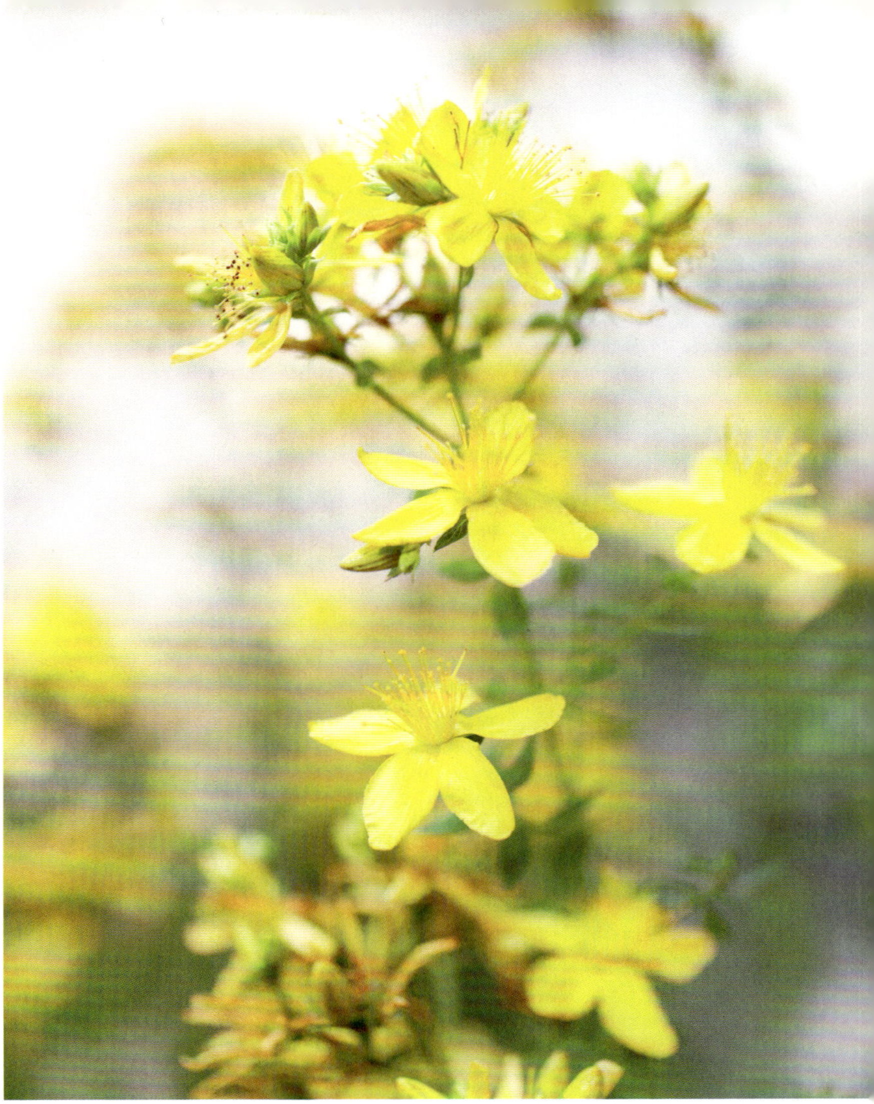

Tipp: Pflücken Sie, möglichst um die Mittagszeit, bei strahlender Sonne Johanniskrautblüten und geben Sie diese locker in ein sauberes Glas oder eine Flasche und füllen Sie es mit Sonnenblumenöl auf, sodass alle Pflanzenteile gut bedeckt sind. Zur Sicherheit reinigen Sie Glas- oder Flaschenrand, Deckel und Korken mit Alkohol. Dann stellen Sie es 3–4 Wochen auf ein Fensterbrett. Sobald das Öl dunkelrot ist, filtrieren Sie Pflanzen und Öl mit einem sauberen Baumwolltuch ab und füllen es in dunkle Flaschen oder Gläser. Die Haltbarkeit beträgt, wenn Sie sauber gearbeitet haben, mindestens ein Jahr. Wenn Sie zu viel Johanniskraut gepflückt haben, trocknen Sie es an einem schattigen Platz und bewahren es in einem sauberen Glas auf. Zusammen mit Melisse und ein wenig Thymian ergibt es einen wunderbaren Abendtee.

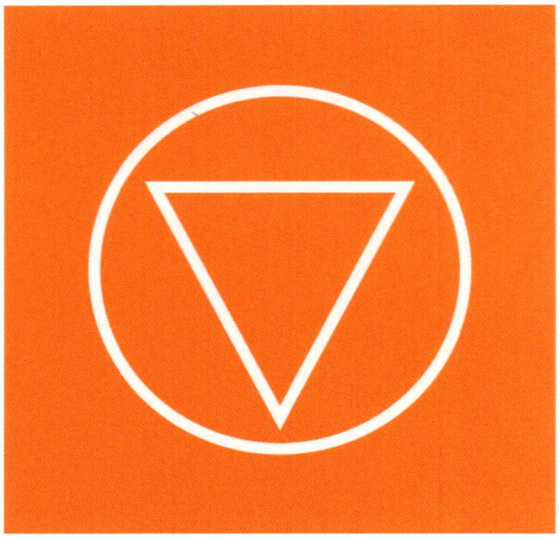

Kapuzinerkresse

sprühendes Lebensfeuer

Farbe: Gelb/Orange – die Farbe der Blüten. Eine Kombination zwischen Rot und Gelb, ähnlich dem Johanniskraut.

Form: Ein Dreieck, nachgebildet den Blütenblättern, umfangen von Himmel und Erde. Das gleichseitige Dreieck ist ein Symbol der Vollkommenheit, ebenso wie der Kreis.

Zahl: Eins, drei und vier. Drei kommt vom Dreieck, vier kommt vom Quadrat der Erde und ist immer Urprinzip der Erdverbundenheit, des Ursprungs der Pflanzen.

Assoziationen:

Das Dreieck symbolisiert auch die Blüte, die sich nach oben öffnet, in den Himmel gerichtet ist. Die Blüte berührt nicht den Himmel und auch nicht die Erde. Sie ist deshalb auch ein Zeichen der Instabilität, und man fragt sich: Wo ist dieses Dreieck, diese Blüte verankert? Woraus bezieht dieses Dreieck die Kraft? Sieht man die Kapuzinerkresse an, die Blüten sind so fein und zart, fragt man: Woher kommt die Kraft der Pflanze? Wo ist sie verankert?

Sie kommt aus der Leichtigkeit und Unbeschwertheit, die die Kapuzinerkresse auch vermitteln kann.

Wenn Menschen keine Lebensfreude, Lebenskraft haben, dann ist die Kapuzinerkresse eine große Hilfe. Diese Blüte kann die Lebensfreude stärken. Sie vermittelt Leben auf allen Ebenen und gibt Kraft durch ihre Leichtigkeit. Weder Himmel noch Erde, noch Blüten sind scheinbar in irgendeiner Weise festgelegt. Und doch ordnen sie sich um eine unsichtbar vorhandene Mitte, die Kraft gibt, sich auch zu wehren und abzugrenzen. Nur so kann sie sein und sich entfalten.

Tipp: Kapuzinerkresse gedeiht in jedem Garten und kann (Blüten und Blätter) zu jedem Blattsalat gemischt werden. Besonders wohlschmeckend und stärkend sind auch die Früchte der Kapuzinerkresse, wenn man sie in Salz und etwas Essig etwa 6 Monate einlegt. Sie erinnern dann in ihrem Geschmack an Kapern.

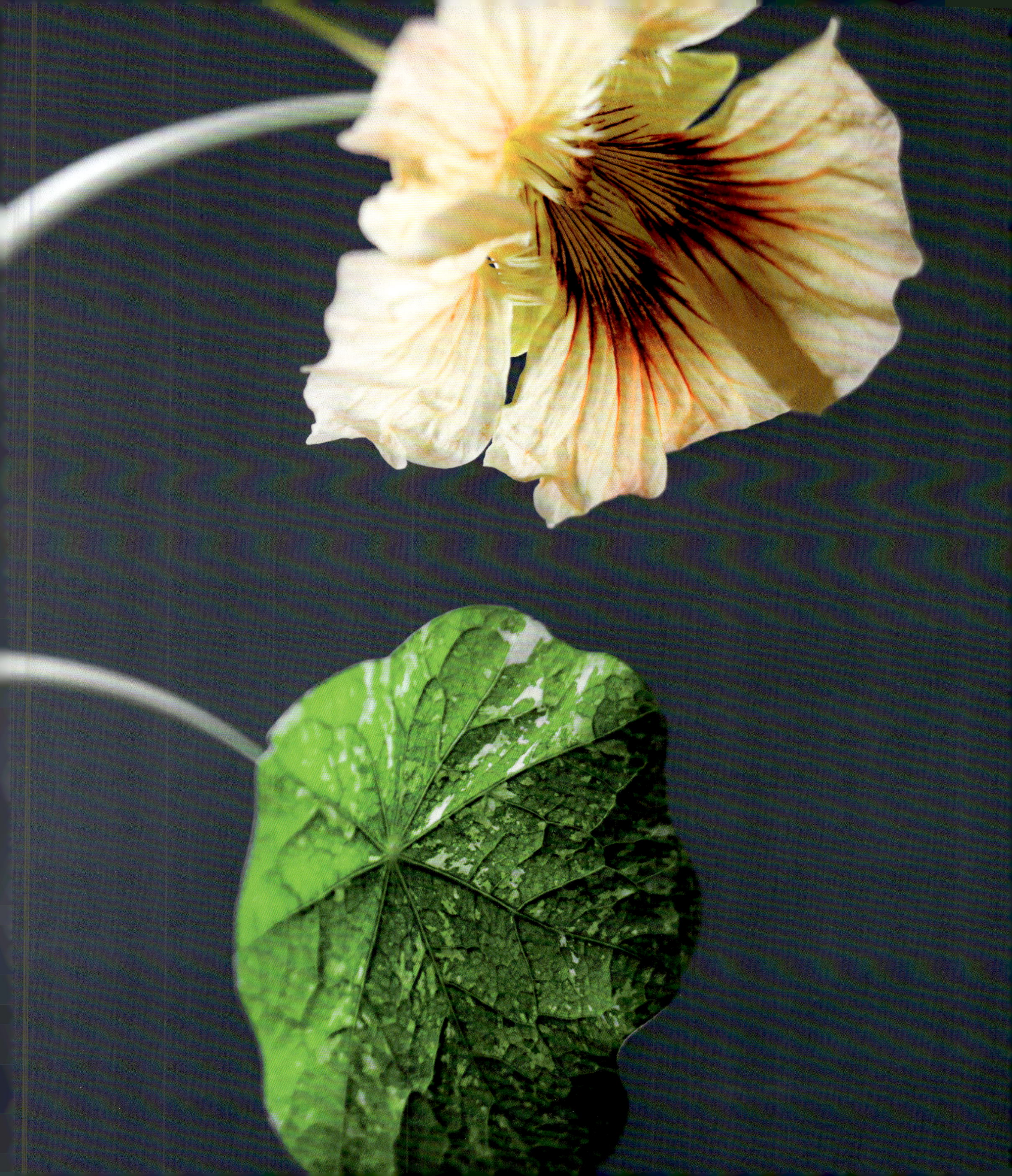

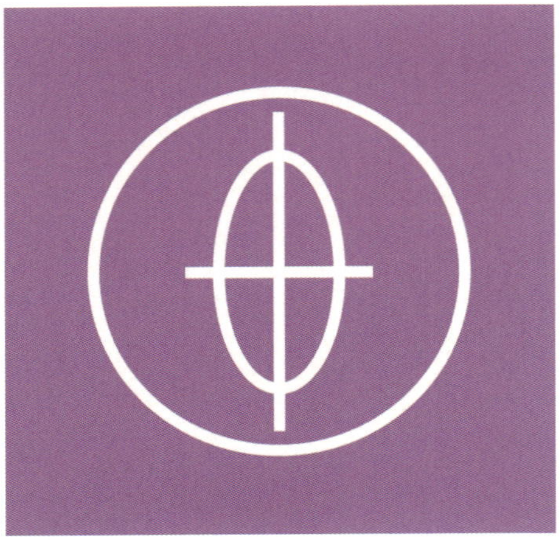

Kardenwurzel

kraftvolle Befreiung

Farbe: Violett – die Farbe der Kardenblüte. Das Violett ist auch die Farbe des Scheitelchakras und führt uns an die Frage der Transzendenz, der Grenzbeachtung und -überschreitung.

Die Erkrankung, die die Kardenwurzel heilt, tritt auf, wenn die Grenzen menschlicher Zellen oder des Lebens, zum Beispiel durch die Borrelien der Zecken, überschritten werden. Sie schleichen sich ein und zerstören mit ihrem Gift.

Violett ist die Farbe in der Liturgie, in den religiösen Symbolen, die Farbe in den Zeiten der Besinnung, des Übergangs und der Erwartung, im Advent und der Fastenzeit.

Form: Eine Ellipse, in deren Mitte das Kreuz steht. Die durchkreuzte Ellipse symbolisiert das Zeichen der Erkrankung und der Heilung, wofür die Karde eingesetzt wird. Hätte man nur die Ellipse in der Mitte, würde dieses Mandalabild verschlossen sein. Durch das Kreuz wird die Ellipse aufgebrochen und verwandelt.

Zahl: Drei und vier. Die Ellipse, als Kreis mit zwei Zentren, steht für den Himmel, also die Zahlen Zwei und Drei, und das Kreuz ist die Vier.
Die Vier ist sehr stark. Sie bildet den Fokus und das Zentrum, zentriert die zweipolige Ellipse.

Assoziationen

» Die Karde war lange Zeit in Vergessenheit geraten und hat erst in den letzten Jahren wieder an Bedeutung gewonnen, weil man ihre Wirkungsweise und ihr Wesen erkannt und tiefer verstanden hat. Die Ellipse weist die Form der Kardenblüte auf.

» Bildet sich bei einem Zeckenbiss ein roter Kreis, vermutet man eine Infektion. Dieser rote Kreis zeigt sich in der Ellipse und auch in dem violetten Blütenkranz der Pflanze selbst.

» Die eingeschlossene, oft verborgene Krankheit muss dingfest gemacht werden, man muss sie treffen. Daher entstand in der eingeschlossenen Ellipse das Kreuz, ein Fadenkreuz.

» Die Borreliose ist eine der unbegreiflichsten Krankheiten, weil sie sich immer irgendwo verbirgt und sehr schwer zu fassen ist. Sie lässt sich nur mit Mühe in den Griff bekommen, weil sie sich mit anderen Schwächen, Leiden und Krankheiten

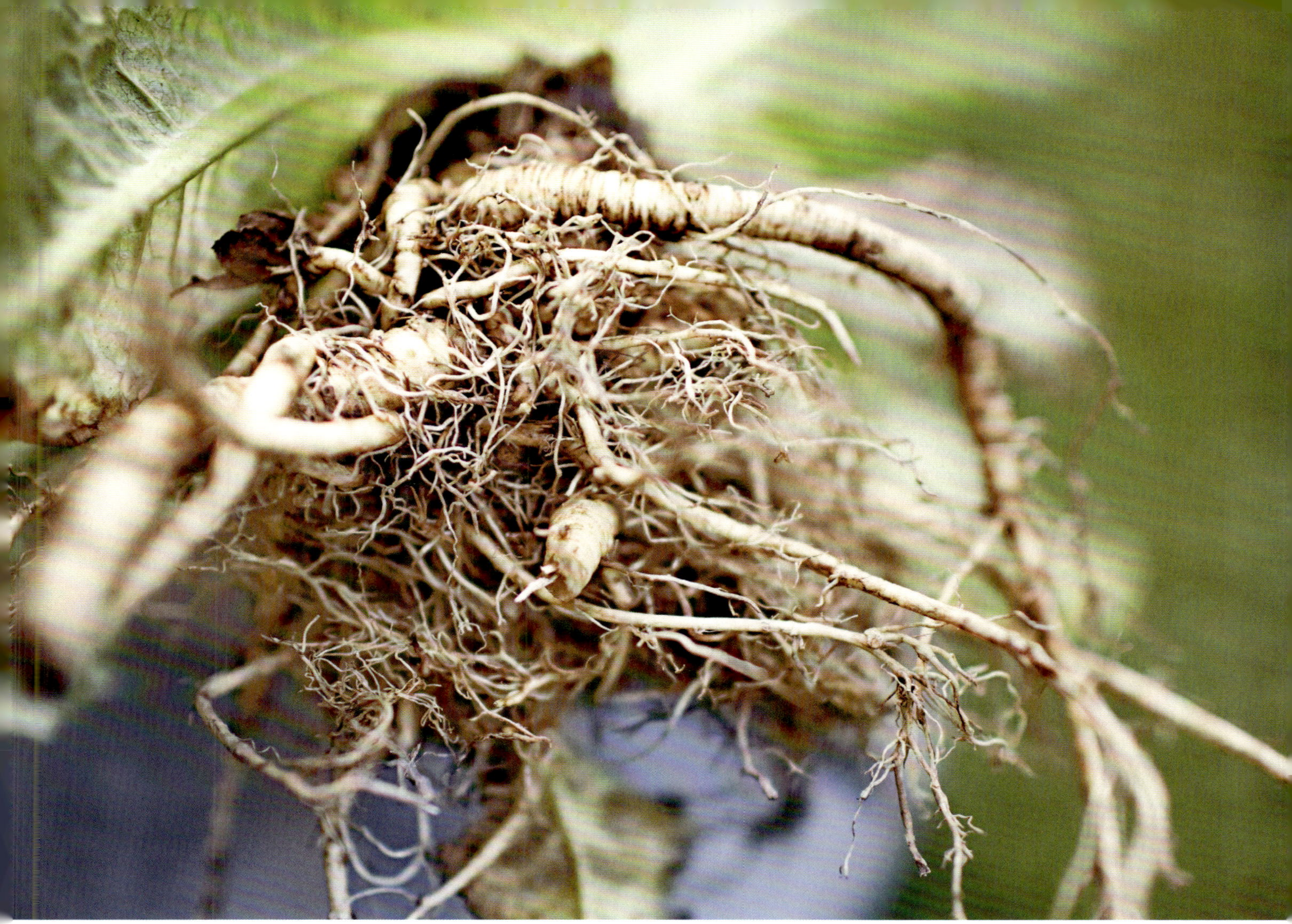

verbindet und verbündet und oft auch auf ein anderes Symptom wechselt. Die Karde ist scheinbar diejenige, die diese Erfahrungen umschreibt und klärt.

» Die Karde ist eine sehr stachelige Pflanze und lässt sich nicht leicht berühren. Im Kreuz sieht man auch die Stacheln der Karde.

Tipp: Hildegard von Bingen empfiehlt, die getrockneten Spitzen, Blüten, Blätter und Wurzeln bei Vergiftungen als Pulver in die Speisen zu mischen. Ich rate, bei Vergiftungserscheinungen schnell den Arzt aufzusuchen.
Allerdings wird die Kardenwurzeltinktur als das Mittel der Wahl bei Borreliose sehr empfohlen und nach Aussagen der Betroffenen mit Erfolg angewendet. Die klassische Pharmakologie bestreitet aber den Nutzen.

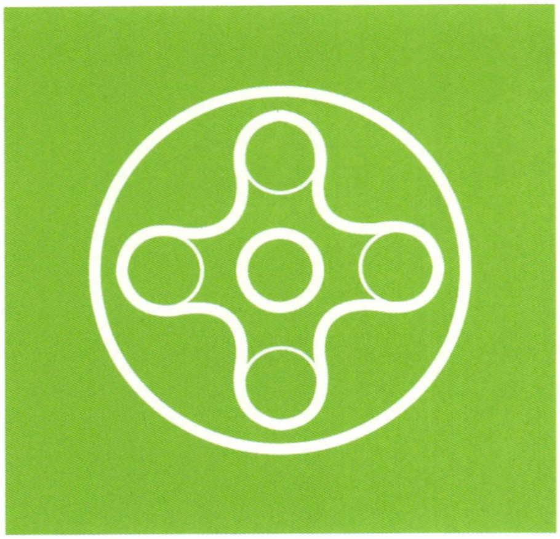

Lindenblüte

Solidarität

Farbe: Das Lindengrün.

Form: Ein mittlerer Kreis bildet den Stamm der Linde, der alles trägt. Außen die vier Kreise symbolisieren die Menschen, die sich um die Linde, den Mittelpunkt, versammeln. Sie verbinden sich durch eine Linie in Wellenform. Durch die Verbindung entsteht wieder ein Kreuz, das Symbol für Beziehung zwischen oben und unten, links und rechts, an dessen Schnittpunkt immer entscheidende Dinge entstehen.

Die vier Kreise sind nach innen durchlässiger als nach außen. Auf der einen Seite muss man die Individualität stärken und schützen und auf der anderen Seite muss aber auch Durchlässigkeit da sein. Bei der Meditation stellte ich mir vor, dass ich durch die Krone einer Linde schaue und eine Versammlung von Menschen sehe, die miteinander in Frieden leben.

Das ist für mich das Symbol der Gemeinschaft.

Zahl: Vier und eins – vier Kreise und ein Mittelpunkt.

Assoziationen

Die Linde wächst auf dem Dorfplatz und wird so Zentrum des Lebens. Sie ist der Ort der Versammlung und immer auch ein Baum der inneren und äußeren Erleuchtung. Die Dorflinde ist über Jahrtausende hinweg das Symbol der Gemeinschaft, dort haben sich die Menschen versammelt, um Feste zu feiern, um Streitigkeiten zu klären, um Gericht zu halten, um die Toten zu beweinen. In einigen Orten gibt es heute noch „1000-jährige Linden“.

In unserem Mandala kommt diese Gemeinschaft stark zum Ausdruck. Gemeinschaft ist eine Erfahrung von Auf und Ab, d. h. Beziehungen bewegen sich in Wellen auf und ab. Die Beziehung wird über die Zentrierung auf den inneren Kreis gewonnen.

Wir haben einen großen Hang zum Individualismus und zur Isolation. Bei aller Notwendigkeit der Individuation brauchen wir aber auch die Solidarität und Kommunikation miteinander, den Menschen. Das Zusammenleben der Menschen ist nur möglich mit einem starken Mittelpunkt – und zwar einem Mittelpunkt, der Wachstum in der Solidarität und über sich hinaus ins Leben hinein, der Spiritualität und Transzendenz bedeutet.

Eine Gemeinschaft ohne Zentrum oder Mittelpunkt zerfällt. Wenn ein Mensch der Mittelpunkt ist, besteht immer die Gefahr, dass er ausgelaugt und ausgesaugt oder zum Herrscher und Tyrannen wird. Der Mittelpunkt ist ein tragender Stamm und Stütze für jene, die unter diesem Baum sitzen, stehen, sich bewegen. Das Mandala ist die Momentaufnahme eines Kreistanzes um einen Mittelpunkt. Ein tragender Stamm bedeutet Wachstum und Leben für diejenigen, die sich darunter befinden.

Der Lindenstamm ist voll mit Leben, in der Rinde befindet sich ein ganzer Kosmos, im Inneren erfolgt ein unglaublicher Austausch von unten nach oben, links und rechts. Das ist Kommunikation. Wir müssen erkennen, dass der Mittelpunkt das Zentrum, ein Kommunikationssystem sein muss.

Die soziale Dimension der Linde hat mich so bewegt, da ich glaube, dass wir diese Blüte so dringend bräuchten in unserer Gegenwart wie kaum eine andere, vor allem weil uns diese Solidarität zwischen den Menschen zunehmend abhandengekommen ist.

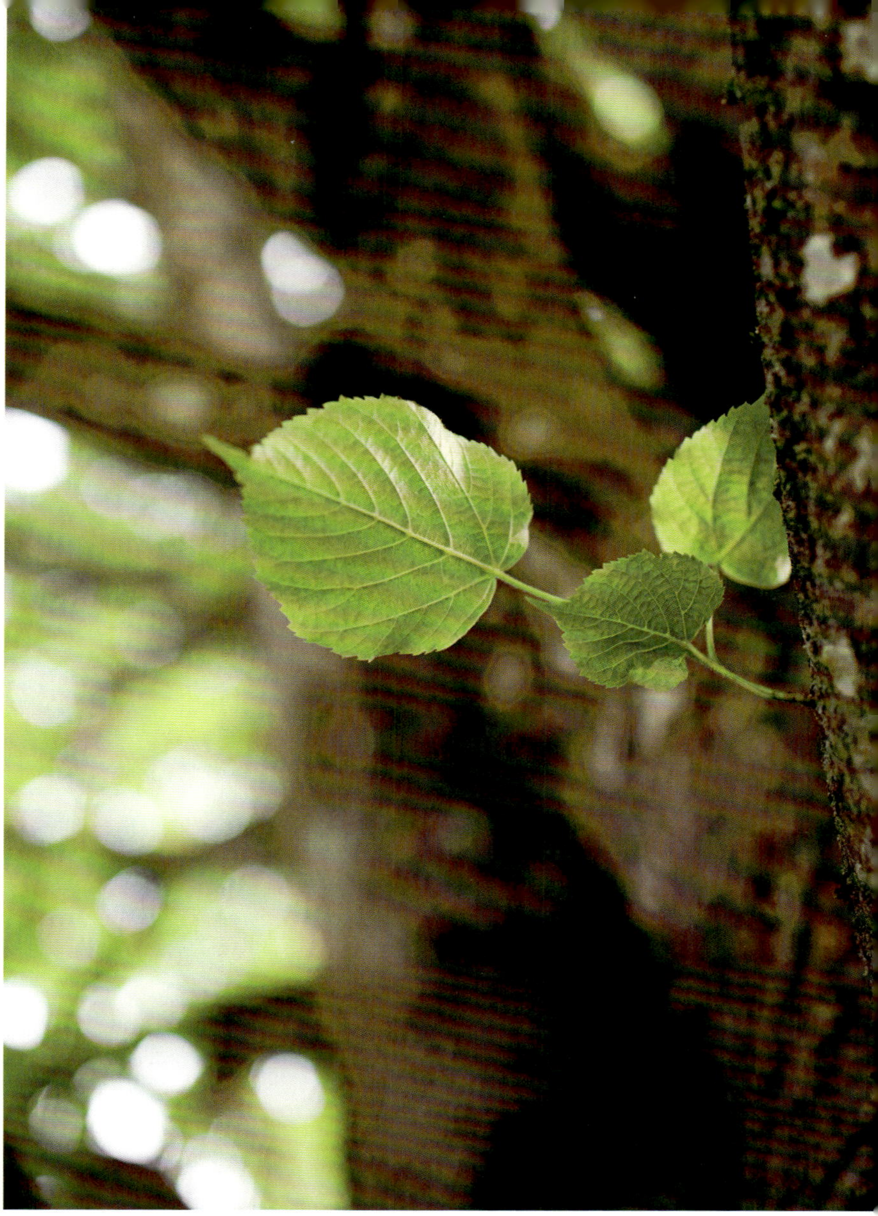

Tipp: Sammeln Sie Lindenblüten und trocknen diese an einem warmen, aber schattigen Platz. Wenn sie ganz trocken sind, werden sie in einem Glas an einem dunklen Platz aufbewahrt. Der Lindenblütentee braucht mindestens ein Stunde, um durchzuziehen und färbt sich dann ganz rot. Er soll möglichst heiß getrunken werden und fördert sehr das Schwitzen vor allem bei aufziehenden Erkältungen. Manche Liebhaber des Lindenblütentees behaupten, dass ein Liter Tee einen Saunagang ersetzt.

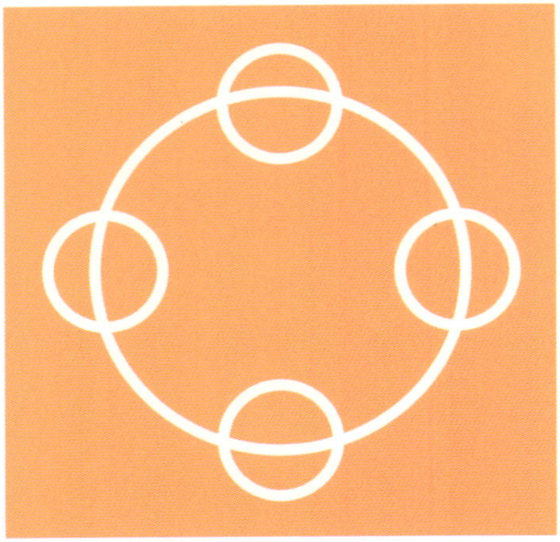

Meisterwurz

innerer Meister

Farbe: Eine Kombination aus Braun, Rosa, Gelb, eine Assoziation zur Blüte der Meisterwurz vor dem Aufblühen. Der zarte Farbton beinhaltet viel Licht, aber auch viel Erde. Es scheint, als kämen viele Kräfte in ein und derselben Kraft zusammen.

Form: Vier Kreise auf dem großen Kreis bilden im Inneren ein Kreuz, ein X, das Multiplikationszeichen.

Zahl: Vier und eins – vier Kreise und ein × als Multiplikator.

Assoziationen

Der innere Meister ist im Zentrum des inneren Kreuzes zu finden. Der innere Meister bringt die vier Kräfte aus dem Himmel und der Erde zusammen und vervielfacht sie im Inneren. Er ist eine dynamische Größe, die durch Multiplikation entsteht. Dadurch wird der Weg frei zum Weg in eine neue Erkenntnis, zur Transzendierung.

Meisterschaft ist die Multiplikation: Die im Menschen vorhandenen verschiedenen Kräfte werden miteinander in Beziehung gesetzt. Dadurch entsteht eine große Fülle und damit auch Unsicherheit, aber auch ein Potenzial von Inspiration. Wenn dieses × in irgendeiner Form auftaucht, sind es Pflanzen, die inspirierend wirken.

Meisterwurz gibt Selbstbewusstsein und innere Führung, Entschlossenheit und Mut. Das Geheimnis dieser Kräfte ist nie eine Ansammlung von großem Faktenwissen, von vielen Dingen, das wäre nur die Masse, die Summe. Inspiration kommt immer durch Multiplikation, Vervielfachung, durch „in Beziehung setzen" der Dinge.

Die Kreise berühren die Kräfte des Himmels wie auch die der Erde. Wirkliche Meisterschaft gewinne ich nur, wenn ich diese Beziehung zwischen Himmel und Erde, zwischen oben und unten, in mir selbst lebendig werden lasse. Das ist nicht nur eine Kraft, sondern sind immer viele Kräfte. Diese vielen werden miteinander in Beziehung gesetzt.

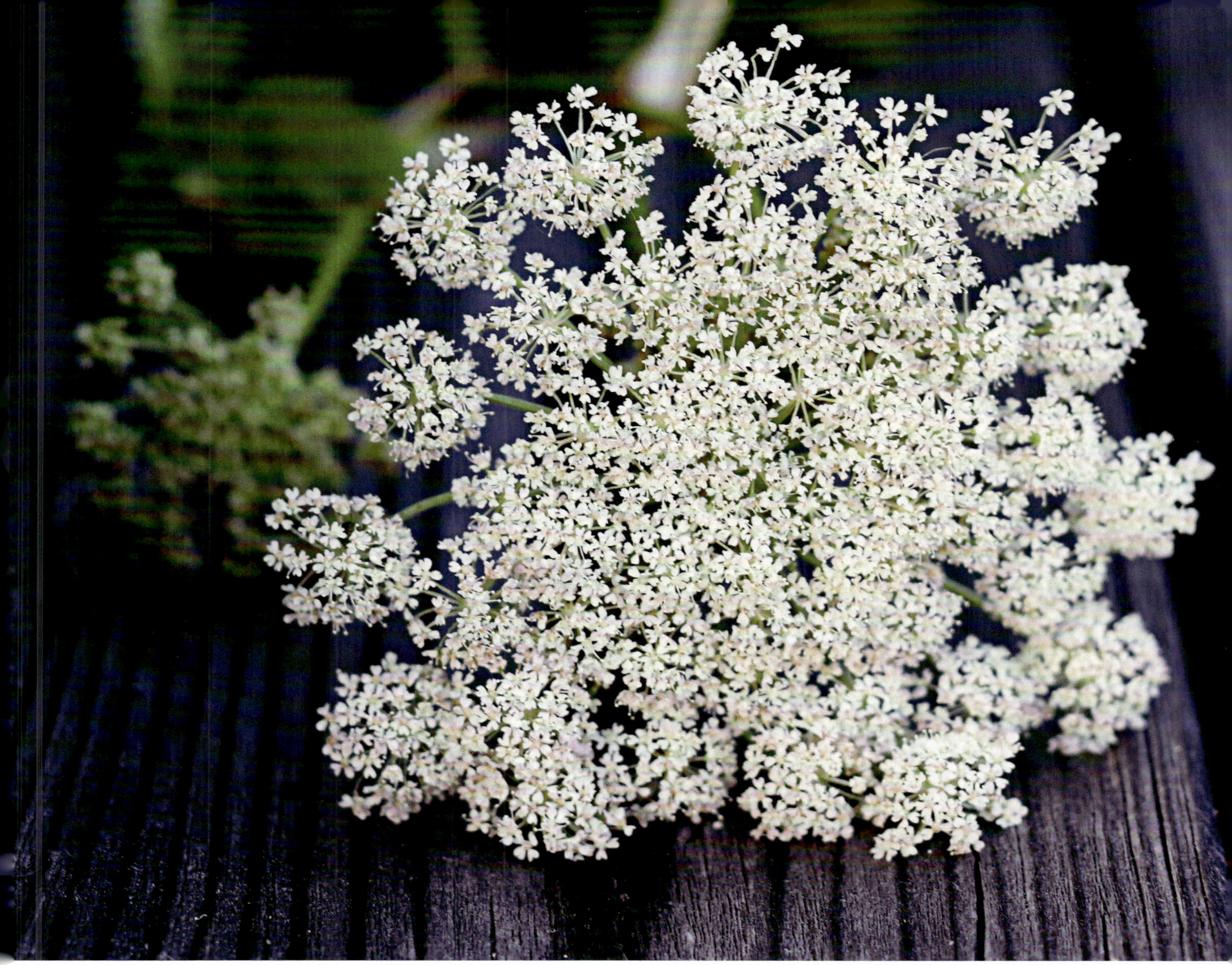

Tipp: Hildegard von Bingen empfiehlt Meisterwurzwein bei Fieber und Erkältungen. Die Wurzeln reinigen und im Mörser zerstoßen oder klein hacken. In ein Glas geben und mit Wein auffüllen, dass alle Wurzeln gut bedeckt sind. Über Nacht stehen lassen. Am Morgen mit derselben Menge Wein wie am Abend aufgießen und jeden Morgen ein Likörglas voll trinken.
Meisterwurztee: 1 Teelöffel getrockneter Wurzeln mit ¼ l Wasser übergießen und erhitzen, nicht kochen und 3 Minuten ziehen lassen. Mit Honig süßen.

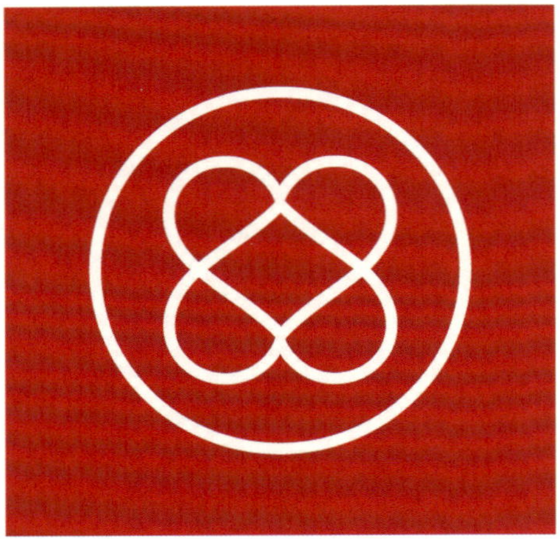

Melisse

Herzenswärme

Farbe: Rot-Violett, inspiriert von den getrockneten Blättern der Zitronenmelisse, die dunkelrot werden können. Die Farbe erinnert auch an Violett, die Farbe der Transzendenz, die Verwandlungsfarbe.

Form: Im Inneren des Kreises sind zwei Herzen, die ineinander verwoben sind und gleichzeitig eine Raute und zwei Achter ergeben. Die beiden Achter sind zwar etwas krumm, nicht ganz klar, aber einander liebevoll zugeneigt.

Zahl: Zwei, drei, vier und acht. Die Überschneidung, die Beziehung zwischen den beiden Herzen ergibt die Raute. Also ist die Raute, die Zwei, der beziehungsstiftende Raum für das Wirken des Heiligen Geistes. Durch die Raute drückt sich aber auch die Vier aus. Die zwei Herzen lassen dazu auch noch die Zahl Acht erkennen.

Assoziationen

Die Melisse ist eines der großen Beruhigungsmittel, die wir kennen, um zur inneren Ruhe zu finden. Ziel der Melisse ist die Herzensruhe, wenn das Herz auf dem Kopf steht, Purzelbäume schlägt, Unterstützung und Hilfe, Kraft braucht.

Die zwei Herzen sind ein Symbol für die beiden Herzkammern und die zwei Bewegungen des Herzens – für Zusammenziehen und Ausdehnen, Ruhe und Bewegung. So eins das Herz mit sich ist, ist es auch immer doppelt, hat zwei Seiten, zwei Räume, durch die beiden Herzkammern, die sich im Herzschlag unermüdlich zusammenziehen und entfalten.

Die Raute in der Mitte symbolisiert auch das Auge Gottes, eine transzendente Wirklichkeit, einen heiligen, unberührbaren Raum, der in unserem Herzen ist.

Eine Achterbahn ist immer der Hinweis, dass etwas in Unruhe ist und beruhigt werden will, auf den Punkt gebracht werden muss.

Die Mitte befindet sich da, wo sich diese beiden Herzen überschneiden und verweben. Die Raute symbolisiert die Erde und ordnet die Unruhe der Herzen. Sie steht auch für die Beziehung der beiden Herzen zueinander und bringt die Lebendigkeit der Beziehung zwischen Himmel und Erde zum Ausdruck – ein Beziehungssymbol mit allen Schwächen und Stärken.

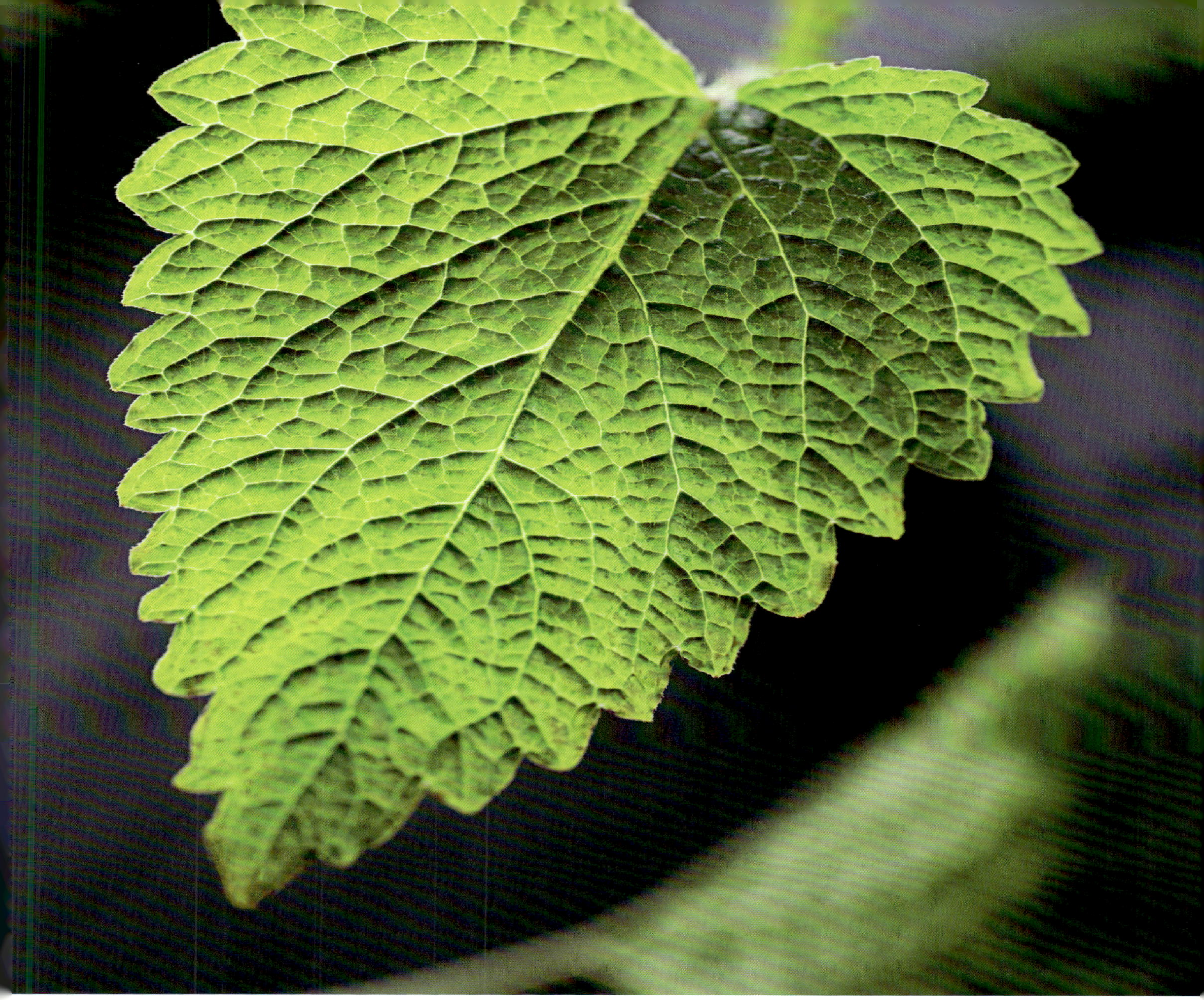

Tipp: Melisse gehört in jeden Abendtee, am besten mit Johanniskraut, etwas Baldrian, Lavendel und Honig.

Hildegard von Bingen sagt über die Melisse, dass der Mensch, der sie isst, gerne lacht, weil sie das Herz erfreut.

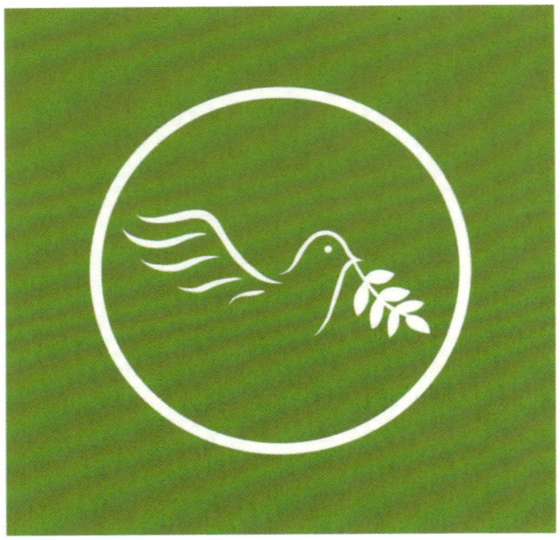

Olivenblatt

Fokussierung

Farbe: Das Olivengrün der Pflanze.

Form: Die Taube mit dem Olivenzweig – die einzige bildhafte Darstellung in den Mandalas.

Zahl: Zwei, drei und vier – die Beziehung zwischen Himmel und Erde.

Assoziationen

Das Bild der Taube des Noah: Als Noah mit seiner Arche auf dem Berg Ararat gelandet war, schickte er eine Taube los und sie kam zurück mit einem blühenden Ölzweig. Es war das Friedensangebot der Schöpfung und des Schöpfers für alle Zeit. Die Taube hat die Bedeutung von Versöhnung und Frieden. Der Ölzweig ist auch ein Symbol für den Frieden im Inneren und im Äußeren, für Freude und Kraft. Der Ölzweig, vor allem seine Blätter, ist ein großer Kraftspender. Immer wenn uns der Ölzweig und das Olivenblatt begegnen, wird Frieden geschlossen.

In der christlichen Symbolik steht die Taube für den Heiligen Geist. Er ist den Menschen gegeben als beziehungsstiftende Kraft und Lebensquelle. Der Heilige Geist ist die Kraftquelle aller Beziehungen. Er ist nicht nur Tröster, sondern auch Feuerquelle der Liebe. Immer dort, wo Beziehungen neu aufgebaut werden, zu sich selbst oder zu anderen, ist der Heilige Geist wirksam.

Tipp: Frische Olivenblätter (Vorsicht, es gibt fast keine ungespritzten Olivenbäume mehr!) klein hacken und in kaltgepresstes Olivenöl einlegen. Nach ca. 4 Wochen abseihen und in dunkle Fläschchen abfüllen. Dieses Öl wird als Hautpflegemittel verwendet.
Hildegard von Bingen empfiehlt den Ölauszug aus Blättern und Rinden zum Einreiben der schmerzenden Gelenke.

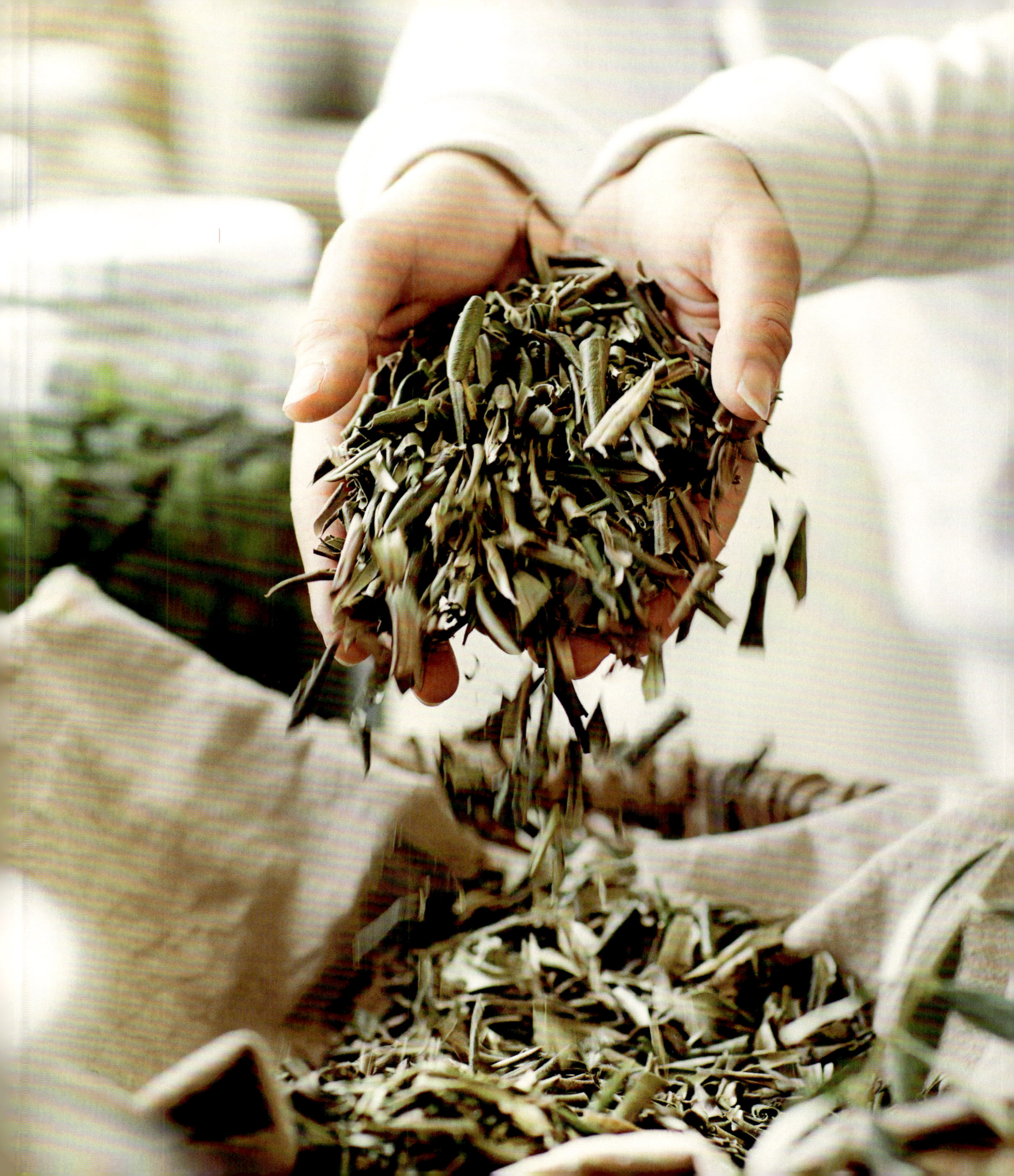

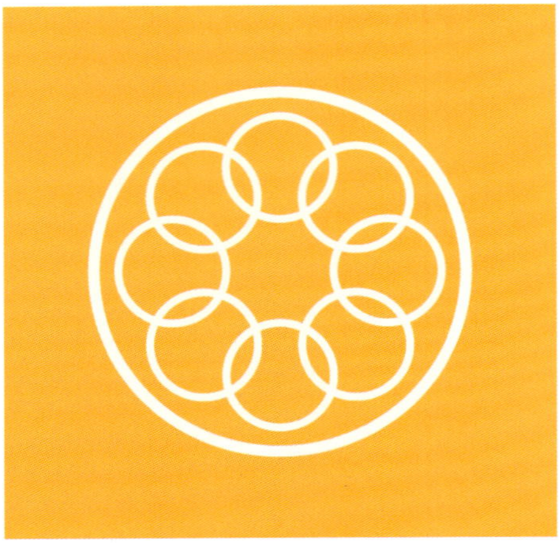

Ringelblume

verbindende Kraft

Farbe: Aus den vielen Farben der unterschiedlichen Blütenfarben.

Form: Acht Kreise, die sich zu einer Blüte formen. Diese acht Blütenkräfte bilden einen Ring, einen Sicherheitsring, der stärkt. Dort wo sich zwei Kreise überschneiden, bilden sich im Inneren acht ellipsenförmige Blütenblätter.

Zahl: Acht. Sie symbolisiert Entwicklung, deren Vollendung und einen neuen Anfang. Unendlich.

Assoziationen

Die Ringelblume ist heilsam, sie gibt Kraft und Heil. Die Ringelblume ist die harmonische Verbindung aller Seelenkräfte.

Die Blüte und das Mandala haben eine große Durchlässigkeit und Sanftheit. Die Kreise berühren sich gegenseitig, überschneiden sich und bilden so ein großes Ganzes.

Dieses Mandala ist ein heilendes Bild, es ergibt sich eine Dynamik in großer Ruhe und großem Geordnetsein. Die Ringelblume ist ein Heilmittel der inneren Ordnung und damit der Heilung. Immer da, wo man etwas ordnen kann, heilt man.

Tipp: Uraltes Bauernrezept: Reines Schweineschmalz (natürlich vom Bioschwein!) erhitzen und so viele Ringelblumenblüten wie möglich dazugeben. Erkalten lassen und nach drei Tagen wieder erwärmen, durch ein sauberes Baumwolltuch Blüten abfiltrieren und in kleine Salbendosen abfüllen. Machen Sie nicht zu viel, da diese Salbe nur begrenzt haltbar ist.

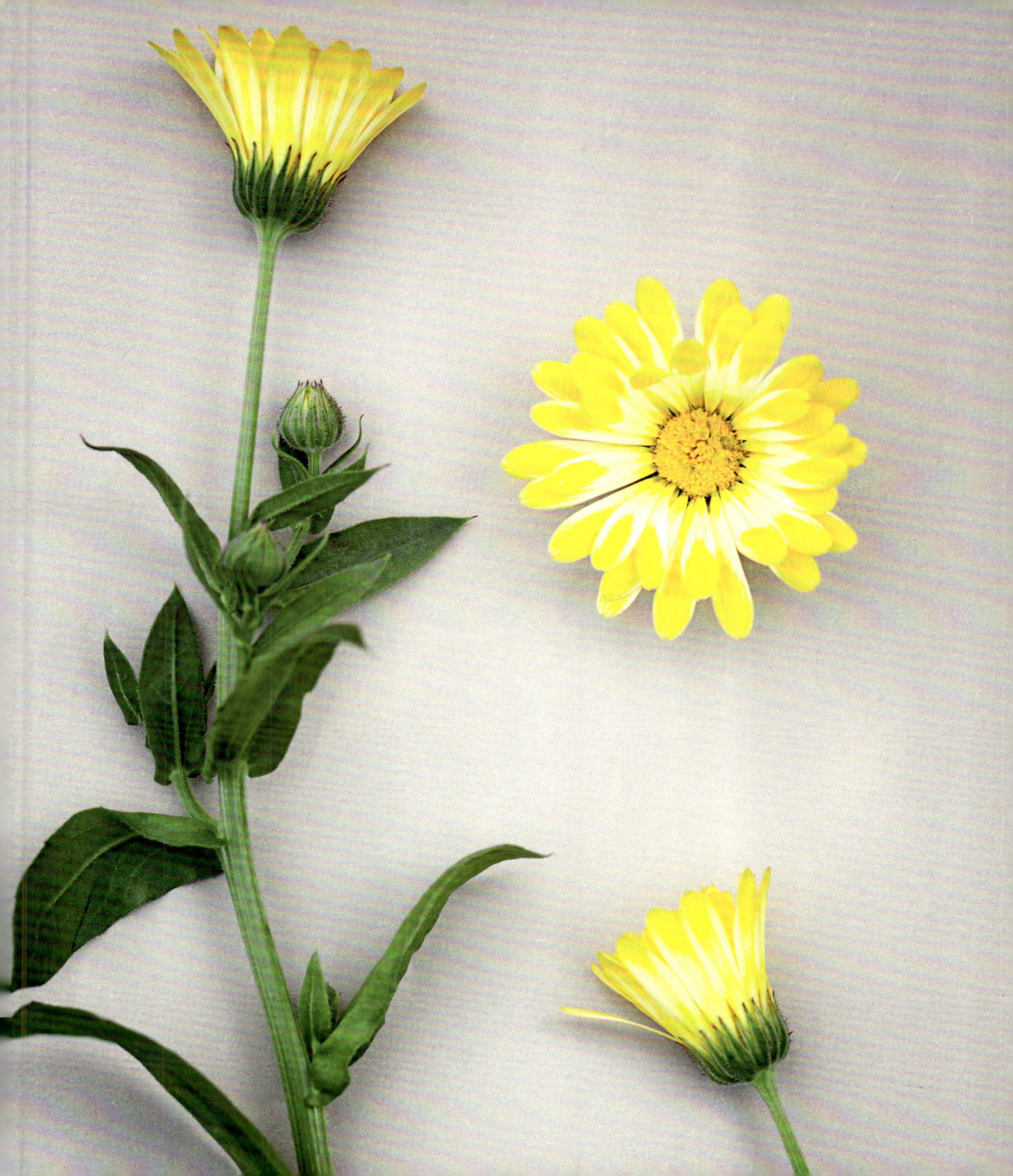

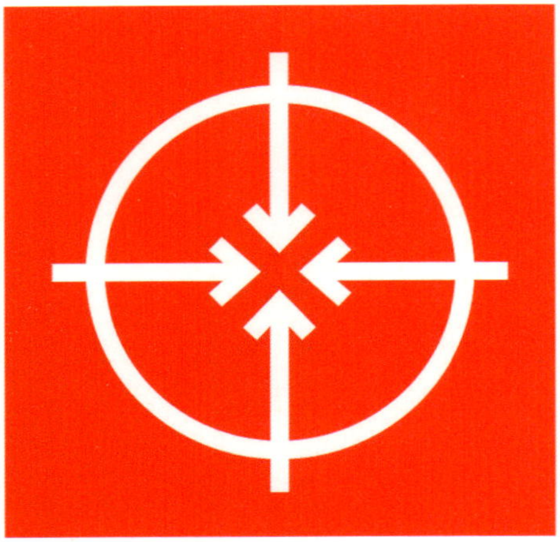

Rosmarin

Klarheit und Kraft

Farbe: Von der Farbe her ist Rosmarin das Feuer, das Lebensfeuer, das er auch gibt. Außer dem Rot war gar keine andere Variante möglich, diese vitale Antriebskraft zu sehen.

Form: Die Pfeile fallen zuerst auf. Wenn man das Symbol näher betrachtet, formen sich die Pfeile zu einer Rundung zusammen, sodass sie nicht mehr so massiv wirken. Sie sind gebündelt durch jeweils eine Gegenkraft, einen Gegenpfeil. In der Mitte entsteht wieder das Kreuz als X, das Multiplikationszeichen.

Zahl: Vier ist dominant. Die Drei findet sich in den Dreiecken der Pfeile und der Rundung des Himmels als Balance.

Assoziationen

Rosmarin ist die vitale Antriebskraft, die hier ganz stark ausgedrückt ist. Er ist ein kräftiger Impulsgeber. Die Pfeile symbolisieren die vier großen Kräfte, die in ein Zentrum hineinwirken: Wasser, Feuer, Luft und Erde, die vier großen Himmelsrichtungen oder die vier Temperamente, die aber nicht zusammenstoßen dürfen, denn sonst „explodieren“ die Kräfte der Urelemente und entfalten nicht nur konstruktive, sondern auch zerstörerische Kräfte.

Diese vitalen Antriebskräfte sind himmlische Kräfte, die vom Kreis ausgehen. Es sind immer die geistigen Kräfte, die aber auch in die Materie stark hineinwirken, sodass sich durch diese Komprimierung das X, das Multiplikationszeichen, ergibt. Wenn Kräfte so zusammentreffen, brauchen sie ein Ventil. Diese Kräfte aus der Mitte des Kreuzes gehen auch wieder in das Kosmische oder in die Erdenergie hinein.

Rosmarin hat ungeheure Energien, die aber nicht zerstörerisch, sondern entlastend wirken können und die dann auch etwas Leichtes ergeben, etwas Lebendiges. Wenn jemand keine Kraft mehr hat, keine Lebenskraft mehr verspürt, braucht er die Aktivierung dieser großen Lebenskräfte in sich. Das sind primär Seelenkräfte, die sich aber dann auf der materiellen Ebene manifestieren.

Pfeile sind verankert im Kreis, und im Himmel. Pfeile sind Symbole der Aggression, die an sich nicht negativ ist, aber zur Gefahr wird, wenn sie zügellos und grenzenlos angewendet wird. Ein Pfeil kann töten, aber er kann in der „Kunst des Bogenschießens“ zum Helfer für Konzentration und Sammlung werden.

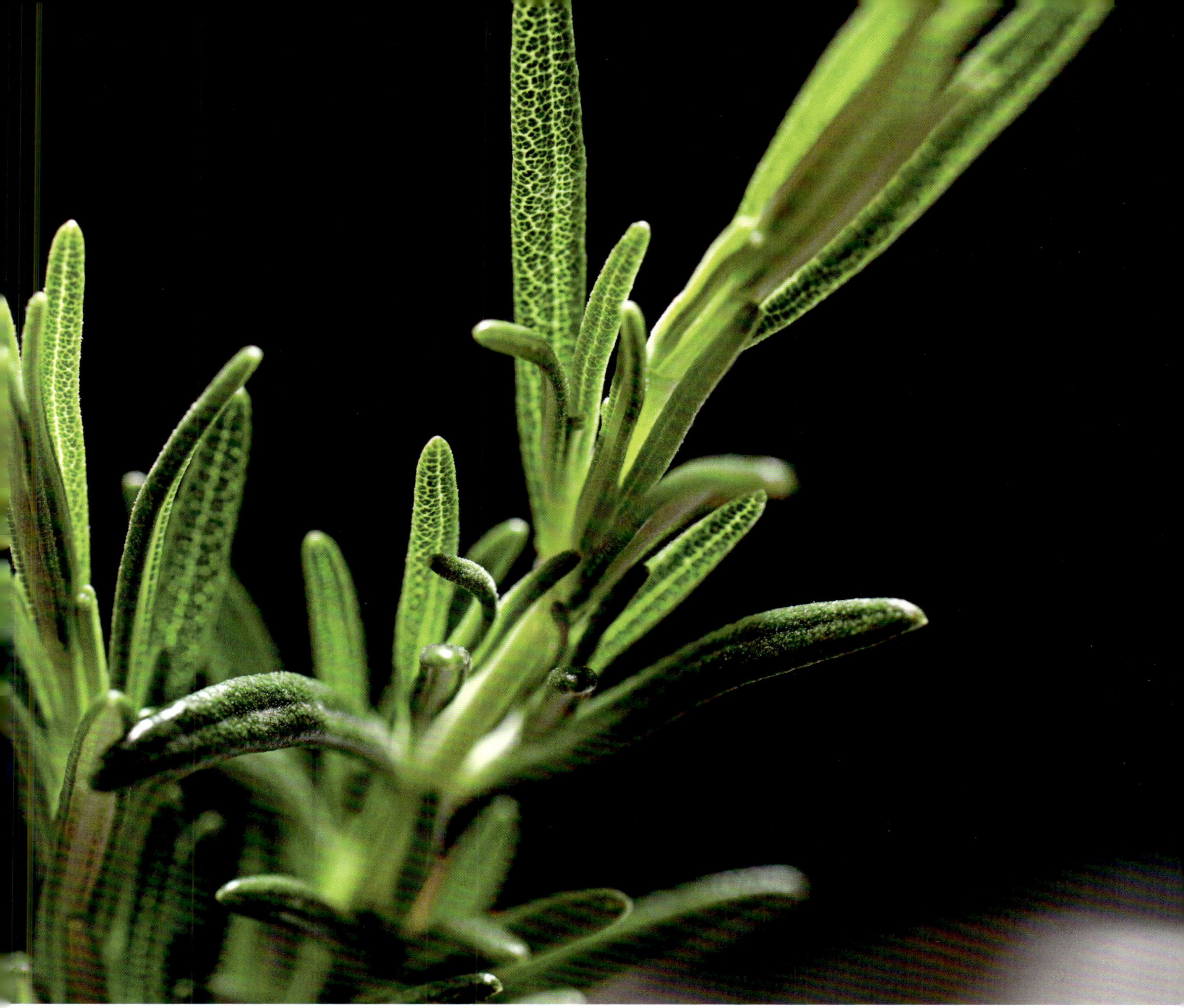

Tipp: Ideales Würzmittel für alle Fleischspeisen, besonders für Lamm, Kalb und Rind. Nehmen Sie vom frischen Rosmarin nicht zu viel, denn er hat intensive Kraft. Rosmarinfußbad: 2 Tassen Rosmarinblätter in 1 l heißes, nicht kochendes Wasser geben und einen halben Tag ziehen lassen, dann abseihen und für Bäder bei schmerzenden Füßen verwenden. Es hilft auch, Hornhaut an den Füßen aufzuweichen.

Salbei

reinigende Kraft

Farbe: Das Violett der Blüte. Farbe der Erwartung, dass sich etwas verwandelt, und auch die Farbe der Transzendenz.

Form: Die größte Kraft des Salbeis liegt in der Blüte, im Salbeiblütenöl. Daher kommt auch das Tropfensymbol im Mandala. Dieses Symbol ist der Tropfen heilenden Öls, der in jeder Salbeiblüte steckt. Gleichzeitig ist es eine stilisierte Flamme. Die Flamme und der Tropfen haben in sich selbst zwei Bewegungen.

» Bewegung von oben: Der Tropfen fällt herunter.
» Bewegung von unten: Die Flamme des Salbeis geht von unten nach oben.

Würde man den Tropfen vervielfältigen in einem Kreis, würde sich eine Blüte ergeben. Hier ist nur ein Tropfen dargestellt, weil Salbei uns sehr stark in eine Richtung führt, ohne die anderen auszuschließen.

Zahl: Symbol für einer und viele. Es ist ein Tropfen abgebildet, aber gleichzeitig ist es auch das Symbol für die vielen. Dieser eine Tropfen kann sich auch vervielfältigen.

Assoziationen

Die typische Hilfe des Salbeis ist die Heilung bei Erkältungen oder Entzündungen vor allem im Hals. Salbei ist im Halsbereich höchst wirksam. Der Hals als Durchgangskanal des Körpers ist gefährdet, wenn man bei Übergangs- bzw. Durchgangssituationen in die Enge kommt. Hals auf Lateinisch heißt Angustiae = die Engstelle. Daher rührt unser Wort Angst.

Salbeiblütenöltropfen und Salbei insgesamt geben Hilfe in Angstsituationen unseres Lebens, die sich auf der Körperebene zeigen, indem man mit seinem Hals Schwierigkeiten hat. Gleichzeitig wird einem bewusst, wie verletzlich man ist. Ich erhalte wieder Kraft in meiner eigenen Mitte, in meiner Energie, dass diese wieder zum Ausdruck kommt. In Schwellen- oder in Veränderungssituationen ist es wichtig, diese Kraft zu spüren.

Das Motiv für dieses Symbol war das Wissen, dass dieses Öl heilend ist. Jedes Ölsubstrat ist heilend, pflegend, aufbauend. Ich habe aber noch kein Öl gefunden, das solche Heilkraft hat wie das Salbeiblütenöl.

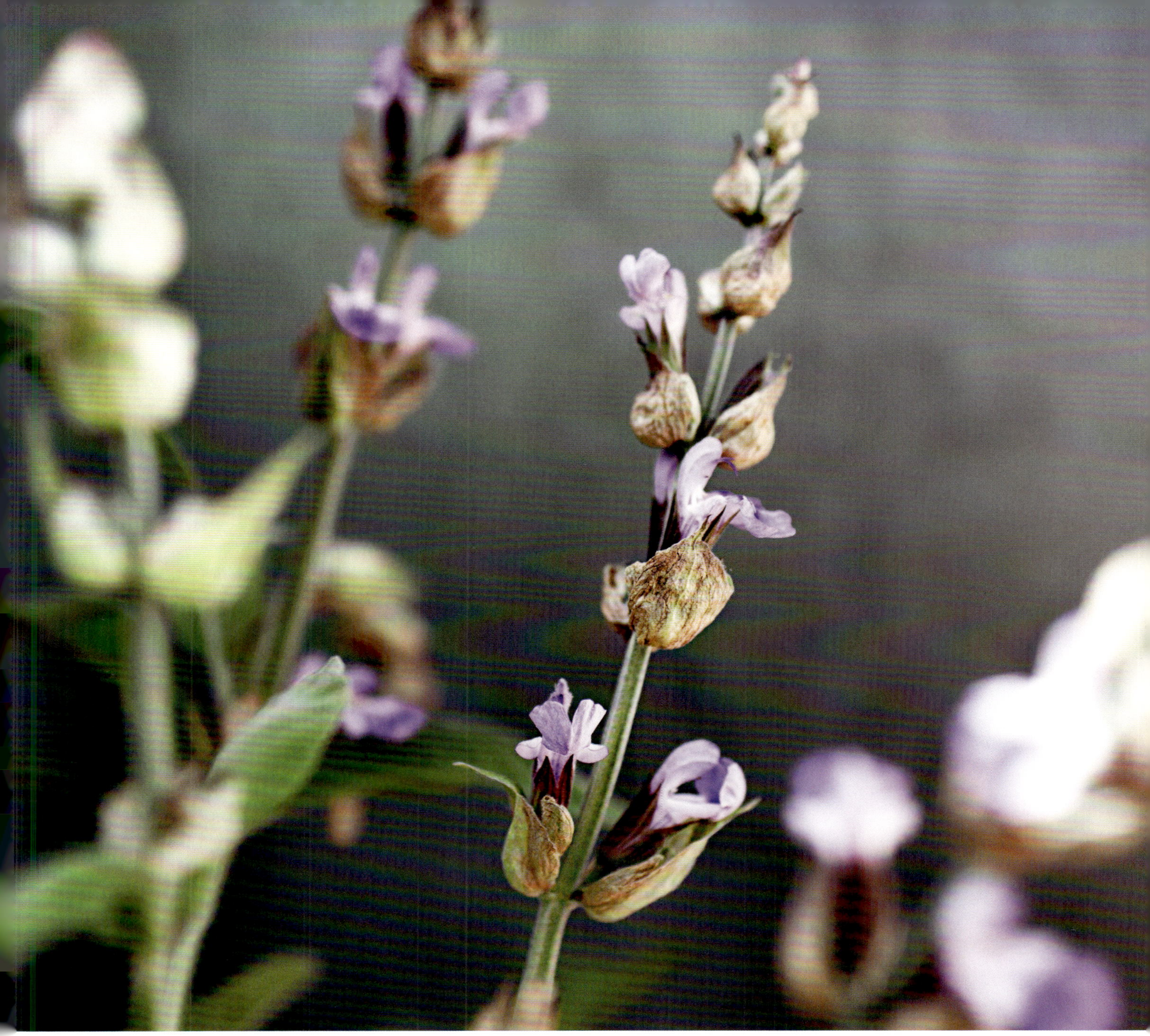

Tipp: Salbeitee (1 Teelöffel Blätter auf eine Tasse) ist ein ideales Gurgelmittel bei beginnenden Halsentzündungen.

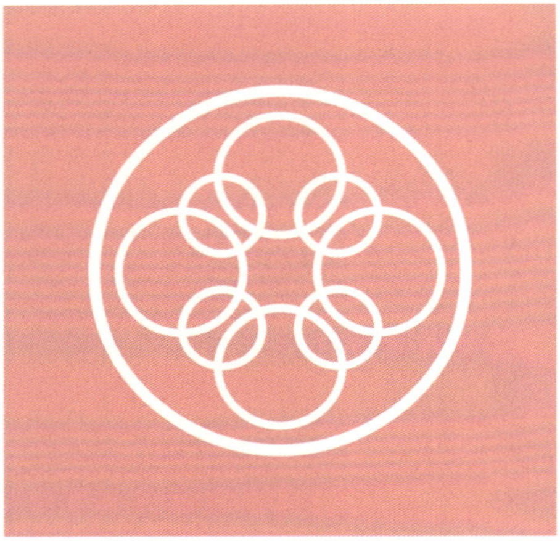

Schafgarbe

Maß und Balance

Farbe: Sie kommt von einer Mutation der Schafgarbe, die leicht ins Rosa geht. Die Beziehung der sanften Energie von Rot mit dem Weiß, das alle Farben zusammenbringt.

Form: Die Schafgarbe hat Ähnlichkeiten in der Symbolik mit der Ringelblume. Große und kleine Kreise, die sich zum Kreuz zusammenfinden. Auch hier haben wir die heilenden Kreise, die sich wieder zum Kreuz zusammenfinden.

Zahl: Zwei, vier und acht. Vier kleine und vier große Kreise, zusammen acht. Zwei entsteht durch die Beziehung der kleinen Kreise zu den großen. Acht vollendet und beginnt von Neuem, in der Schafgarbe in kleinen und großen Schritten abwechselnd. Im Mittelpunkt ist das Kreuz oder das Quadrat zu finden, es steht wiederum für die Vier.

Assoziationen

Im Ringelblumenmandala gibt es große und kleine Kreise – eine Erfahrung, die auch wir machen. Wir sind in uns selbst manchmal eine große, kraftvolle Persönlichkeit und manchmal eine kleine, ohne Wertung. Das Kleine ist genauso wichtig wie das Große und hat ebenso Platz. Beim Schafgarbenmandala wird das noch einmal deutlicher, weil die kleinen Kreise die großen zusammenhalten. Die kleinen Dinge im Leben und die kleinen Erfahrungen im Leben sind oftmals die wichtigeren und entscheidenderen. Wenn es das Kleine nicht gäbe, könnte es kein Wachstum geben. So ist die Beziehung zwischen dem Kleinen und dem Großen in Harmonie und Ausgewogenheit.

Die Schafgarbe macht das Kleinmütige groß, das Verletzte und Verwundete heil und heilt vor allem im Inneren. Die Schafgarbe ist das Mittel für Magen und Darm, die inneren Dinge werden ausbalanciert.

Man braucht die Gabe der Unterscheidung, um zu erkennen, wann und wofür das Große gebraucht wird und wann das Kleine. Wenn man im Konflikt ist, was man tun soll, wird man unfähig für die Verbindung zwischen groß und klein. Das schlägt sich meistens auf Magen und Darm.

Die Schafgarbe ist hier das Mittel, dass ich wieder Appetit bekomme, Kraft erlange, dass die inneren Bewegungen erneut ins Fließen kommen, die Verkrampfungen und Stauungen aufhören, die seelischen Blockaden genauso wie die körperlichen. Dass ich in Krisensituationen wieder mutig werde. Dass ich lerne, mit Entschiedenheit zu

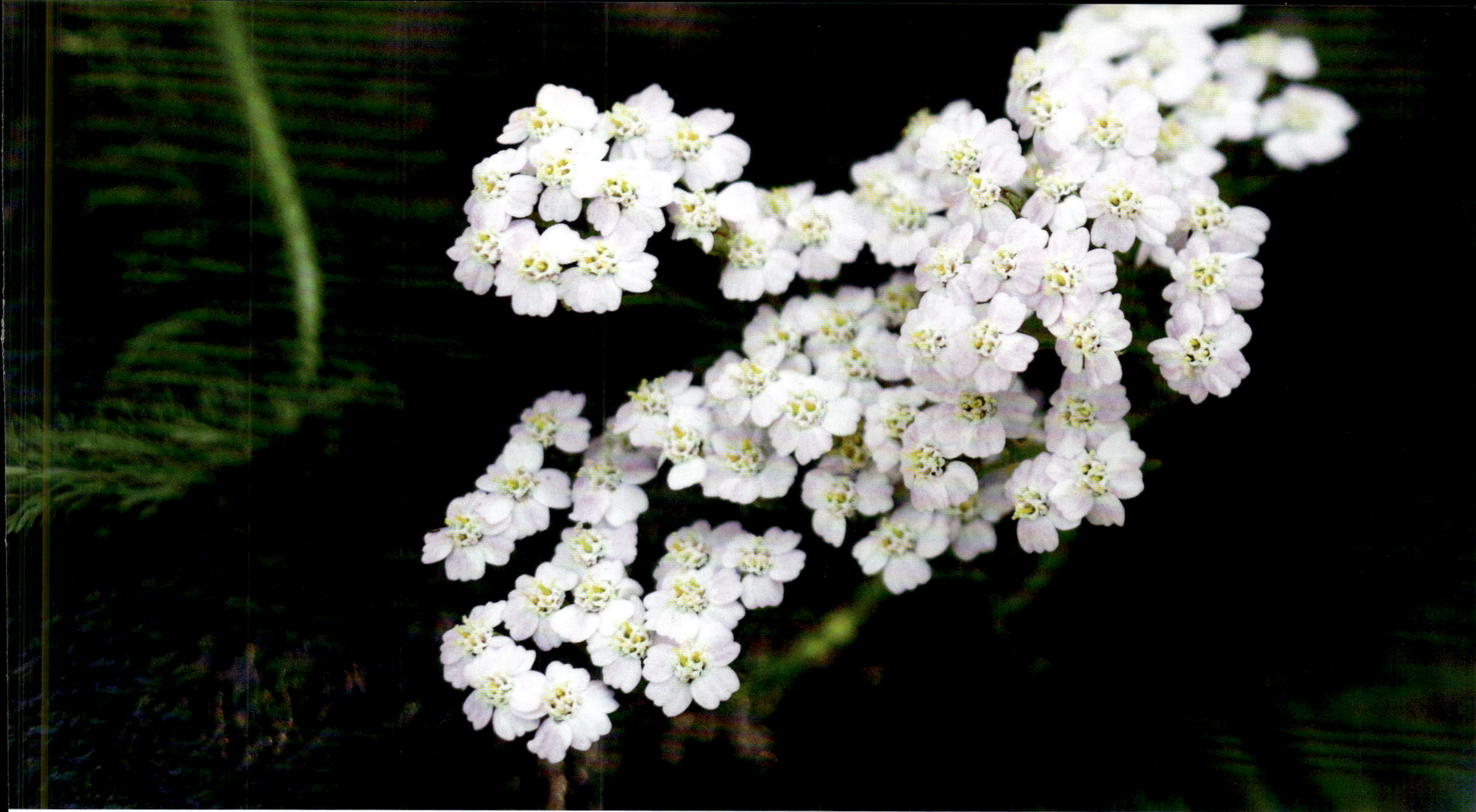

handeln, aber nicht willkürlich nur mit Energie und Kraft, sondern der Situation angemessen.

Die Schafgarbenblüte ist eine der wenigen, die Tag und Nacht geöffnet ist. Die Schafgarbe kann mit der Dunkelheit genauso umgehen wie mit dem Licht. Die Pflanze wächst nicht nur auf Wiesen, sondern mit Vorliebe auch auf mageren Böden. Sie kann mit dem Geringen genauso umgehen wie mit dem Kräftigen. Sie sieht beide Seiten einer Medaille.

Daher kommen auch diese wundheilenden Kräfte, die man ihr zuspricht. Wobei sie eher innerlich wirkt als äußerlich.

Vielleicht sollte man die Seele in Schafgarbe baden.

Tipp:

Schafgarbenbad: Ein großes Büschel Schafgarbenblüten und -kraut in 3 Liter Wasser zu einem kräftigen Sud kochen und ins Badewasser schütten.

Schafgarben-Holunderblütentee: Bei sich abzeichnenden Erkältungen 1 TL für 1 Tasse. Kräuter überbrühen und 5 Min. ziehen lassen.

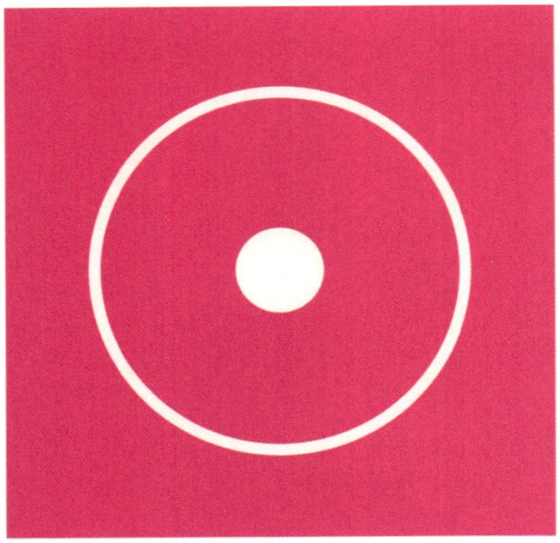

Sonnenhut (Echinacea)

behütend

Farbe: Das Purpurrot der Sonnenhutblüte.

Form: Der Punkt, die Zentrierung.

Zahl: Eins.

Assoziationen

Der Punkt heißt, die Kraft der Sonne und des Lebens auf den Punkt zu bringen, Zentrierung zu finden, die Kraftquelle zu entdecken. Eine absolute Gegenbewegung zu Zerstreuung, Verwirrung, Verletzung, Verunreinigung, gegen das Angegriffenwerden und -sein. Diesen Punkt in der Mitte des Sonnenhuts kann niemand verletzen, er ist stark.

Die Symbolik und Wirkung des Sonnenhuts sind die Stärke gegen Verletzungen, Stärkung bei geschwächten Abwehrkräften, bei der Suche nach Identität, nach dem, was ich bin.

Zu viel Sonnenhut birgt die Gefahr des Abkapselns, der Isolation, dies wäre aber die extreme andere Seite, die im Sonnenhut an sich so nicht zu finden ist.

Der Sonnenhut ist ein bewährtes Mittel, die Sache auf den Punkt zu bringen, eins zu sein und eins zu werden mit sich selbst. Das ist die Bedeutung dieses Mandalas.

Aufgrund der Inhaltsstoffe des Sonnenhuts werden ihm Kräfte zugeschrieben, die helfen, wenn das Immunsystem angegriffen ist und ein Mensch unter chronischen Infekten leidet. Da kommt der große Schutz des Sonnenhuts zum Einsatz.

Tipp: Wenn Sie den echten schmalblättrigen Sonnenhut (Echinacea angustifolia) im Garten haben, können Sie von der Pflanze alle Teile (Blüten, Blätter und Wurzeln) für Tee(mischungen) verwenden.

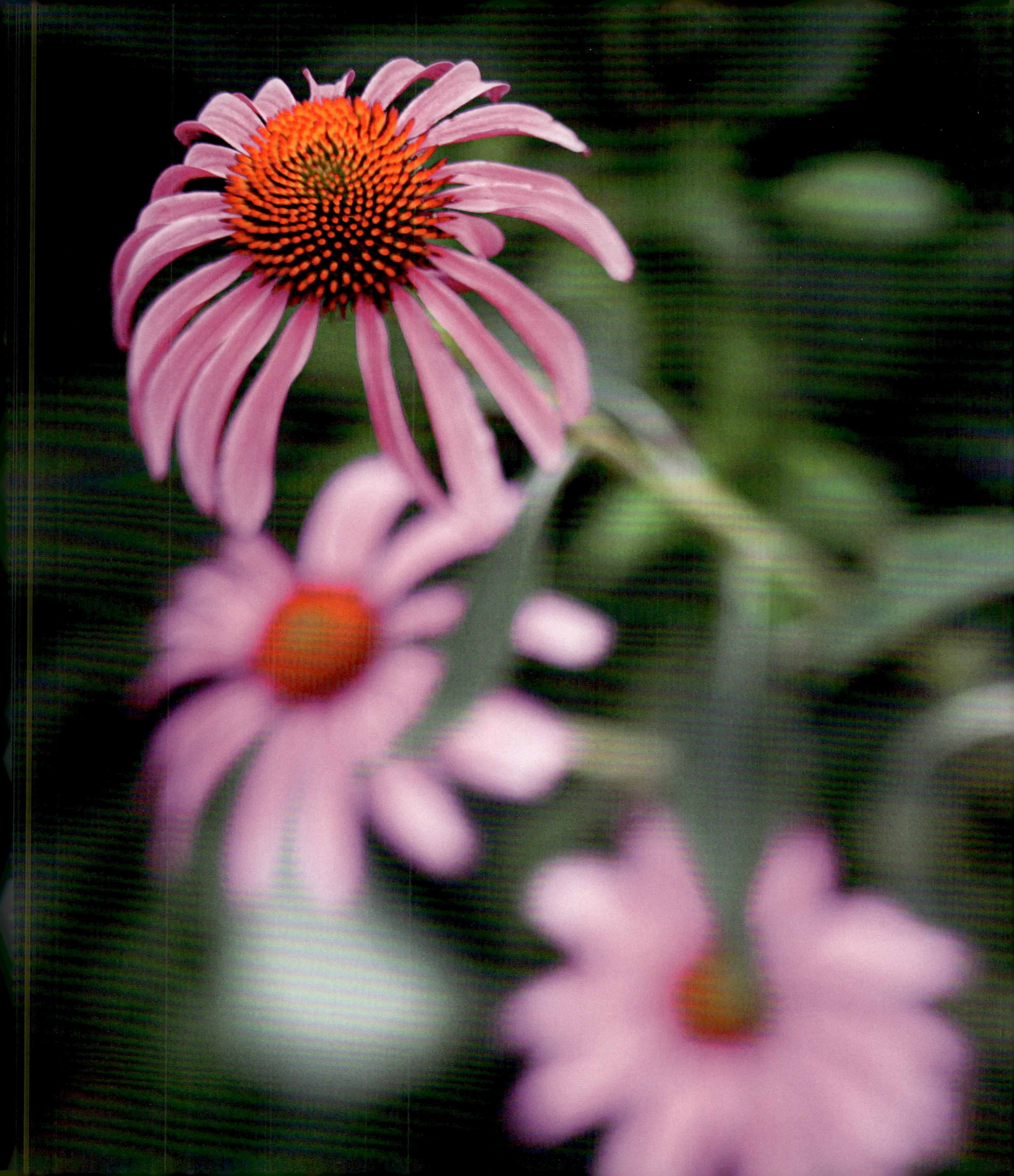

Storchschnabel

Integrität

Farbe: Dunkles Rosa/Violett. Die Farbe ist aus der Blüte übernommen. Sie symbolisiert Transzendierung und gleichzeitig die Kraft von Rot. Das Thema ist Verwandlung.

Form: Er bildet zwei Kreuze im Kreis. Das eine wird durch die vier Herzen gebildet, das zweite entsteht zwischen den Herzen und bildet wieder das X. Wenn zwei Kreuze sich aus der Form so plötzlich ergeben, geht es um die Schnittpunkte und um das Fruchtbarmachen der Schnittpunkte, des Kreuzes. Herzen, Lebenszentren bilden das Kreuz.

Zahl: Vier und acht.

Assoziationen

Der Storchschnabel ist ein Mittel, das wir fast ganz vergessen haben. Er hat eine starke Wirkung, wenn es um Schockerlebnisse geht, um Unausgewogenheit, um Schrecken, um Ängste.
Der Storchschnabel ist ein kleines unscheinbares Pflänzchen, das auch auf ganz mageren Böden wächst, an Waldrändern, an Gartenhecken. Oft steht es auch auf nicht besonders exquisiten Stellen. Es kommt von ganz allein und lässt sich nicht entmutigen.

Vor allem in Schwächezuständen gibt er Halt in zwei Richtungen. Der Halt kommt aus der Mitte, aus dem Herzen, wenn man nicht mehr weiter weiß. Die geordneten Herzen, die Herzenskräfte bzw. die Rückkehr zu diesen sind eine große Erleichterung und geben Kraft. Storchschnabel wirkt in solch orientierungslosen Paniksituationen erstaunlich. Er zentriert, ohne die Lebenskräfte einzuengen. Er lässt uns zu unseren eigenen Gefühlen zurückkehren. Wenn wir das Herz verloren haben, aus Angst oder durch Schock, finden wir durch den Storchschnabel nicht nur eine, sondern eine vielfache neue Herzdimension.

Das Anschauen des Storchschnabelmandalas ist fast wie ein Kippbild. In Meditation sieht man einmal mehr das Kreuz mit den Herzen und einmal mehr das starke X mit den gleich großen Balken, das eine starke Basis hat. Der Storchschnabel ist eine unverwüstliche Pflanze, so zart und feingliedrig sie auch ist.

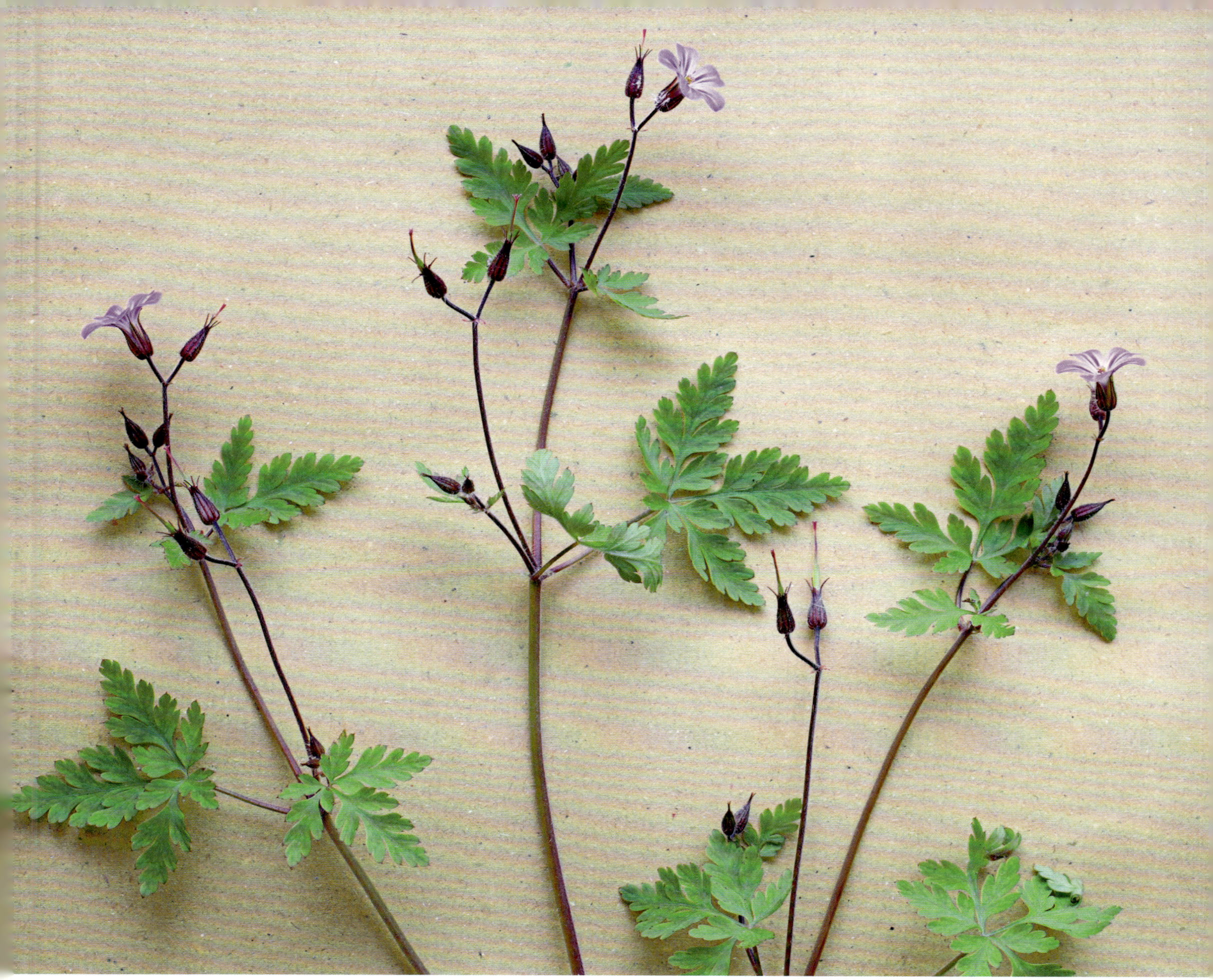

Tipp: Nach einem Schock, nach Schrecken oder Ähnlichem sofort eine Storchschnabelblüte in den Mund nehmen.
Hildegard von Bingen: „Nimm Storchschnabel mit etwas weniger Minze und noch weniger Raute als Minze. Das Pulver iss oft mit Brot. So wird dein Herz gestärkt und der Mensch wird froh."

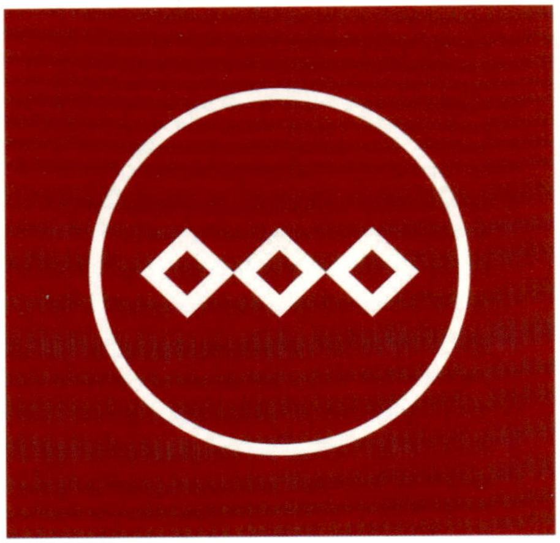

Thymian

Lebensglut

Farbe: Zeigt eine Nuance der Thymianblüte. Es ist viel Helligkeit, aber auch Kraft in der Blüte, eine ganz große Energie.

Form: Drei kleine Quadrate innerhalb des Kreises. Sie hüten den Lebensfunken. Sie symbolisieren die drei Glutreste, die gehütet werden vom Himmel und von der Erde.

Was könnten diese drei Ebenen sein: **Atem** (Lebensatem), **Achtsamkeit** (Lebensquelle) und **Demut** (Lebensmut). Demut heißt Liebe zum Kleinen, zum Ursprung, nicht Falschheit, sondern Selbstbewusstheit. Der bescheidene Thymian duftet selbstbewusst. Er kann eine ganze Bergwiese erfüllen.

Zahl: Drei und vier. Drei Quadrate und das Quadrat, das ist die Vier. Diese Zahlen stellen eine mögliche Form der Ausgewogenheit zwischen dem Quadrat und dem Kreis, zwischen Himmel und Erde dar.

Assoziationen

Das Mandala vermittelt, dass die Lebensglut und Kraft des Menschen nie total ausgelöscht werden. Selbst wenn ein Teil einmal kaputtgehen sollte, bleiben andere Teile, die weiterbrennen können und Energie schenken. So wie der Thymian seine Kraft behält, hilft er auch, die innere Lebensglut zu bewahren und zu geben, indem er sie sanft schürt und verströmt.

Diese unscheinbare Pflanze ist eine der am intensivsten duftenden Pflanzen, die es gibt. Die Lebensglut wird nicht nur durch die Farbe oder die Wirkungsweise, die in der Pflanze ist, gegeben, sondern auch durch den Duft. Es wird erzählt, dass Menschen, die in einer guten heilsamen Duftwolke sind, weniger schnell krank werden als Menschen, die darauf verzichten müssen. Die ätherischen Öle, die Duftkraft, sind höchst erstaunlich.

Im Thymian kommen uns auf der einen Seite seine Bescheidenheit und Sanftheit, auf der anderen Seite diese kraftvolle Wirkung entgegen.

Beim Anschauen des Symbols taucht auch die Assoziation einer Steckdose für Kraftstrom auf. Wenn man sich an den Kraftstrom des Thymians anschließen kann, tritt man in Beziehung mit der Kraft zu sich selbst, in Beziehung zu anderen und in Beziehung zur Schöpfung. Es ist auch eine Form der Kommunikation und ein Mittel gegen unseren Egoismus. Man kann, wenn man sich mit der Thymianpflanze vergleicht, nicht nur für

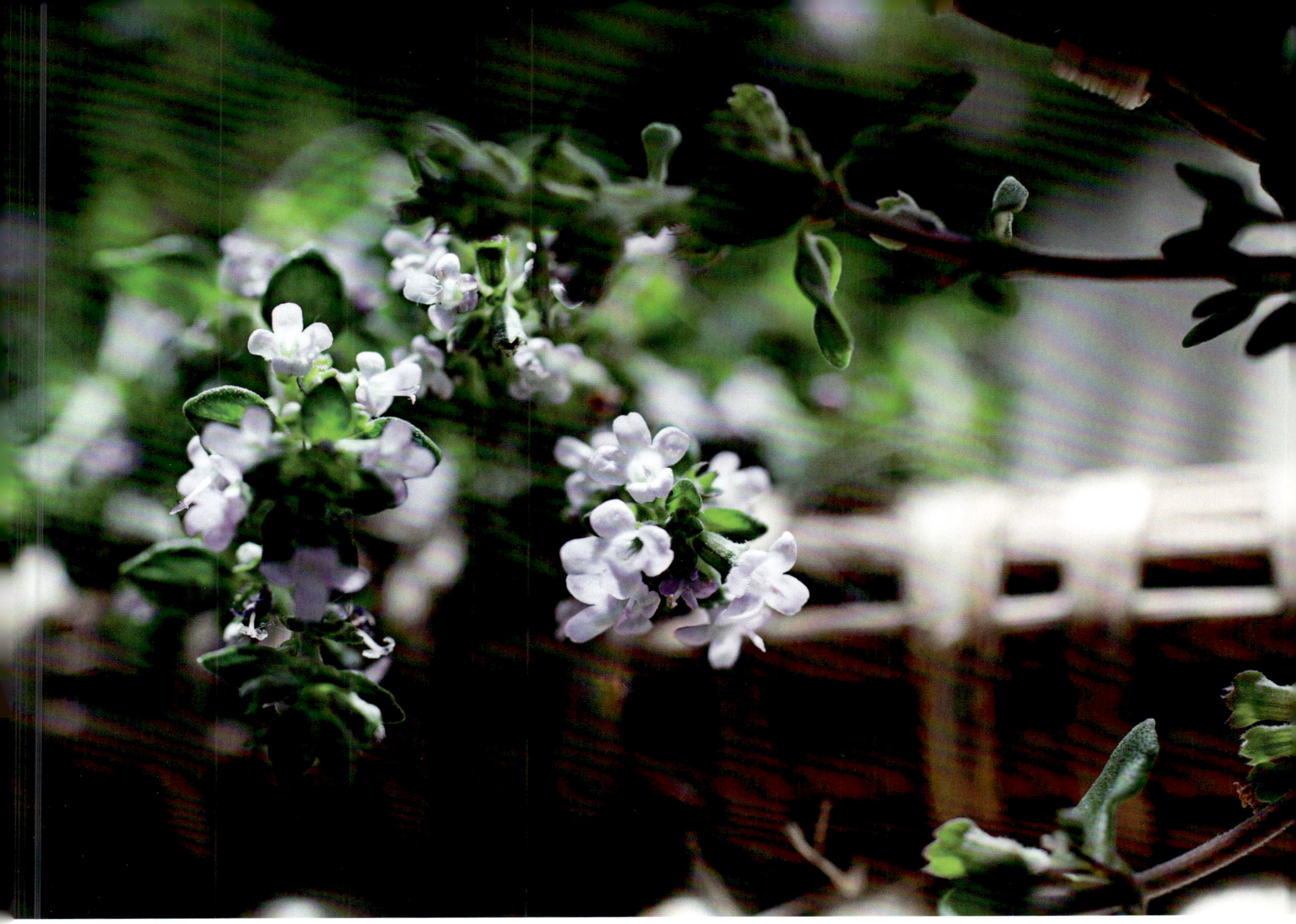

sich allein leben. Der Thymian entfaltet seine Kraft dadurch, dass er sich verschenkt und selbstverständlich seinen Duft gibt.

Der Thymian stellt die Beziehung zur inneren Glut her und öffnet die Tür zu dieser verschütteten Lebensglut. Er gibt uns Wärme, damit wir uns selbst wieder erwärmen können. Thymian behält in allen, auch in den schwierigsten Lebenssituationen seine Kraft. Er hilft uns, die Lebensglut zu bewahren. Er hält der tiefsten Winterkälte, dem heißen Sommertag und der Trockenheit stand.

Tipp: Hocharomatisches Würzmittel, vor allem frisch gepflückt, für fast alle Speisen, auch Süßspeisen, geeignet.

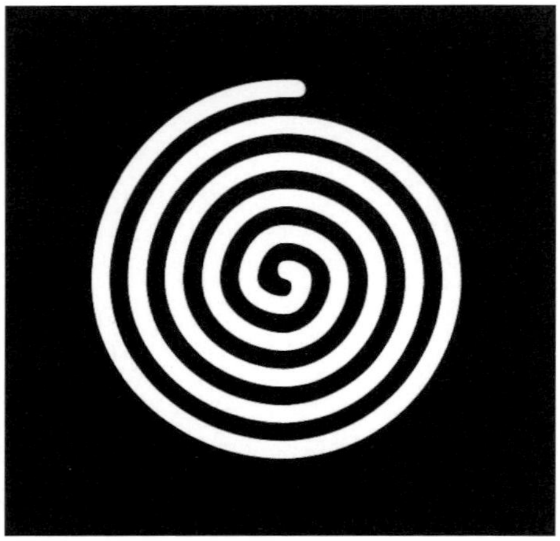

Ysop

dynamische Regeneration

Form: Die Spirale. Das Ysopmandala fällt etwas aus der Reihe, denn hier fehlt der Kreis. Doch dieser findet sich so oft in der Spirale, dass er nicht noch einmal gegeben sein muss.

Farbe: Die Farbe der Ysopblüte, die in den verschiedenen Arten von Violett über Blau bis hin zum Violett-Rosa wechseln kann, zeigt einen neuen Weg, eine Wandlung. Ysop ist nicht nur eine sehr starke Kopfpflanze, die unsere Denkfunktionen unterstützt, sondern zeigt auch einen Weg zum und aus dem Herzen. Er zeigt den Weg aus der inneren Mitte hin zur neuen Erkenntnis und zur Transzendenz.

Zahl: Hier gibt es keine Zahl außer der Eins und Bewegung von innen nach außen und von außen nach innen.

Assoziationen

Nur der Kreis ist das Symbol des Himmels. Aber wie komme ich in den Himmel? Durch das Aufbrechen des Kreises, indem ich immer wieder die Freude und Mühsal, Trauer und Hoffnung des menschlichen Lebensweges auf mich nehme, einen Mittelpunkt umkreise und ihn suche. Mit der Spirale ist man ununterbrochen unterwegs, entweder auf dem Weg zur oder aus der Mitte. Wo beginnt jedoch der Weg? Innen oder außen? Man kann nie sagen, dass ein Weg in die Mitte geht und der andere nach außen, sondern die Wege vermischen sich.

Das Ysopmandala ist auch ein **Symbol der Umkehr**, der permanenten Umkehrbewegung, die notwendig ist für die ununterbrochene Wandlung und Entwicklung des Menschen. Wenn diese Bewegung nicht mehr stattfindet, geraten wir in große Schwierigkeiten, denn das bedeutet Stagnation und Stillstand. Ysop hebt den Stillstand auf. Er klärt und erfrischt, er führt nach innen und gleichzeitig auch wieder nach außen. Man sagt, mit Ysop kann man nicht nur alle Speisen würzen, sondern durch ihn werden sie bekömmlicher.

Besonders wohltuend ist Ysop für den Darm. Dieser, insbesondere der Dünndarm, kann mit der Spirale assoziiert werden, aber auch mit dem Gehirn, denn wie unten so auch oben. Oft ist die Verdauungsstörung im Darm eine Folge meines Denkens und umgekehrt. Wenn Ysop für die Verdauung gut ist, dann setzt er etwas in meinem Denken in Bewegung und hilft uns zu leben.

Manche Menschen sind nicht dazu bereit, umzukehren. Die rennen so lange gegen die Wand, bis entweder die Wand oder der Kopf oder das Herz kaputt ist. Hier kann man gut das Bild und die Wirkung des Ysops einsetzen. Er ist hilfreich für Menschen, die nicht im ersten Augenblick als stur erscheinen, aber als Wiederholungstäter kräfteraubende Bewegungen ausführen, für sich und für andere. Er gibt die Hoffnung und das Vertrauen, dass durch diese Umkehr, durch das Neuwerden, neue Lebensimpulse gegeben werden. Das ist natürlich nicht einfach, aber Ysop kann hierbei helfen.

Wenn ich es mit einem Satz zusammenfassen würde, könnte ich sagen: ***Es gibt immer eine Mitte, einen Ausweg und eine Einsicht****, man muss nur lange genug auf dem Weg bleiben.*

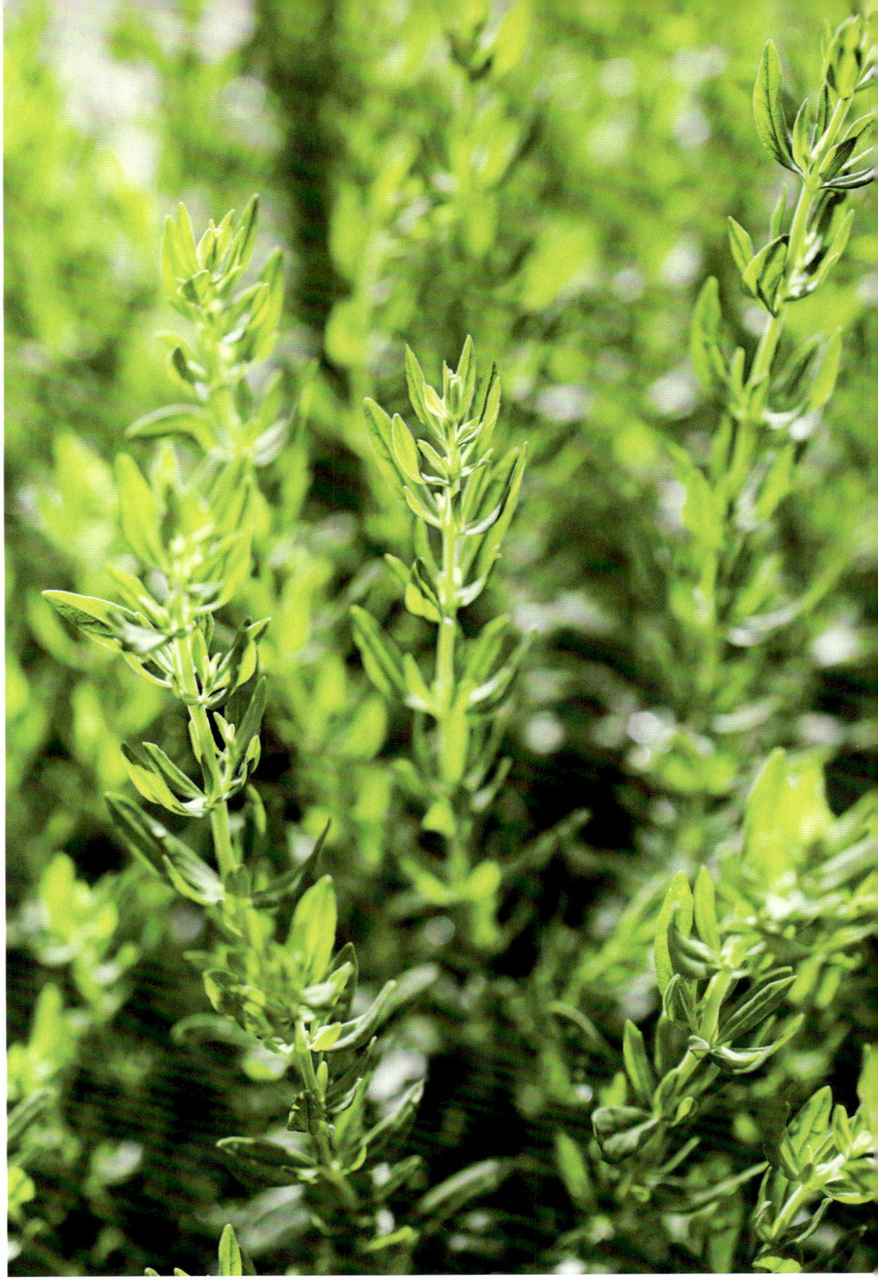

Tipp: Ein Lieblingsgewürz der heiligen Hildegard von Bingen neben Quendel, Bertram, Galgant. Sie sagt: „Ysop macht ein frohes Gemüt."
Ysopessig: Nicht nur für den Salat, sondern auch als Badezusatz zur Hautpflege. 1 Tasse getrockneter oder frischer Ysopblüten in 250 ml Apfelessig 10 Tage ziehen lassen, abseihen und verwenden, kann auch dem Badewasser zugefügt werden.

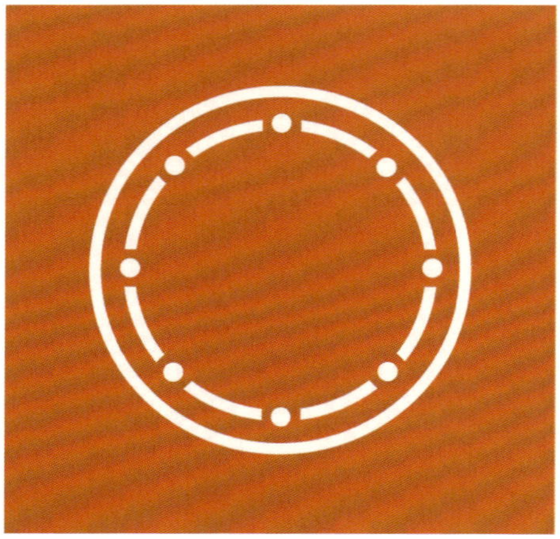

Zinnkraut

elastische Struktur

Farbe: Erdiges Orange.

Form: Der Innenkreis wird gebildet durch Punkt und Strich. Dieser stellt die Wirbelsäule dar, die von unten nach oben geht und eingebettet ist in den Himmel, symbolisiert durch den Kreis. Die Wirbelsäule ist auf der Erde verankert und wird gestützt, weil sie eingebettet ist in eine transzendente Wirklichkeit.

Zahl: Acht Punkte und acht Striche für die sechzehn Wirbel der Wirbelsäule. Die Symbolik der Acht – die Oktave – findet sich auch hier.

Assoziationen

Das Zinnkrautmandala ist ein sehr geordnetes Symbol, es hilft uns auch, die Ordnungsprinzipien im Körper wiederherzustellen, auf der Erde. Gleichzeitig aber stellt es Beziehung her zum Himmel, zur Transzendenz.

Meine Wirbelsäule ist ein Weg, eine Leiter zum Himmel, auch wenn sie mein Kreuz ist.

Diese Himmelsleiter wird in vielen spirituellen Schriften beschrieben, die auch der heilige Benedikt im siebten Kapitel seiner Regel schildert. Am bekanntesten ist die Jakobsleiter aus dem Buch Genesis. Manchmal fragt man sich: Wie kann ich Mensch werden? Das Bild der Jakobsleiter sagt: Wenn ich die Leiter auf und nieder steige, immer weiter gehe, und das in einer gewissen Ordnung, komme ich zum Ziel der Humilitas (Demut), der Menschwerdung.
Das Zinnkraut stärkt sehr. Das Mandala soll Stärkung ausdrücken, ohne zu erstarren.

Die elastische Struktur ist eigentlich ein Widerspruch. Wenn man den Schachtelhalm anschaut, merkt man, wie stark er einerseits ist, wie viel er andererseits Struktur hat und wie beweglich er ist. Er zeigt eine wunderbare Kombination der Lebenskräfte.

Die Wirkstoffe im Zinnkraut, vor allem die Kieselsäure, sind wichtig für das Bindegewebe, das Skelett und damit für die Wirbelsäule. Das Zinnkraut hat von der Signatur her sehr starke Ähnlichkeit mit dem Aufbau von Knochen und Wirbelsäule, es gibt Klarheit und strukturiert.

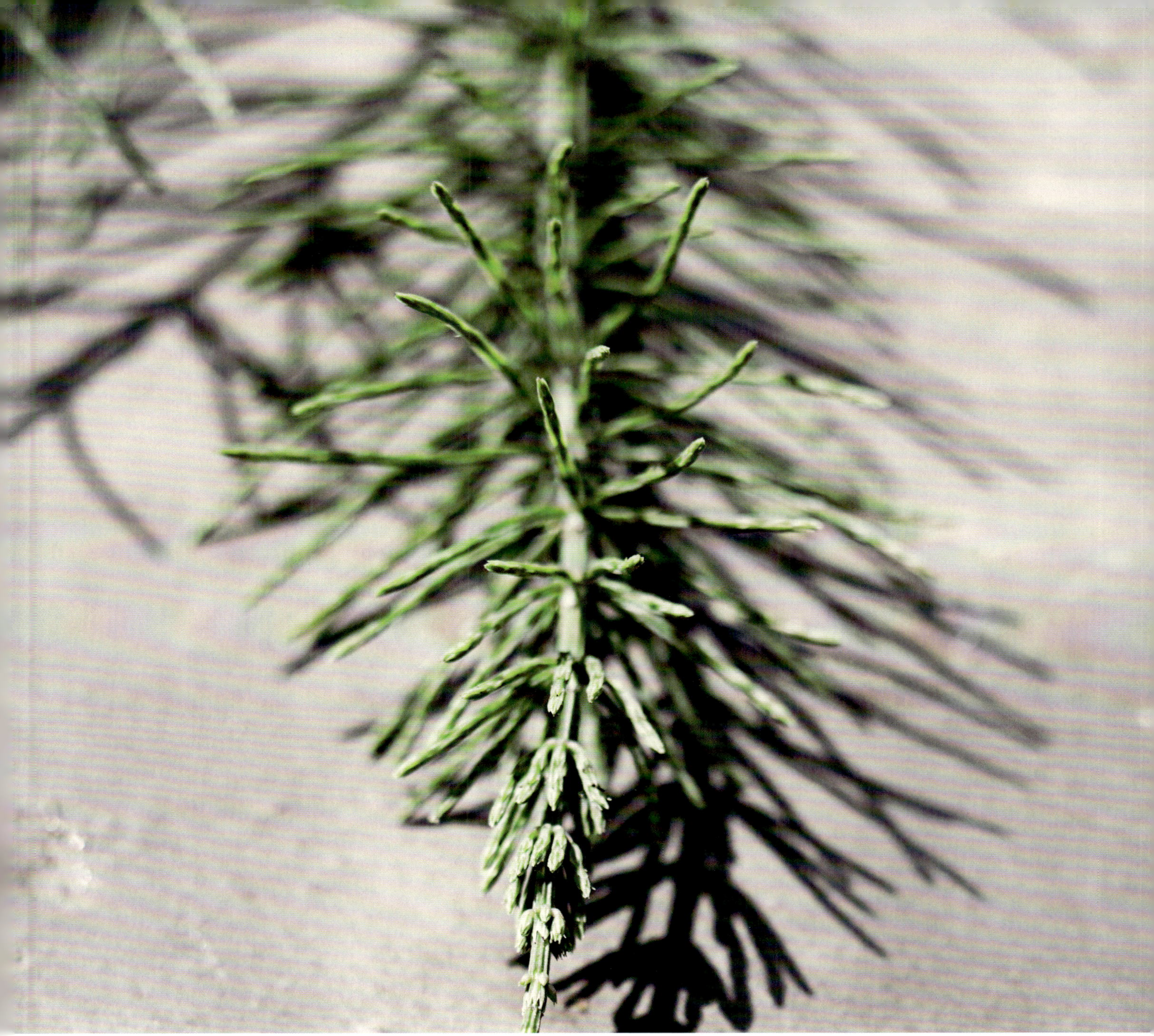

Tipp: Zinnkrautsitzbad bei Ischias und Gelenkschmerzen.
Hildegard von Bingen empfiehlt das Pulver oder den Saft bei Nasenbluten.

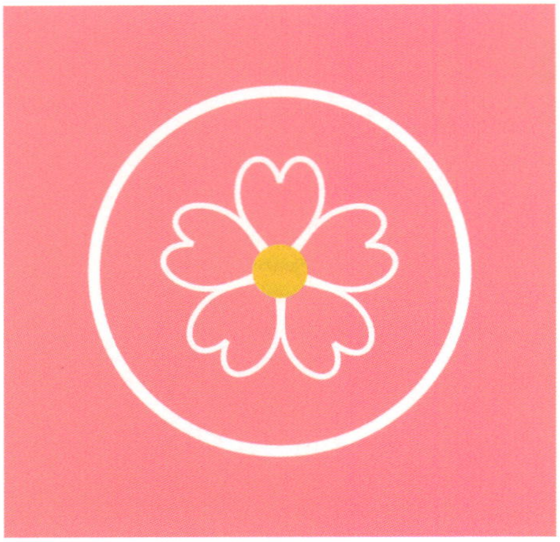

Zistrose

Balsam für Leib und Seele

Farbe: Helles Rot-Rosa-Violett, Gelborange.

Form: Fünf Herzen bilden einen Kreis um einen gelborangen Punkt. Sie zeigen die Grundform der Rose. Die Rose ist die Blüte der Liebe und der Hingabe.

Zahl: Eins, zwei, fünf.

Assoziationen

Die genügsame Pflanze, die in den trockenen und warmen Mittelmeergebieten wächst, überrascht uns durch eine zarte, liebliche Blüte. An ihren Blättern und Zweigen finden wir ein Harz, das seit vielen Jahrhunderten als Heilmittel und als Kosmetikum verwendet wurde.

Sie ist so bescheiden, dass man sie fast übersieht. Manche übersehen und verachten sie. Trotzdem entfaltet sie in Demut ihre Heilkraft.

Allein ihre Farbe ist schon voller Zärtlichkeit und Liebe und ihre fünf Blütenblätter sind wie Herzen, die sich um einen Mittelpunkt, um eine Sonne legen. Im Bild erkennen wir das Einssein, die Kraft der Demut und Bescheidenheit. Mit ihrem Öl oder Harz ummantelt sie alle Störungen und schädlichen Eindringlinge, die einem Menschen schaden können. Sie überwindet Zwiespältigkeiten durch die kraftvolle Liebe der Demut und heilt leibseelische Verwundungen, die wir jeden Tag erfahren können. Sie hilft, die Kraft der leibseelischen Heilungskräfte zu entfalten und wird so zum Balsam für Leib und Seele.

Tipp: Geben Sie in Ihre Suchmaschine im PC „Zistrose" ein. Sie werden sich wundern, was Sie dort alles finden. Wenn diese Pflanze nur halb so viel kann, wie dort beschrieben ist, ist sie eine wahre Wunderpflanze.

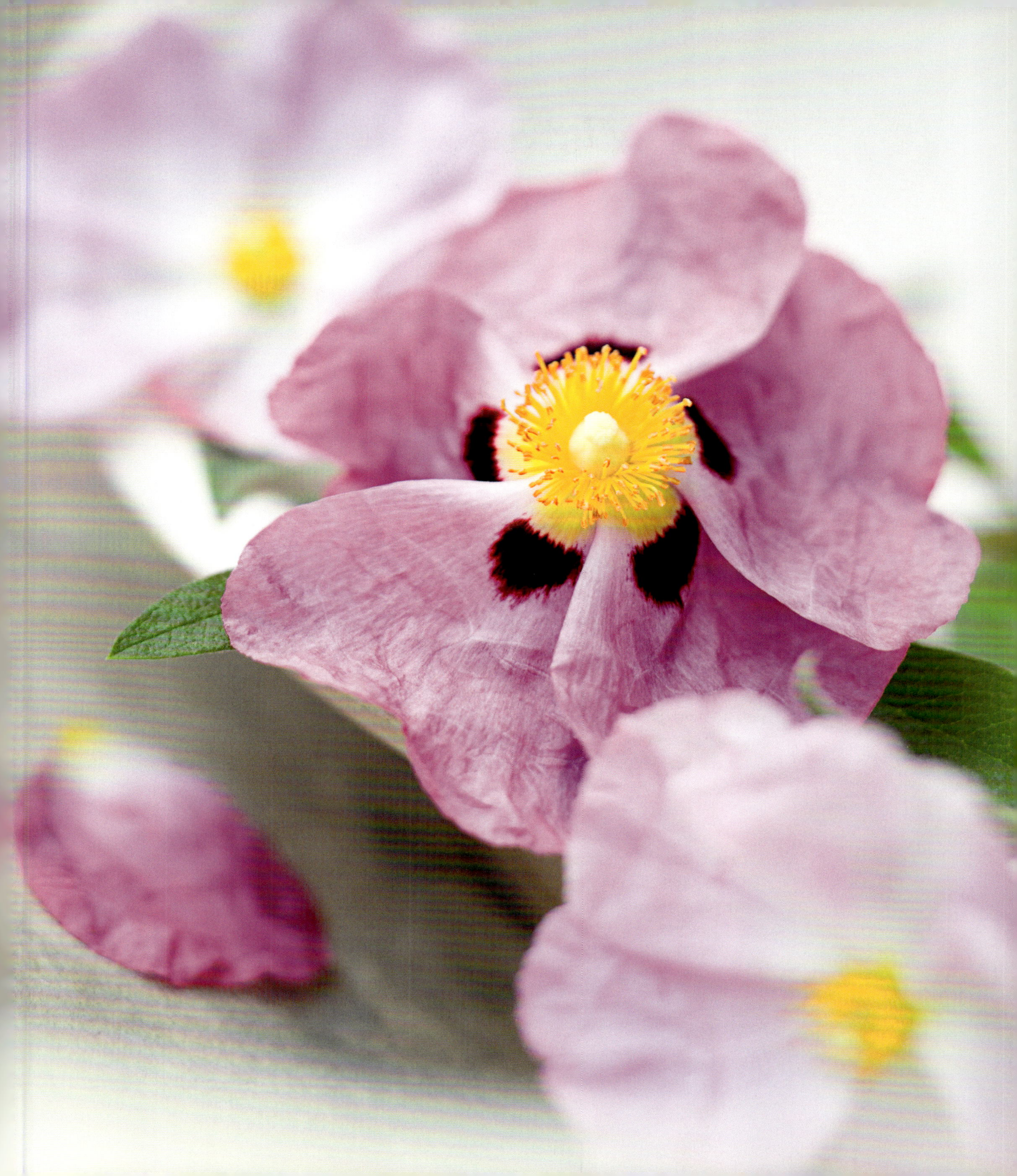

9

Spirituelle Erfahrungen

Leben pur erfahren – mit Heilkräutern Zusammenhänge begreifen

Mit der Erfahrung und dem Wissen von Heilkräutern verdichten sich unsere Lebenserfahrungen. Das Leben pur wird mir erst dann bewusst, wenn ich nicht nur einen Teil, ein einzelnes Ereignis, ein Faktum, eine Heilpflanze, eine Wirkungsweise sehe, sondern erkennen kann, dass ich mit meinem Denken und Handeln, mit und in all meinen Erfahrungen nicht allein und isoliert bin, jedoch in vielfältigen Beziehungen stehe. Wir werden konfrontiert mit Schmerz und Freude an Leib und Seele. Wir können die Urgründe unseres Lebens berühren und Zusammenhänge erkennen, die uns bei oberflächlicher Betrachtung im Alltag verborgen bleiben. Hier geht es nicht um ein Herumwühlen in der Dunkelheit, aber um das ehrliche Bemühen, das Leben mit Offenheit und in Lauterkeit zu betrachten und einen neuen, guten Weg der Erkenntnis zu finden, „damit mir ein Licht aufgeht".

Heilkräuter lehren einen Weg der Selbsterkenntnis, aber sie ermöglichen auch eine Erfahrung des Du, oder des ganz anderen.

In der Auseinandersetzung mit ihnen stellen sich die Fragen: Wer bin ich? Was ist die Wahrheit meines Lebens? In welchen Lebenszusammenhängen bin ich? Wer bist du? Wie lebst du? Wie bist du geworden? Wie triffst du Entscheidungen? Wodurch wird mein, dein, unser Leben sinnvoll?

Das sind die schwierigsten und entscheidenden Fragen unseres Lebens, ohne deren Beantwortung und Bearbeitung es immer wieder zu Konflikten, Brüchen oder Krankheiten kommt. Es gibt viele Ansätze, sie zu klären. Hilfreich ist dabei immer, sich selbst in seinen Beziehungen – zu sich selbst, zu anderen, zu Dingen, zu Gott – wahrzunehmen. Martin Buber meint: ICH bin und werde nur ICH SELBST durch das DU und das WIR. Der Prozess dieses Werdens bringt Spannungen, Herausforderungen, Höhen und Tiefen, Trauer und Freude, Glück und Unglück mit sich. Ohne die Erfahrung und die Beachtung dieser Zusammenhänge gibt es kein Wachstum und kein Leben, weil das ICH zum EGO verkommt und ich mich vom Leben abschneide und taub, blind, lahm und gefühllos werde.

Erkennen der eigenen Lebensmuster

Beziehungs- und Lebensmuster gestalte ich nicht immer, aber doch sehr häufig gleich. Veränderungen alter Verhaltensweisen und Einstellungen dauern lange und können oft nur in vielen schmerzhaften Prozessen neu gelernt werden. Wir meinen zwar, dass wir es jetzt ganz anders machen. Bei näherem, ehrlichem Hinschauen sind wir entsetzt, weil wir uns als Wiederholungstäter entlarven. Der Mann, der sich immer wieder in den gleichen Typ von Frau verliebt, wird erneut scheitern. Wer andere immer wieder vor den Kopf stößt oder zurückstößt, tut das immer wieder in vielen alten Variationen. Derjenige, der sich mit Lügen, Notlügen, Leugnung, Verleugnung oder Verrat durchs Leben bringt, bleibt in seiner Lebenslüge, wenn er nicht sein Lebensmuster erkennt. Das Kind, das geschlagen und misshandelt wurde, erlebt das oft im späteren Leben wieder oder wird vom Opfer zum Täter. Der kleine Junge, der sich aus der Geldbörse der Eltern nicht Geld, sondern Liebe geklaut hat, wird das in irgendeiner Weise erneut tun, wenn sich nur irgendeine Möglichkeit dazu bietet. Wer nicht einmal mehr merkt, dass er das Wort „Danke“ nicht gebraucht oder kennt, wird andere immer erniedrigen und zu Sklaven machen, die ihm zu Willen sein müssen. Wenn jemand nicht wertgeschätzt oder verspottet wurde, übernimmt er dieses Muster und wird selbst zum Verächter, zum Mobber oder zum gefürchteten Kritiker. Traurigkeit, Selbstzweifel, Ängste können sich immer wieder einschleichen, auch dann, wenn sie therapeutisch bearbeitet wurden. Großen Schmerz erfahren wir, wenn unser guter Wille lächerlich gemacht, wenn Vertrauen missbraucht wird und wir belogen und betrogen werden. Das sind nur einige Beispiele. Wir kennen selbst noch mehr solcher Muster. Sie müssen uns nicht alle gleichzeitig treffen, aber die Erfahrung bestürzt uns, weil wir befürchten, dass es einen Code (oder eine Kraft) im Menschen gibt, der Leben zerstört. Der Code der Lebenszerstörung ist der Code der Isolation, der Ignoranz, dafür, nicht die Zusammenhänge sehen zu wollen oder zu können. Die Betroffenen wehren sich, glauben, dass der

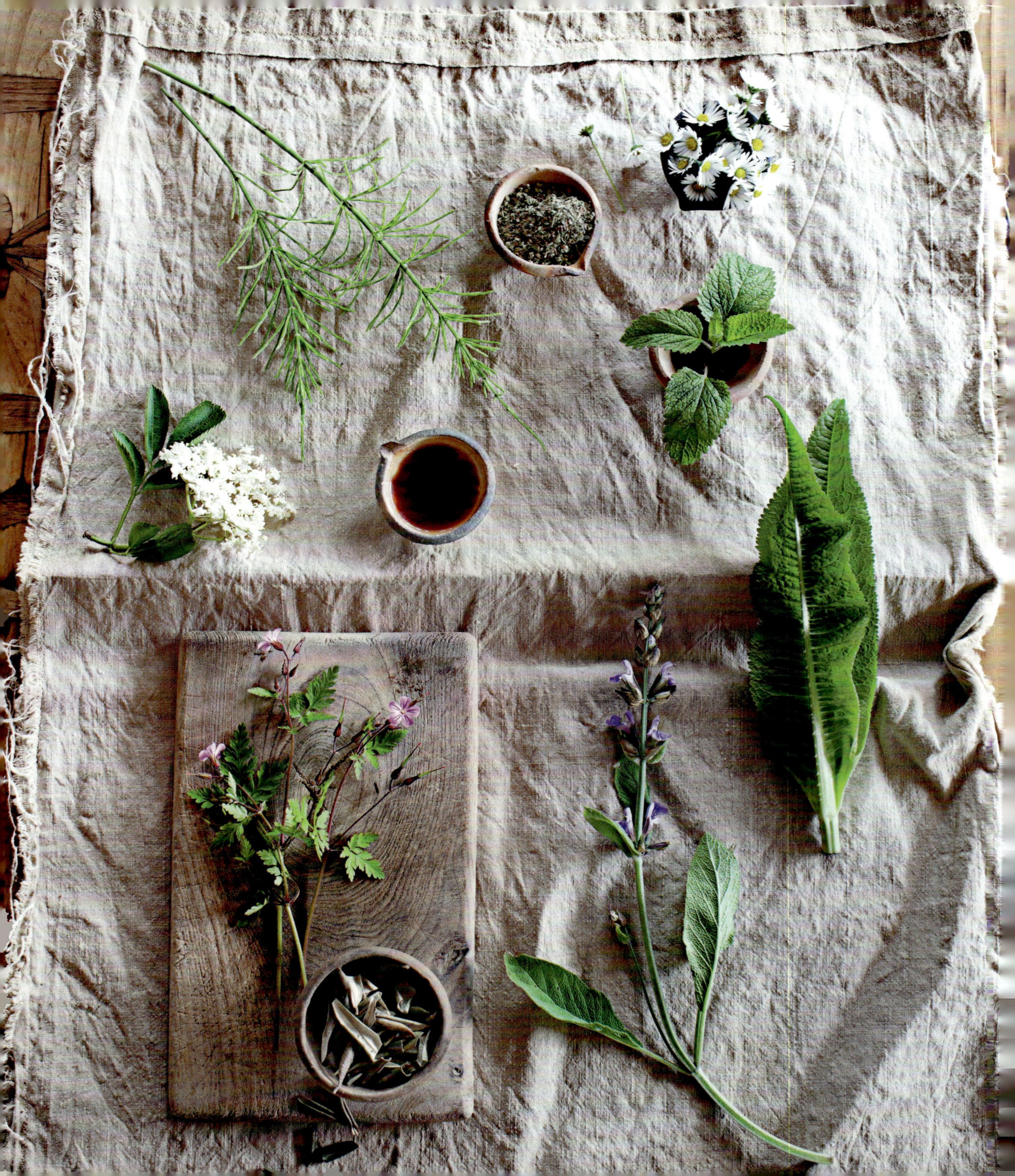

andere nur ein pessimistischer Nörgler ist, und leugnen **jene** Muster am meisten, die sie am stärksten betreffen. Niemand schaut gerne seinen Schatten an. Lieber bleiben wir im alten Fahrwasser und werden krank an Leib und Seele, auch wenn wir uns das nie und nimmer eingestehen wollen.

Anerkennen, was ist

Solche ungelösten Erfahrungen zeigen das Leben pur. Und wir können froh sein, wenn sie uns nicht jeden Tag mit geballter Kraft überfallen. Es gibt auch die andere Seite des Lebens: das Licht und die Freude. Wir dürfen sie nicht übersehen und sollten sie genauso würdigen wie die Schattenseiten. Aber unsere Zeit und unsere Gesellschaft lesen lieber die Hochglanzprospekte, die Mauerblümchen zu Prinzessinnen und Möchtegernsportler zu Olympiasiegern machen. Das Leben hat Licht- und Schattenseiten. Wahrscheinlich sind es sogar die Schattenseiten, deren Bewältigung unser Leben sinnvoll macht, wenn es gelingt, sie zu sehen, anzuerkennen und zu verwandeln.

Dieser Wandlungsprozess beginnt mit dem Anerkennen dessen, was ist und wer/was ich bin. Die rosarote Brille, meine Illusionen, mein Selbstbetrug verschärfen die Lebenskonflikte und zerstören zuerst mich selbst, dann die Menschen, mit denen ich lebe, und auf die Dauer das Leben.

Kein Schwarz-Weiß-Denken, sondern Menschlichkeit

Die Ursache dafür ist manchmal ein Schwarz-Weiß-Denken, das sich einerseits in einem Verschmelzungswunsch (dem All-eins-Sein) und andererseits in einer totalen Ablehnung oder Isolation äußert, mit allen Folgen von Abhängigkeit, Zurückweisung, von Hochmut und Verachtung. Solche Gespaltenheit kann zum Lebenszweifel und zum „Wahnsinn" führen und das ganze Leben verachten. Das Leben ist aber nicht nur schwarz oder weiß. Es ist im Fluss und bunt, anstrengend und herausfordernd. Und es fordert von uns Demut (Mut zum Dienst) und wirkliche Menschlichkeit (Humilitas = Demut = Menschsein, Wandlungsfähigkeit, Humor). Diese Menschlichkeit zeigt sich vor allem in der Haltung der Liebe, die Bruder David Steindl-Rast das JA zur Zugehörigkeit nennt.

Verschiedene Kräuter für einen Kräuterkurs: Holunderblüte, Zinnkrautstängel, Gänseblümchen, Melissenblätter, Storchschnabel, Olivenblätter, Salbeiblüte, Alantblätter.

Es nützt auch nichts, die Kleider oder den Ort zu wechseln oder der Situation zu entfliehen. Wir werden durch das Leben – nicht durch Gott – gezwungen, uns täglich unseren alltäglichen Lebenserfahrungen und Herausforderungen zu stellen und in dieser Realität Ja zur Zugehörigkeit zu sagen. Dazu gehört das Wissen um meine Geschichte und Entwicklung seit meiner Geburt ebenso wie die Achtung vor meinen geglückten

Beziehungen und schmerzenden Lebensbrüchen. Zu diesem Leben gehören Glücks- und Verlusterfahrungen, die Kreuz- und Auferstehungsereignisse, die Lebenszweifel, die Gotteserfahrungen und die Gipfelerlebnisse. Welche sinnvollen Erkenntnisse und notwendigen Schritte können uns die Heilkräuter und der vernünftige Gebrauch lehren, damit wir dieses Leben pur nicht nur ertragen, sondern gestalten lernen? Denn alle Erkenntnis und jeder Schritt hat Auswirkungen auf mich selbst, auf andere und meine Umwelt.

Heilkräuter wachsen nicht irgendwann und irgendwo. Sie brauchen eine bestimmte Zeit und einen bestimmten Raum, bestimmte Bedingungen, unter denen sie gut gedeihen und ihre Kraft und Wirkung voll entfalten können. Und sie wachsen oft dort am liebsten, wo sie dringend gebraucht werden. Nehmen wir uns Zeit und nehmen wir uns das, was uns umgibt, wahr. Das aufmerksame Hören und Lauschen ist immer der Anfang von Leben. Scheuen wir uns nicht, auch auf das zu hören, was wir nicht sehen und hören wollen, und versuchen wir das Leben pur anzunehmen und auszuhalten, nicht nur mit Zähneknirschen, sondern mit Gelassenheit und Freundlichkeit.

Heilkräuter und Pflanzen nehmen das wahr, was ist, was notwendig ist, was dem Leben dient. Wahrnehmen heißt: die Wahrheit annehmen, ohne Beschönigung, ohne Vertuschung, ohne Verschweigen, ohne Scham, ohne Illusion. Weil man das meist allein nicht ertragen kann, wachsen sie in Verbänden, in Beziehung mit anderen, in Lebenszusammenhängen. Der klug, mit Wissen und Intuition angelegte Kräutergarten bietet sowohl den Pflanzen als auch dem Gärtner sowie dem Patienten die Möglichkeit des Erkennens, des Wachsens und des Heilens.

Pfefferminze und die wilde Karde wachsen in unserem Klostergarten.

Reduktion (zum Beispiel gutes Maß oder Fasten) bringt immer Gewinn oder Erfolg. Viele Heilkräuter wachsen bevorzugt auf mageren, steinigen oder sauren Böden, manchmal in extremen Höhenlagen oder in Trockengebieten. Sie zeigen uns, dass sie in schwierigsten Lebensverhältnissen nicht nur gut gedeihen, sondern darüber hinaus ihre Heilkräfte unter diesen Bedingungen sehr gut entfalten können. Monokulturen, Dünger und Treibhäuser zerstören eher ihre ursprüngliche Kraft, als dass sie ihre Wirkung fördern. Manche sind wahre Überlebenskünstler und Wegweiser einer Lebenskunst, die auch in schwierigsten Situationen Pfade und Lebensmöglichkeiten aufzeigt (etwa Bergthymian). Von ihnen lerne ich, dass Reduktion und Extremsituationen mich nicht nur belasten müssen, sondern auch körperlich und seelisch erleichtern und mich lehren, loszulassen. Vieles Angenehme und Unangenehme, was ich nicht lassen kann, wird im Übermaß nach einiger Zeit zur unerträglichen Last, die das Leben beschwert und nicht fördert.

Heilkräuter kennen scheinbar keine Ängste, weder Verlust- noch Versagensängste. Sie wachsen und kommen immer wieder, auch wenn sie durch Dummheit, Unkenntnis und Überdüngung ausgerottet wurden (etwa das Gänseblümchen und der Augentrost, die den „mähenden Golfrasenfanatikern oder den stinkenden Güllespritzern“ zum

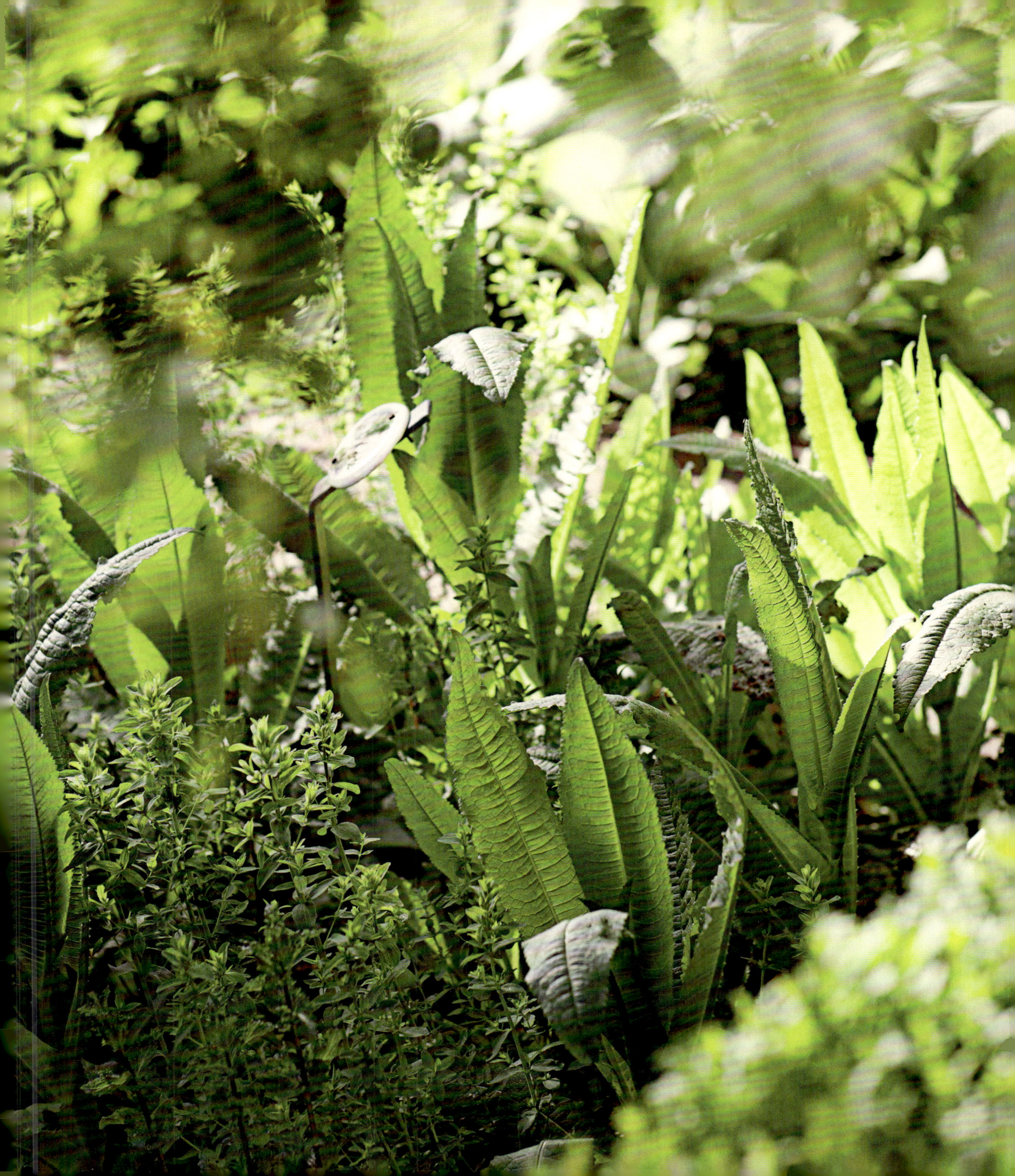

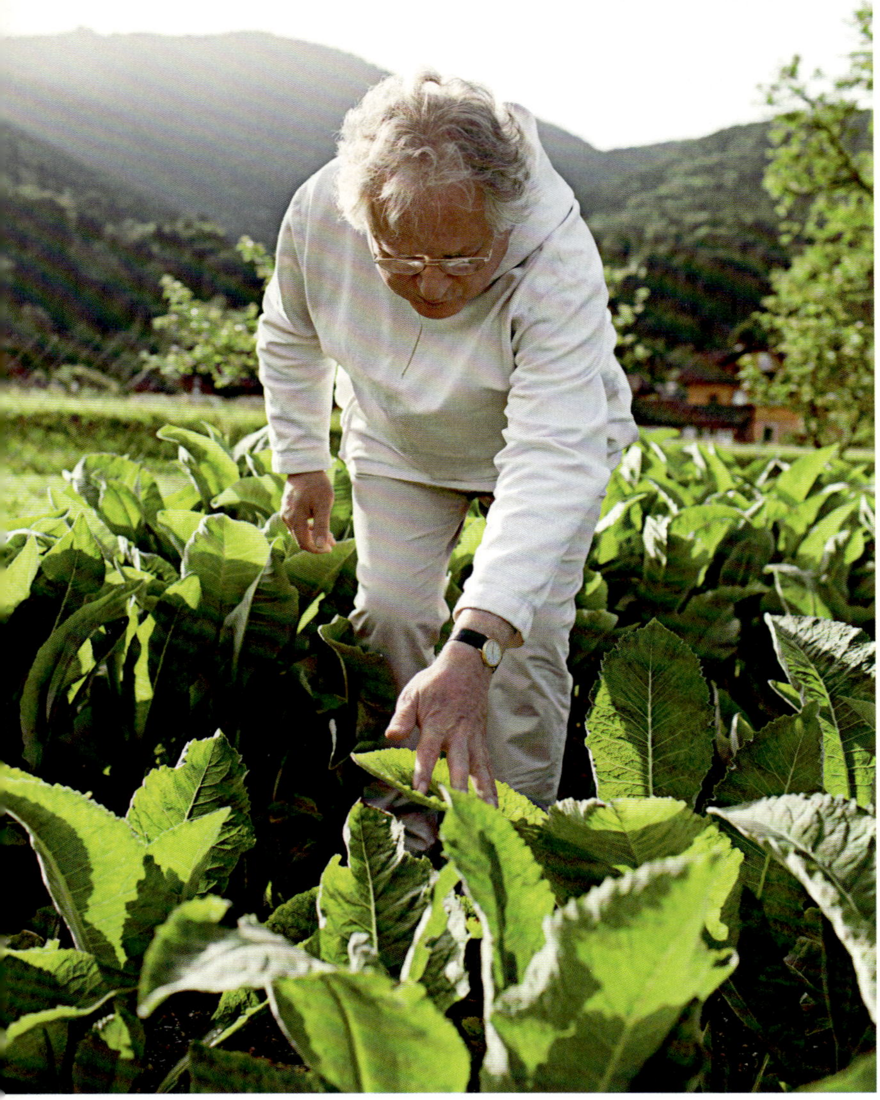

Opfer fallen, solange diese ihr Unwesen treiben). Sie lassen sich nicht entmutigen und geben ihr Bestes, um dann wieder mit neuer Kraft sich zu entfalten. Sie sind nicht beleidigt oder gekränkt, sondern geben alles Heilsame – die Blüten, die Blätter, die Früchte, sogar die Wurzeln – und wachsen noch mehr und dankbarer, wenn wir diese Dinge dankbar annehmen. (Beispielsweise ernten wir vom Alant, vom Eibisch, von der Meisterwurz im Herbst einen Teil der Wurzel und aus den übrigen Wurzeln entwickeln sich im nächsten Jahr wieder kräftige Pflanzen.)

Sie sind Lehrmeister, wie wir mit den schlimmsten Lasten, mit unseren Ängsten, vor allem den Verlustängsten, umgehen können. Sie zeigen, dass ich nichts verlieren kann, wenn ich mich und mein Leben verschenke, sondern dass ich im Leben reich beschenkt werde. Sie zeigen, dass ich vieles nicht brauche und dass oft weniger mehr ist und schwierige Bedingungen hilfreicher sind als Überfluss.

Jede Heilpflanze braucht und sucht sich verlässliche, liebevolle Begleiterinnen und Begleiter, Menschen, Tiere, andere Pflanzen, um gut zu gedeihen und ihre volle Wirkung zu entfalten. Sie braucht vor allem Menschen, die sie erkennen, lieben und kreativ verarbeiten. Sie entfaltet ihre schönste Wirkung, ihre Kraft und ihre Eigenständigkeit in der selbstverständlichen Hingabe an das Leben. Ihre Hingabe ist nur ein scheinbarer Totalverlust, aber gleichzeitig ein Lebensgewinn für die gesamte Schöpfung und den Kosmos.

Im Kräutergarten beim Hildegardzentrum gibt es immer etwas zu tun.

Jeder Mensch benötigt verlässliche Begleiterinnen und Begleiter, die ihn stützen und führen, mit der Kraft und dem Willen, dem Leben zu dienen und Wunden zu heilen, nicht zu schlagen. Heilpflanzen lehren mich (Selbst-)Vertrauen und Hingabe. Sie befähigen mich, weil sie sich in meine Hand legen, andere zu behandeln und so Helfer im großen Heilungsprozess der Erde zu werden.

Heilkräuter lehren auf neue (oder uralte) Weise, mit konflikthaften Lebenssituationen, mit Brüchen und Schicksalsschlägen nicht nur umzugehen, sondern sie zu heilen oder das Leben neu zum Blühen zu bringen. Unzählbare Menschengenerationen von Heilern und Heilkundigen haben von den Pflanzen und voneinander gelernt. Heilkraft entfaltet sich nur durch die selbstlose Weitergabe, durch das Verschenken und die Versöhnung, die durch diese Tradition begründet wird.

Es gibt immer Brüche, Konfrontationen und Konflikte im Leben. In den Blüten und Heilpflanzen zeigen sie sich durch das Kreuz oder die Kreuzungspunkte. Es ist eine Illusion, sie zu leugnen oder zu meinen, ihnen ausweichen zu können. Gleichzeitig zeigen sich aber in den Signaturen auch die Kreise als Zeichen für Harmonie, Beziehung, Verbindung und Ganzheit. So helfen schon die Betrachtung und der achtsame Umgang mit den Heilkräutern, beide Erfahrungsebenen im Leben zu erkennen und mithilfe der Heilpflanzen auch Wege der Heilung zu gehen. Ich brauche und suche Menschen, Mittel, Situationen, neue Modelle, mit denen ich lernen kann, mit guten und konflikthaften Lebenssituationen umzugehen. Die Heilkräuter bieten mir solche Wege an und helfen, die gleichen Fehler nicht immer wieder (oder öfter als dreimal) zu machen.

Das Lernen von der Natur und der Schöpfung vor allem mit den Heilkräutern ermutigt jeden Augenblick neu, Vertrauen zu lernen und zu hoffen, dass es Wege gibt, die mich verwandeln und neu werden lassen. Sie zeigen uns, den ernüchternden und hoffnungsvollen Weg der Hingabe und der Verwandlung zu gehen und aus dieser Wahrheit zu leben. Es ist die Kunst der kleinen Schritte und des langsamen Wachstums, die empfiehlt, immer nur einen Schritt nach dem anderen, nicht alle auf einmal zu machen, sonst ist die Kraftanstrengung zu groß. Sie lehren, Geduld mit uns und anderen zu haben, die dazu befähigt, niemals an der Barmherzigkeit Gottes zu zweifeln.

Ich habe selten erlebt, dass Besucher unseres Kräutergartens sich nicht über diese Fülle und Pracht gefreut haben. Es gab zwar stets auch Neider, Besserwisser und Kritiker. Immer aber haben die Pflanzen die Wahrheit in den Herzen der Menschen aufgezeigt. Und selbst der Neidischste und Kritischste hatte die unausgesprochene Sehnsucht nach Heilung in seinem Herzen, wenn er sich von den Heilpflanzen berühren ließ.

Und wenn es durch Glück, Gnade, Intuition, durch Wissen und Erkenntnis gelingt, die richtige Heilpflanze, das richtige Wort, das richtige Bild, den richtigen Gedanken zu finden, dann entfaltet sich das Leben in Fülle. Wahrscheinlich ist es dabei notwendig, das Leben oder konkrete Menschen um Verzeihung zu bitten und zu schenken, damit alte Wunden geheilt werden können.

Die Vertrautheit mit den Heilpflanzen, mit ihrer Botschaft und mit ihrer Liebe hilft, dieses Leben pur anzunehmen. Für mich ist es eine göttliche Botschaft, dass Er selbst an unserem Leben Anteil nimmt.

10 Anhang

Der sorgsame, „spirituelle" und vernünftige Umgang mit Kräutern

Wenn Mönche mit Heilkräutern umgehen, ist das ein spiritueller Vorgang. Spiritualität heißt, achtsam, sensibel, mit Respekt, mit Wissen und Intuition, mit Offenheit an eine Pflanze heranzugehen. Das gilt schon für die Vorbereitung des Gartens, das Aussäen, die Pflege, die Ernte und natürlich die Verarbeitung und den Gebrauch der Pflanzen.

Vielen Menschen reicht es, wenn sie die Kräuter wegen ihrer Wirksamkeit gegen bestimmte Krankheiten einsetzen – wie ein Medikament der Schulmedizin. Das ist praktisch, vernünftig und gut. Noch sinnvoller wäre es jedoch, für den ganzheitlichen Heilungsprozess das Wesen der Kräuter und ihre vielfältige Bedeutung zu kennen, um ihre Wirksamkeit zu begreifen. Die Homöopathie macht sich diese Erkenntnis zunutze: Der verabreichte Wirkstoff des Heilkrautes wird immer mehr verschüttelt oder verrieben, bis er – meist schon nach der sechsten Potenzierung – rein physikalisch nicht mehr nachweisbar ist – nur noch die in ihm enthaltene Information wird mit der Trägersubstanz (Alkohol, Wasser, Milchzucker etc.) an den Patienten abgegeben. In dieser Information steckt die Heilkraft. Sie ist das Wesen der Ursubstanz, des Minerals oder der Pflanze. Ich weiß, dass diese Theorie und Praxis der Homöopathie aus naturwissenschaftlicher Sicht sehr infrage gestellt wird, weil eben nach einer bestimmten Potenzierung kein chemischer Wirkstoff nachgewiesen werden kann. Trotzdem wirkt Homöopathie auf ihre eigene Weise. Sie nur als „Placeboeffekt" abzutun, scheint mir zu wenig zu sein. Mit den Heilkräutern ist es da etwas einfacher, denn der Pflanzenextrakt enthält ja tatsächlich Wirkstoffe.

Beim Gebrauch von Heilpflanzen sind aber auch Grundregeln zu beachten, damit sie ihre volle Wirksamkeit entfalten können.

Wenn man z. B. einen Kräutertee auskocht, damit er eine kräftige Farbe bekommt, tut man meist zu viel des Guten. Vernünftiger ist es, die Wurzeln, Blätter oder Blüten nur kurz aufzubrühen, um die darin enthaltene Wirksubstanz herauszuholen. Beim Tee genügt für eine große Tasse die Menge an Kräutern, die man zwischen Daumen, Zeige- und Mittelfinger greifen kann. Mit wenigen Ausnahmen (z. B. Lindenblüten) sollte man einen Tee auch nicht länger als drei Minuten ziehen lassen, auch wenn er dann noch wenig Farbe hat. Füllt man einen solchen Tee in eine Thermoskanne, dann entdeckt man nach wenigen Stunden, dass sich die Farbe des Tees stark verändert.

Deshalb ist es beim Umgang mit Heilkräutern wichtig, sie sensibel (mit Verstand, Wissen und Intuition) einzusetzen. Das bedeutet am Beginn einer Anwendung oder Heilbehandlung: Erst einmal kleine Mengen verwenden und sorgfältig beobachten, welche Wirkung sich einstellt. Eine alte Volksweisheit sagt, dass es dem Menschen wohltut und sein Leben verlängert, wenn er jeden Tag **ein** Salbeiblatt kaut. Wer nun meint, dass sich der Erfolg verzehnfacht, wenn er künftig täglich zehn Salbeiblätter im Mund zerkaut und den Saft hinunterschluckt, irrt sich. Eher schaden ihm die Übermengen, als dass sie seiner Gesundheit nützen.

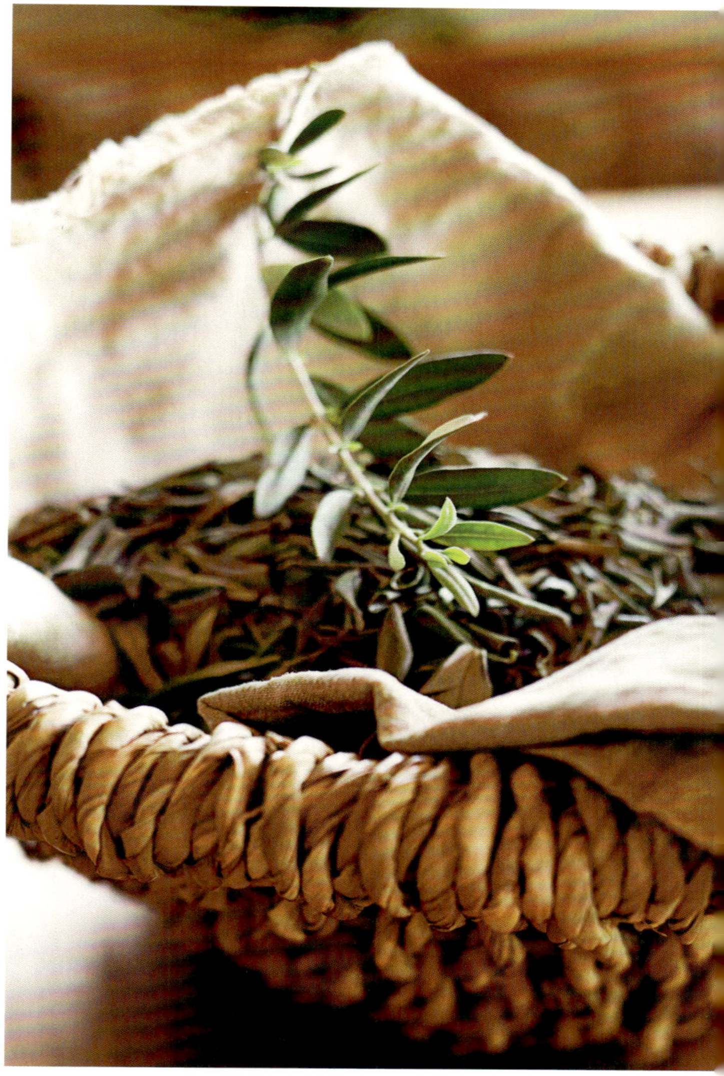

Olivenbaumblätter vor der Verarbeitung.

Wer in seinem Leben verstärkt Kräuter verwenden will – als Heilmittel gegen Krankheiten, zur Erhaltung der Gesundheit, im Likör oder als aromatische Gewürze, die nicht nur das Essen schmackhafter machen, sondern auch der Verdauung helfen –, sollte sich auf jeden Fall ein Grundwissen verschaffen, damit er die wesentlichen Heilwirkungen kennenlernt. Dazu genügt es für den Anfang schon, dass man einige Bücher liest. Noch besser ist es, dieses Wissen in der Praxis zu ergänzen. Überall werden Kurse und Schulungen angeboten, in denen die Teilnehmer von Fachleuten mit den Kräutern vertraut gemacht werden: Über Vorkommen und Wirkweise wird gesprochen, meist kann man die Kräuter sehen, anfassen, an ihnen riechen. Wer dann dieses Basiswissen besitzt, kann sich daheim seine eigenen Mixturen mischen – ganz wie es ihm schmeckt, gefällt und bekommt. Denn oft macht erst die richtige Mischung den Erfolg aus. Doch dazu muss man über die einzelnen Kräuter und über ihre Wirkstoffe Bescheid wissen.

Häufig werden Heilkräuter für Tees verwendet. Aber das ist nur ein Weg, sie zu nutzen. Heilsam sind auch Kräuterbäder – aus dem eigenen Garten, vom Wald und von Wiesen, vielleicht auch im Laden eingekauft, kann man die Kräuter als abgekochte oder in Wasser eingelegte Essenzen dem Badewasser zusetzen. Wer will, wirft die Heilkräuter auch direkt ins heiße Badewasser – aus dem Bad wird für Gesunde und für Kranke sofort eine erfrischende oder beruhigende Wohltat.

Auch in Kräuterkissen entfaltet sich die Wirkung der Heilpflanzen. Lavendel, Rosmarin, Salbei – jeder kann sich das Kräuterkissen nach seinem ganz persönlichen Ge-

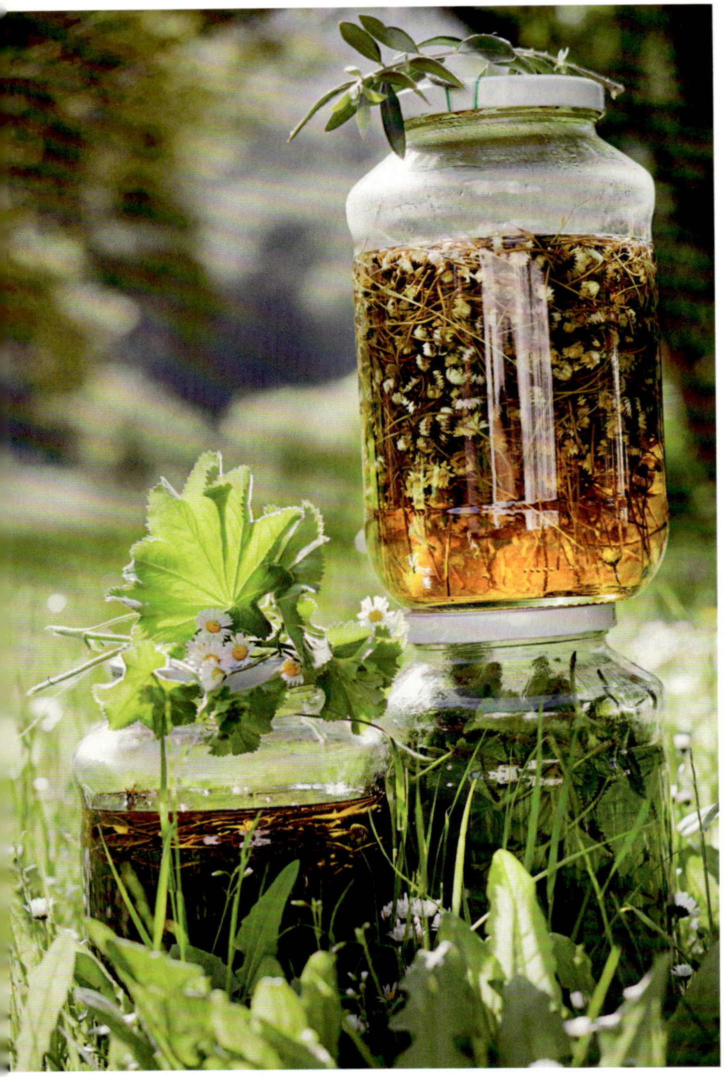

schmack zusammenstellen. Das Aroma der Kräuter verbreitet sich im Zimmer, es duftet im ganzen Haus nach Natur.

Manche Menschen stellen aus Heilkräutern Salben und Tinkturen her. Die Ringelblumensalbe und Arnikatinkturen gelten als uralte „Zaubermittel“ bei Verletzungen der Haut. Doch wer die Heilkräuter so verarbeiten und anwenden will, sollte sich vorher auf jeden Fall genau informieren oder Kurse besuchen und lernen. Dabei ist es nach alter Klostertradition wichtig, nicht nur die biologisch-medizinische Wirkweise zu kennen, sondern auch zu wissen, dass jede Pflanze – auch ihre Verarbeitung – eine eigene Signatur, eine eigene Wirkungsweise und vor allem eine spirituelle Bedeutung hat.

Ich warne aber vor leichtfertiger Anwendung von Heilpflanzen, die ich nur oberflächlich kenne, und empfehle dringend, bei ernsthaften Erkrankungen einen Arzt oder Heilpraktiker aufzusuchen, dem ich vertrauen kann. Mein Rat ist, bei plötzlich auftretenden Gesundheitsproblemen, z. B. Herzbeschwerden, Verminderung bzw. Ausfall der Bewegungsfähigkeit und Ähnliches, sofort einen Arzt aufzusuchen. Bei leichteren Störungen, wie Husten oder Erkältungen, kann ich selbst bewährte Hausmittel anwenden. Sollte sich aber nach drei bis fünf Tagen keine Besserung zeigen, sondern eine Verschlechterung auftreten, dann ist auch da der Rat eines kompetenten Arztes einzuholen.

Ein Hinweis muss aber unbedingt beachtet werden: In der Gegenwart tauchen immer mehr allergische Reaktionen auf bestimmte chemische oder pflanzliche Substanzen auf, die zum Teil sehr bedenkliche Formen haben, wie z. B. Allergie auf Nüsse, Kuhmilch oder manche Getreidearten. Deshalb ist es notwendig zu wissen, auf welche Stoffe oder Pflanzen ich allergisch reagiere und diese auch zu meiden.

Gänseblümchenansatz in der Klosterkellerei Gut Aich.

Darum ist bei der Anwendung von (unbekannten) Pflanzen immer mit einer geringen Dosierung zu beginnen und sie dann langsam zu steigern.

Die Grundlagen benediktinischer Spiritualität und der Umgang mit Heilkräutern

Benediktinische Spiritualität ist ein Weg zu einer lebendigen Gotteserfahrung, die zugleich ein Weg der Selbst-, Ander- und Welterfahrung ist. Sie will Einzelne in einer Gemeinschaft motivieren, Verantwortung für sich selbst und miteinander zu übernehmen, und sieht in diesem verantwortlichen Denken, Fühlen und Handeln einen Weg zum Leben, zu Gott. Diese Spiritualität trennt nicht zwischen menschlichen, materiellen oder geistlichen Erfahrungen, sondern sieht den Menschen, die Welt, den Kosmos als Einheit. Deshalb ist sie im Kern darauf ausgerichtet, Beziehungen zu erkennen, aufzubauen, zu fördern, wiederherzustellen oder Beziehungsbrüche zu heilen.

Mönche und Nonnen des Benediktinerordens beschäftigen sich seit 1500 Jahren mit Heilpflanzen. Sie tun das nicht nur, um Heilmittel und Lebensmittel für Gesunde und Kranke zu haben, sondern sie sehen in der Pflege, im Anbau, in der Verarbeitung und Anwendung von Heilpflanzen einen lebendigen Ausdruck ihrer Spiritualität. In der Regel des heiligen Benedikt wird das in dem Satz „damit in allem Gott verherrlicht werde“ zusammengefasst. Die Pflege der Heilkräuter, der Dienst an den Kranken, die Anlage der Gärten, jede verantwortliche Tätigkeit des Mönches ist also aktiver und kontemplativer Vollzug des Lobpreises und der Dankbarkeit, die uns das Leben schenken.

Einige grundlegende Überzeugungen sind unbedingt zu beachten, weil ihnen allgemeine Lebens- und Glaubenserfahrungen zugrunde liegen.

1. Die Achtsamkeit – „Höre“ (vgl. RB Prol., 1 ff.)

Grundlage allen Lebens ist das Hören und das achtsame Wahrnehmen. Nur mit dieser Achtsamkeit des Verstandes und des Herzens, die eine Aufmerksamkeit in allen Bereichen des Lebens mit allen Sinnen ist, entwickelt sich menschliches und geistliches Leben. Diese Achtsamkeit ist eine Haltung in Beziehung zu sich selbst, zu den Menschen, zur Schöpfung, zur Natur, gegenüber allen Lebensereignissen und Lebensformen, und gegenüber Gott. Aus dieser achtsamen Sensibilität, die für die Mönche im Dasein und Miteinander vor Gott ihrem Ursprung hat, entwickelt sich verantwortliches Denken und Handeln und auch die Fähigkeit, mit Heilpflanzen verantwortlich umzugehen. Diese Achtsamkeit war auch die Grundlage für das Lernen von und mit anderen. Denn die Mönche haben ja aus dem Wissen anderer Menschen und Traditionen ebenso geschöpft wie aus dem Austausch innerhalb der Klöster und der Klöster untereinander.

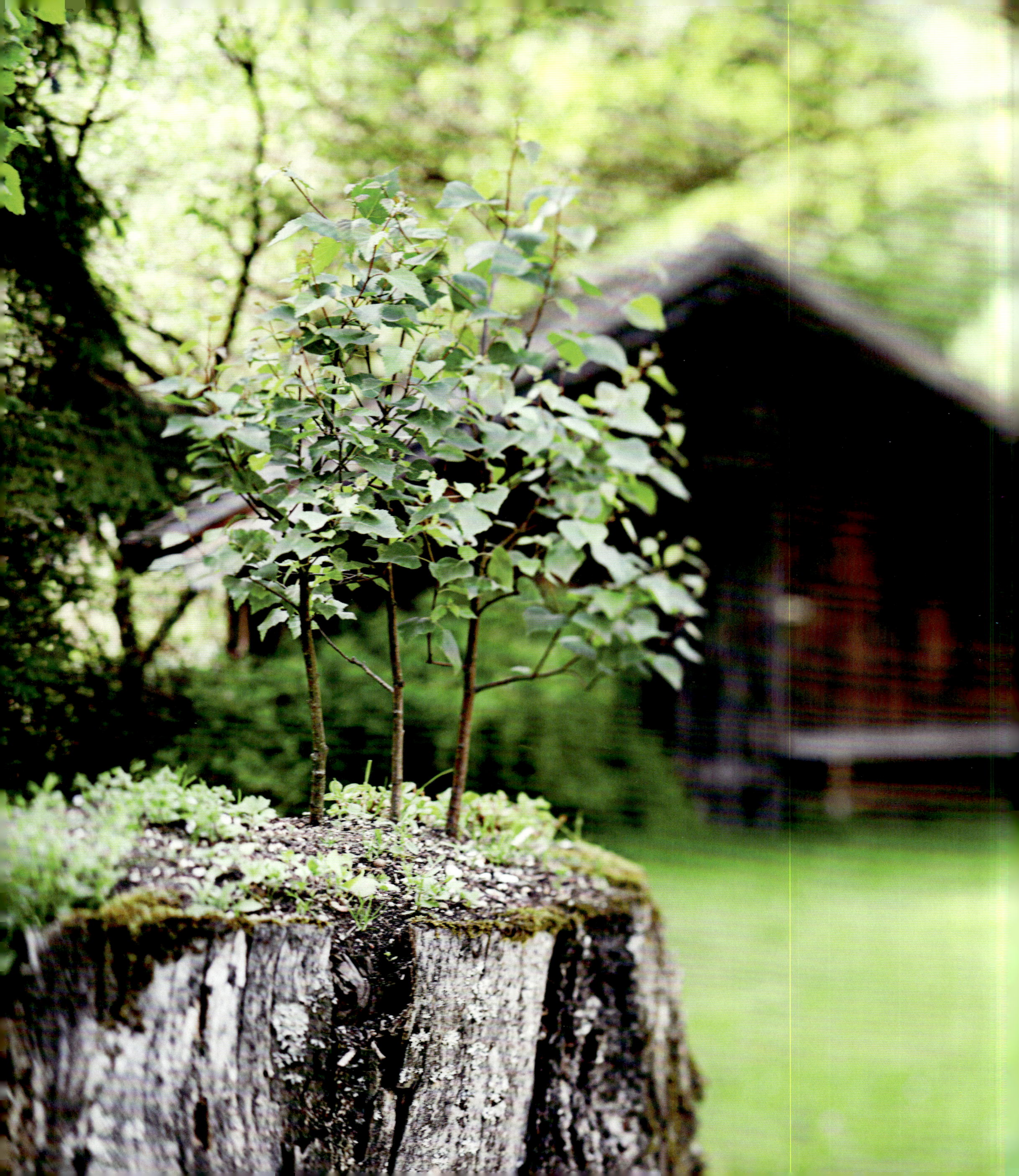

2. Die Ehrfurcht vor allem Lebendigen (vgl. RB 7,10 ff.; RB 4,8; RB 72,4)

Aus diesem Hören und der Achtsamkeit entwickelt sich die Ehrfurcht vor allem Lebendigen. Diese Ehrfurcht gebührt in gleicher Weise allen Menschen (vgl. RB 4,8), ganz gleich, welchen Standes, welcher Herkunft oder welcher Bildung sie sind. Alle Menschen haben die gleiche Würde (vgl. RB 2,20; RB 4,8). Diese Ehrfurcht gebührt aber auch der Natur, der Schöpfung, allem Leben und Lebensvollzügen, also auch den Pflanzen. Diese Grundhaltung fordert jedoch auch bewertende Entscheidungen. Das Lebensfördernde ist wertvoll, das Lebenszerstörende ist wertbedrohend.* Deshalb ist im Umgang mit den Heilpflanzen also nicht nur das Wissen über sie und deren Nutzen und verantwortlicher Gebrauch wichtig, sondern auch der Schutz und die Pflege der Pflanzen. Die Pflanzen sind wunderbare Lebewesen, die das Leben mit uns teilen. Sie sind für die Mönche immer Ausdruck der Schöpfung und des Schöpfers. Die Ehrfurcht vor allem Lebendigen wurzelt für sie in der Ehrfurcht vor dem Schöpfer allen Lebens, vor Gott.

„Succisa virescit" – „Der abgehauene Stamm treibt neu aus", lautet der Wahlspruch des Mutterklosters der Benediktiner Monte Cassino. Das Bild stammt aus dem Kräutergarten des Klosters Gut Aich. Aus einem alten abgehauenen Fichtenstamm wachsen drei junge Birkenbäumchen als Bild für das immer wiederkehrende Leben.

3. Die Einheit von Leib und Seele (vgl. RB 7,9)

Leib und Seele, Materie und Geist sind eine Einheit. Mit beiden werden nach der Regel Benedikts menschliche und spirituelle Erfahrungen gemacht. Deshalb ist es wichtig, den Leib und die Seele, Materie und Geist gleichermaßen zu beachten und in allen Lebensvollzügen zu berücksichtigen. Geistliches Leben drückt sich nicht nur in Gedanken und Empfindungen, sondern auch im Leib aus. Alle Erfahrungen des Leibes und der Seele können geistliche Erfahrungen werden, wenn wir ihre enge Beziehung zueinander beachten. Daher sind die Heilpflanzen für die Mönche auch nicht nur ein Reservoir von physischen Wirkstoffen, sondern spiegeln in ihrem Wesen und ihrer Wirksamkeit auch immer eine physisch-geistige Einheit wider. Deswegen entfalten auch die Heilpflanzen in der Tradition der Klosterheilkunde ihre Wirkung im physischen, psychischen, sozialen und spirituellen Leben.

4. Der Weg der Menschwerdung ist ein Weg der Demut (vgl. RB 7,1–70)

Ziel des Lebens für die Mönche ist die Menschwerdung nach dem Bild Jesu Christi. In nicht religiöser Sprache ausgedrückt heißt das, dass Menschsein und Menschwerden nur in der Transformation des Egos hin zum Selbst und Ganzen des Lebens möglich ist. Nach Benedikt ist der sicherste Weg für diese Menschwerdung und „Selbstverwirklichung" der Weg der Demut. Dies ist ein spiritueller Weg. Der Weg der Demut

* Vgl. Ruth C. Cohn, Von der Psychoanalyse zur themenzentrierten Interaktion, S. 120.

führt weg von der Selbst- und Lebensverneinung hin zu einem authentischen, solidarischen Leben. Dieser Weg der Menschwerdung ist ein Wandlungsprozess, der von der Geburt über das Leben und den Tod hinführt zum ewigen Leben, zur Transzendenz, zur Ewigkeit, zum Leben im Jetzt. Je authentischer ein Mensch sein Leben in dieser Gegenwart gestaltet, desto demütiger wird er. Der Begriff Demut (im Lateinischen humilitas) wurzelt in drei Erfahrungen:

Humilitas = Demut
Homo = Mensch sein – Mensch werden
Humus = Erde – zu Erde werden – von der Erde kommen und zu ihr zurückkehren
Humor = heitere Gelassenheit – in der Freude leben

In allen Heilpflanzen finden wir diese Bilder der „Demut". Sie werden so zu Lehrerinnen und Lehrern oder Heilerinnen und Heilern des Menschseins. Sie fordern aber auch von den Anwendern das Bemühen um diese Menschwerdung.

---

5. Das gute Maß – Discretio – die Mutter aller Tugenden (vgl. RB 64,17–19)

Für Benedikt ist die Discretio – das gute Maß – die Mutter, der Ursprung aller Tugenden (virtutes), aller Lebenskräfte. Dies bedeutet, dass alle Handlungen und Entscheidungen für das Leben durch das gute Maß bestimmt werden. Diese maßvolle Unterscheidung gewährleistet die Entwicklung des (geistlichen) Lebens nach der Regel Benedikts. Eine große Kunst und ein lebenslanges Lernen im Umgang mit den Heilpflanzen bestehen darin, das rechte Maß zu finden.

In den Heilpflanzen begegnen uns Wesen, in denen sich das gute Maß aller Kräfte in einer dynamischen Balance manifestiert. Das heißt nicht, dass jede Pflanze für jeden Menschen in gleichem Maß angewendet werden kann und hilfreich ist, sondern dass die einzelne Pflanze in der richtigen Weise für den jeweiligen Menschen heilend sein kann, wenn sie kompetent mit Wissen und Intuition eingesetzt wird.

---

6. Gebet und Arbeit sind im gleichen Maß Gottesdienst (vgl. RB 57,9)

Benedikt sieht in jeder Form der Lebensentfaltung, also nicht nur im Gebet, sondern auch in der Arbeit, in der Freizeit und im Lernen eine Form der Gotteserfahrung und des Gotteslobes. Für ihn ist Handarbeit ebenso notwendig wie geistige Auseinandersetzung im Lernen und das liturgische Gebet. Dabei versucht er immer wieder maßvoll und realistisch zu sein, um die Einzelnen weder zu über- noch zu unterfordern. Alle Lebensäußerungen und Handlungen können so zu spirituellen Erfahrungen werden, weil durch sie neue Beziehungen ermöglicht werden.

Die Arbeit mit Heilpflanzen eignet sich in besonderer Weise, um diese Einheit des Lebens zu erfahren und vielfältige Beziehungen aufzubauen und gebrochene Beziehungen, die sich oft in Krankheiten und anderen Störungen manifestieren, zu heilen.

7. Glücklich werden – ein gutes Leben führen: Gotteserfahrung ist Christuserfahrung

Mönche wollen in ihrem Leben danach suchen, glücklich zu sein und ein gutes Leben zu führen. In ihrer religiösen Sprache nennen sie das Gottsuche, Gotteserfahrung und Christuserfahrung. Das ist das Ziel ihres geistlichen Lebens, das sich im praktischen Handeln und in der konkreten Begegnung mit den Menschen, mit der Schöpfung in den normalen Lebensereignissen in Raum und Zeit ereignet.

Die liebevolle, achtsame Arbeit mit den Heilpflanzen wurde in den Klöstern immer als ein solcher Weg verstanden. Die Kräutergärten wurden von Mönchen als „ihr Paradies" beschrieben und gepriesen. In der Arbeit mit den Heilkräutern und ihrer Anwendung erfuhren sie selbst und mit anderen das Glück der Heilung. Ihre Bilder malten sie nicht nur an die Wände und Decken ihrer Räume, sondern gestalteten Bücher mit Texten und kunstvollen Bildern, um ihr Wissen an andere weiterzugeben. Auch die Entwicklung ihrer Rezepturen und die Produkte, die sie herstellten, waren für sie Erfahrungen des Glückes und des Friedens. Diese Form und Sicht des Lebens auf der Basis der benediktinischen Spiritualität ermöglicht es, in den Pflanzen, im anderen Menschen, im Fremden, im ganz anderen das Leben in Fülle, Gott selbst bzw. Jesus Christus zu erfahren (vgl. RB 2,2; RB 26,1–3; RB 53,1–3).

8. Das Leben nach einer gemeinsamen Regel (vgl. RB 3,7)

Damit der Einzelne in Frieden mit sich selbst, mit anderen, mit der Schöpfung und mit Gott leben kann und das Leben in einer Gemeinschaft sich entfaltet, ist es notwendig, dass alle Glieder einer Gemeinschaft nach einer gemeinsamen Regel leben. Diese gemeinsame Regel soll der Situation entsprechen und allen so transparent und vertraut sein, dass sie sich nicht nur äußerlich an diese Regel halten können, sondern von der ganzen Gemeinschaft innerlich akzeptiert werden kann. Das Annehmen einer gemeinsamen Lebensregel zeigt die enge Beziehung und das Vertrauen zueinander.

Das Individuum wird genauso hochgeschätzt wie die Gemeinschaft, das ICH genauso wie das WIR. Für Mönche ist es Ziel und eine große Kunst des Lebens, dass Menschen als Brüder zu einer Gemeinschaft zusammenwachsen. Das Band, das sie verbindet, ist die Liebe, das JA zur Zugehörigkeit. Die Liebe zeigt sich in der Solidarität, im Bewusstsein gemeinsamer Verantwortung, im lebendigen Vollzug der gemeinsamen Regel und im täglichen Ringen um den inneren und äußeren Frieden.

Das Benediktinerkloster wurde oft mit einem Heilkräutergarten verglichen, in dem die unterschiedlichsten Pflanzen wie die Mönche, ihrer Eigenart, ihren Begabungen, ihren Schwächen und Stärken und ihren Bedürfnissen entsprechend, in enger Beziehung den Wachstumsregeln der Schöpfung gemäß leben, nicht als Selbstzweck, sondern zum Heil und zur Heilung der Menschen. Das kleine Modell des Heilkräutergartens wird so zum Vorbild der Gemeinschaft eines Klosters und zum Modell für menschliches Zusammenleben.

---

9. Lobpreis und Dankbarkeit

Die erste und wichtigste Verpflichtung für die Mönche eines Benediktinerklosters ist der tägliche Vollzug des Chorgebetes als Lobpreis und Dankbarkeit gegenüber und in Beziehung zur Schöpfung und dem Schöpfer. Dieser Lobpreis und diese Dankbarkeit sind zweckfreier Ausdruck und Antwort auf das Geschenk des DASEINS. Aus dieser Dankbarkeit entspringen alle anderen Tätigkeiten.

Heilpflanzen in den Kräutergärten sind wie die Mönche. Allein ihr Dasein ist Ausdruck der Dankbarkeit, ist Lobpreis. So lernen Mönche und Heilpflanzen voneinander im DASEIN, im Lobpreis, im Geben und Nehmen. Diese Dankbarkeit ist der Schlüssel zur Freude (Mevlana Rumi), zum Glück und zum Frieden.

Aus diesen Grundsätzen und Lebenserfahrungen ergeben sich für das konkrete Leben Ziele, Arbeitsaufträge oder Richtlinien zum Handeln. Diese Lebensweisungen, die in sich wieder Entwicklungsmöglichkeiten enthalten sollen, sind sowohl für den Einzelnen als auch für eine Gemeinschaft, die nach der benediktinischen Spiritualität lebt oder arbeitet, von psychologischer, sozialer, organisatorischer und spiritueller Bedeutung, weil sie Leben im umfassenden Sinn ermöglichen. Die Kräutermandalas aus dem Kloster Gut Aich können als Hinweisschilder oder Wegweiser durch dieses Leben verstanden werden.

Literaturauswahl

Abtei St. Hildegard, Eibingen (Hrsg.): Ursprung und Behandlung der Krankheiten – Causae et Curae, Hildegard von Bingen, Werke Bd. I, Beuron 2011

Abtei St. Hildegard, Eibingen (Hrsg.), Das Leben der heiligen Hildegard von Bingen, Vita Sanctae Hildegardis, Hildegard von Bingen, Werke Bd. III, Beuron 2013

Betz, Otto: Elementare Symbole zur tieferen Wahrnehmung des Lebens, Freiburg im Breisgau 1987

Cohn, Ruth C.: Von der Psychoanalyse zur themenzentrierten Interaktion, Stuttgart 1975

Echtermeyer, Theodor (Hrsg.): Deutsche Gedichte. Von den Anfängen bis zur Gegenwart, Düsseldorf 1973

Grün, Anselm/Jäger, Willigis: Das Geheimnis jenseits aller Wege. Was uns eint, was uns trennt, hrsg. v. Winfried Nonhoff, Münsterschwarzach 2013

Hirsch, Siegrid/Grünberger, Felix: Die Kräuter in meinem Garten, Linz 2011

Neumayer, Petra: Heilen mit Zahlen, Murnau 2012

Pausch, Johannes: Kreuzwege – Wegkreuze. Geistliche Wege im Alltag, Salzburg 1990

Pausch, Johannes/Böhm, Gert: Gesundheit aus dem Kloster. Heilwissen ohne Risiken und Nebenwirkungen, Freiburg im Breisgau 2003

Prilop, Sabine: Kräuter des Jahrtausendgärtners. Walahfrid Strabo für Leib und Seele, Beuron 2012

Riedel, Ingrid: Formen. Kreis, Kreuz, Dreieck, Quadrat, Spirale, Stuttgart 1985

Rombach, Heinrich: Leben des Geistes. Ein Buch der Bilder zur Fundamentalgeschichte der Menschheit, Freiburg im Breisgau 1977

Saint-Exupéry, Antoine de: Der kleine Prinz, Zürich 1950

Salzburger Äbtekonferenz (Hrsg.): Die Benediktusregel, lateinisch-deutsch, Beuron 1992

Scharnagl, Hermann (Hrsg.): Klosterheilkunde. Praxis, Rezepte, Kultur, Köln o. J. [2005]

Schedl, Barbara: Der Plan von St. Gallen. Ein Modell europäischer Klosterkultur, Wien 2014

Stiftsbibliothek St. Gallen (Hrsg.): Der St. Galler Klosterplan. Faksimile und Begleittext, St. Gallen 2014

Storl, Wolf-Dieter: Pflanzendevas. Die geistig-seelischen Dimensionen der Pflanzen, Aarau 2007

Storl, Wolf-Dieter: Die Seele der Pflanzen. Botschaften und Heilkräfte aus dem Reich der Kräuter, Stuttgart 2013

Strank, Karl Josef/Meurers-Balke, Jutta (Hrsg.): „... dass man im Garten alle Kräuter habe ...". Obst, Gemüse und Kräuter Karls des Großen, Mainz 2008

Süßmuth, Astrid: Lexikon der Alpenheilpflanzen. Heilkunde und überliefertes Wissen, Aarau/München 2013

Danksagung

Mein herzlicher Dank gilt allen, die mich ermutigt und gedrängt haben, dieses Buch zu schreiben, und mir in vielen Gesprächen geholfen haben, durch ihre Gedanken und Impulse, durch ihre praktische Hilfe bei der Abfassung und Korrektur des Manuskripts und der Gestaltung des Buches: Sophie Offenhauser, Martina Gantioler, Petra Büttner, Uwe Büttner, Brigitte Kwizda-Gredler, Winfried Nonhoff und dem Lektor Arnold Klaffenböck.

Vor allem danke ich Herrn Hannes Steiner vom SERVUS Verlag, der die Idee dieses Buches mit Freude aufnahm und es verwirklichte.

Gefunden
Ich ging im Walde
So für mich hin,
Und nichts zu suchen,
Das war mein Sinn.
Im Schatten sah ich
Ein Blümchen stehn,
Wie Sterne leuchtend,
Wie Äuglein schön.
Ich wollt es brechen,
Da sagt es fein:
Soll ich zum Welken
Gebrochen sein?
Ich grub's mit allen
Den Würzlein aus.
Zum Garten trug ich's
Am hübschen Haus.
Und pflanzt es wieder
Am stillen Ort;
Nun zweigt es immer
Und blüht so fort.

Johann Wolfgang von Goethe (1813)

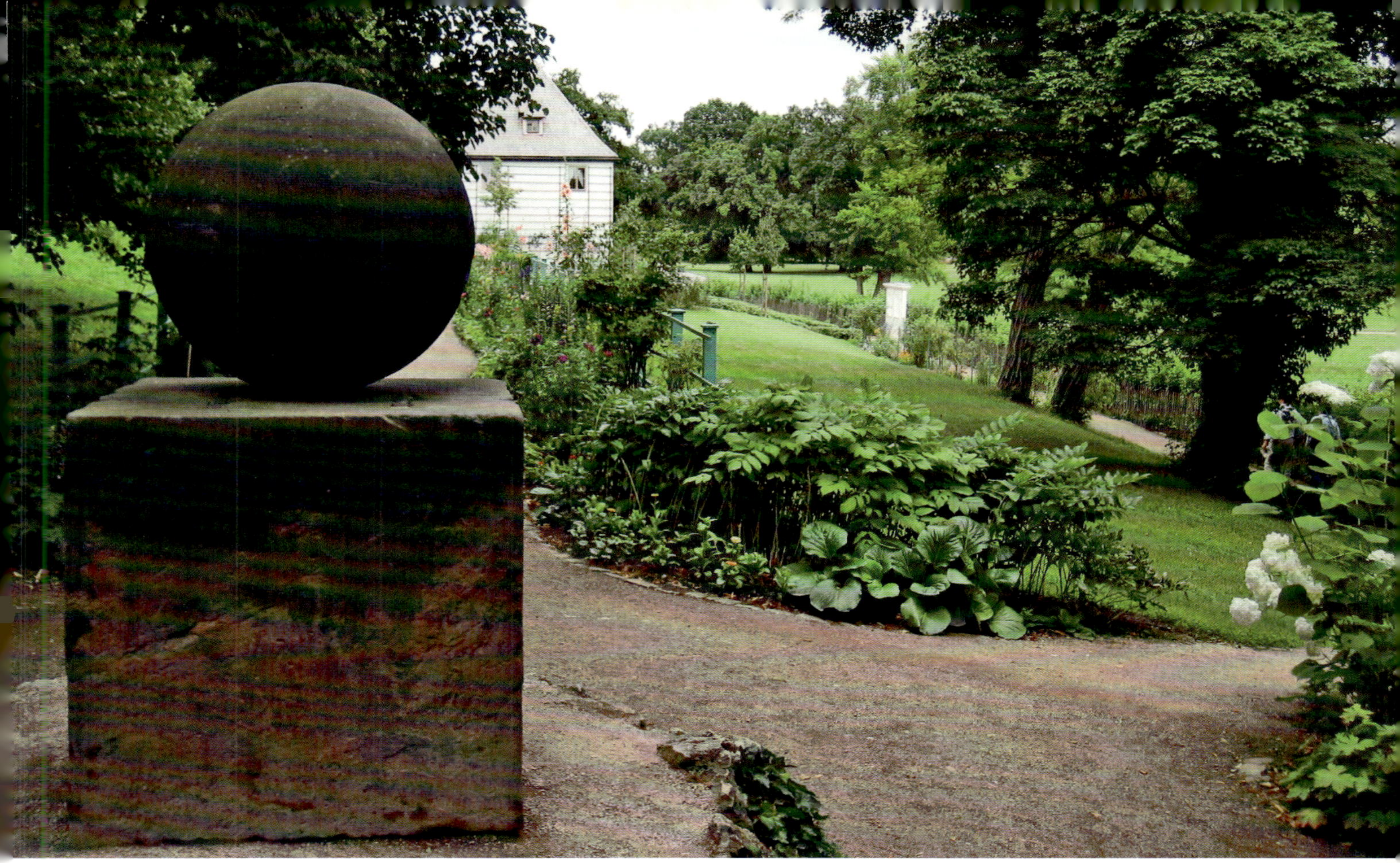

Dieses Gedicht ist ein Liebesgedicht voll Sehnsucht und Hoffnung. So wie es Goethe gegangen ist, so geht es mir mit den Heilpflanzen. Es ist ein großes Glück, immer wieder einmal eine zu finden, die ich lange gesucht habe. Ich weiß, ich brauche sie zum Leben und das Leben wird mehr, wenn ich die Pflanze mit Sorgfalt pflege und ihre Qualitäten mit anderen teile.

Das Denkmal „Stein des Guten Glücks" steht im Garten von Goethes Gartenhaus in Weimar.

Johann Wolfgang von Goethe hatte eine leidenschaftliche Beziehung zu Pflanzen, zu Gärten, aber auch zu Formen und Farben. Als einen Ausdruck dieser Beziehung und für das Verständnis der Symbole setzte er das Denkmal „Stein des Guten Glücks" in seinem Garten in Weimar. Es ist eines der ersten nicht-figürlichen Denkmäler Deutschlands. Der Würfel symbolisiert das Statische, Gefestigte und Ruhende. Die darüber liegende Kugel verkörpert das Dynamische, das Bewegliche, und da sie beide ruhen – das Glück. In dieser Skulptur habe ich die Urformen aller Mandalas, den Kreis (Kugel) und das Quadrat (Würfel), wiedergefunden. Goethe selbst hat vermutlich die Quintessenz aller Pflanzen und des Lebens in dieser Skulptur zeigen wollen.

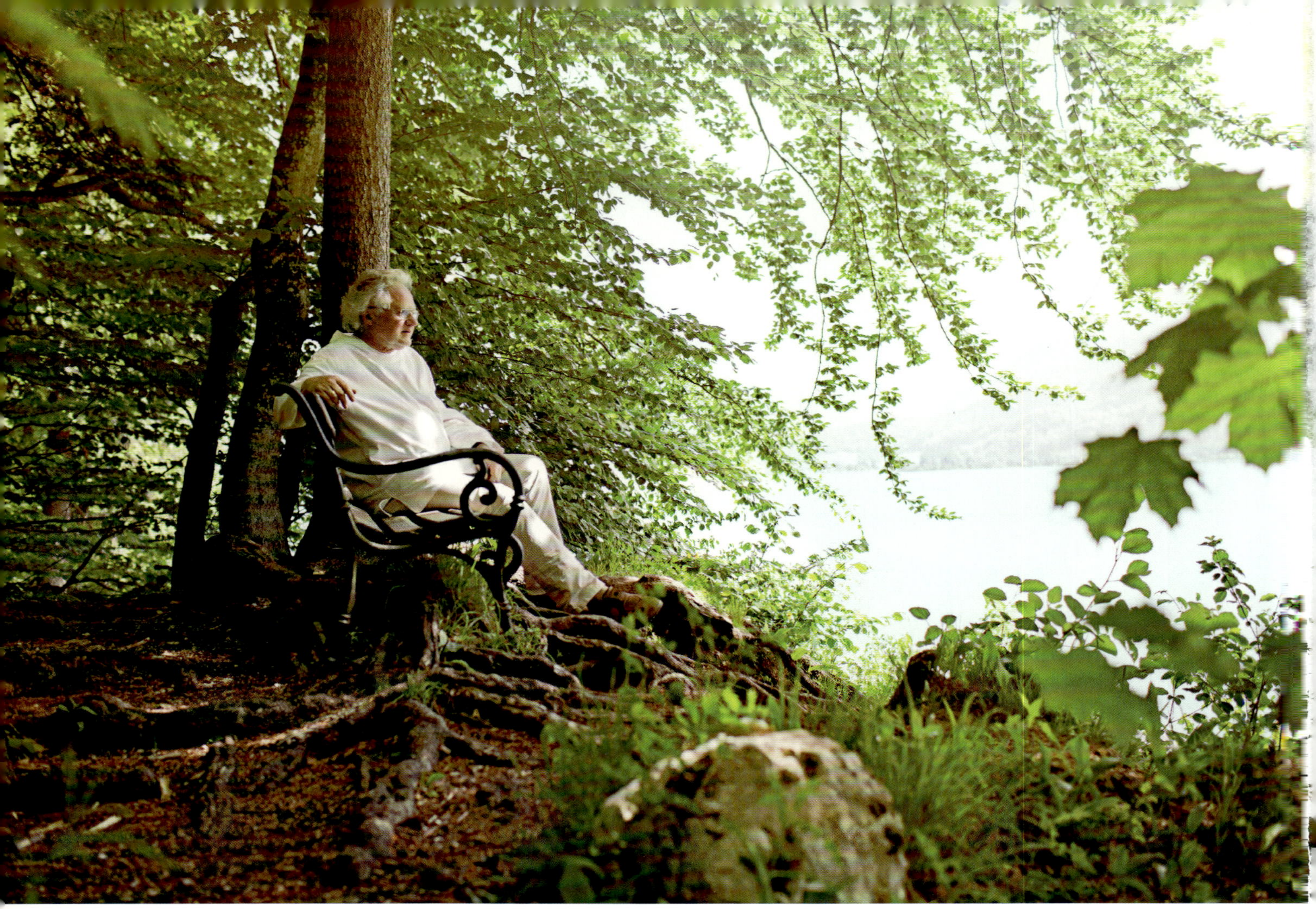

Pater Dr. Johannes Pausch OSB, Jahrgang 1949, ist Prior des Europaklosters Gut Aich in St. Gilgen am Wolfgangsee. Der Benediktinermönch gilt als Experte in den Bereichen Spiritualität, Kräuterheilkunde und Psychosomatik. Der erfolgreiche Autor und gefragte Seminarleiter ist zudem psychotherapeutischer Leiter des Hildegardzentrums. 2009 wurde der gebürtige Bayer mit der Medaille für Verdienste um Bayern in einem vereinten Europa ausgezeichnet. Er lebt seit 45 Jahren als Benediktiner.

MIX
Papier aus verantwortungsvollen Quellen
FSC® C057358

Eine Marke der Red Bull Media
House GmbH

Redaktion: Birgit Moltinger
Lektorat: Arnold Klaffenböck
Art Direction: Peter Feierabend
Gestaltung und Satz:
Christian Schaarschmidt

ISBN: 978-3-7104-0003-2
1 2 3 4 5 6 7 8 / 16 15 14
Printed in Europe

Bildnachweis:
Alle Fotografien von Markus Bassler; ausgenommen Seite 26, 28, 30, 33, 70, 71, 95 (Mauritius Images); Seite 167 (Wikimedia Commons: Fewskulchor)